RESEÑAS PROFESIONALES

Lo bastante enfermos es un faro para todas aquellas personas que se encuentren atrapadas en el oscuro y aterrador mundo de los trastornos alimentarios, tanto para las que los sufren como para sus seres queridos y los profesionales que quieren ayudarlas. Basándose en años de experiencia en el tratamiento de todo tipo de individuos con toda clase de trastornos alimentarios, la doctora Gaudiani no se limita a dar información, sino que insufla esperanza y allana el camino hacia la recuperación. En resumen: *este libro salva vidas.*

— **Margo Maine,** Doctora, FAED, CEDS
Especialista en trastornos alimentarios y autora

Lo bastante enfermos supone una contribución sin parangón a un campo necesitado de una perspectiva integradora que se base en la justicia social sobre el tratamiento médico de las personas con trastornos alimentarios. Con una composición impecable y accesible que emplea casos prácticos, metáforas y parábolas, este libro valida la diversidad y las experiencias vividas por los pacientes y aborda de forma exhaustiva los caprichos de las complicaciones médicas asociadas a los trastornos alimentarios. La apasionada y eficaz capacidad de la doctora G. para compartir la profundidad y el alcance de su perspicacia clínica aporta beneficios tanto a los pacientes como a los profesionales.

— **Beth Hartman McGilley,** Doctora, FAED, CEDS
Psicóloga clínica colegiada con consulta privada

La doctora Gaudiani ha creado una obra de gran valor que educa a las familias, motiva a los pacientes y orienta a los profesionales, y que además rebosa de su particular amor y compasión por los demás, algo que todos los que la conocemos valoramos muchísimo. Ha fusionado su profundidad única de conocimientos y de experiencia con su enorme corazón y su capacidad de comunicación compasiva. Estoy muy agradecida por este valioso recurso. Es una obra de lectura imprescindible para todos los profesionales que tratan trastornos alimentarios y un regalo para todas las familias y personas que los sufren, ya que podrán comprender y aceptar las particularidades de su recuperación.

— **Sondra Kronberg,** cirujana, CEDRD, CEDS
Directora ejecutiva de Eating Disorder Treatment Collaborative/FEED en Nueva York Fundadora y portavoz de National Eating Disorders Association (NEDA)

La doctora Gaudiani ha escrito el libro que tantos de nosotros estábamos esperando: fascinante, claro y asombrosamente legible. El amor y el respeto por la magia de la relación médico-paciente son los protagonistas. Los trastornos alimentarios son enfermedades graves y a menudo mortales que se nutren del mito cultural de que el estado de salud puede inferirse de las dimensiones del cuerpo. Esta obra es un mapa que nos indica cómo prestar atención a lo que importa, ignorar las distracciones y mantener la fe.

— **Deb Burgard,** Doctora, FAED
Cofundadora de Health at Every Size®

Este libro supone una contribución inestimable al campo de los trastornos alimentarios y es un increíble recurso para abordar la amplia gama de problemas médicos a los que se enfrentan las personas que padecen estos trastornos. Cuenta con un amplio alcance y está escrito en un lenguaje que los pacientes, sus familiares y los profesionales de distintas disciplinas pueden descifrar fácilmente. La doctora Gaudiani hace hincapié en que todas las personas que sufren complicaciones médicas derivadas de trastornos alimentarios están lo bastante enfermas como para recibir tratamiento y merecen recuperarse.

— **Anita Johnston,** Doctora
Autora de *Eating in the Light of the Moon*

Lo bastante enfermos es una guía médica bellamente escrita para aquellos que sufren un trastorno alimentario o para quienes cuidan de alguien que lo padece. La doctora Gaudiani comparte su sabiduría a través de un discurso completo y práctico. Proporciona metáforas, estudios científicos y casos prácticos que sirven como herramientas que ayudarán a estos pacientes a dar sentido a su experiencia. Su voz nace de un cariñoso respeto y compromiso, y crea un marco para el cuidado que fomenta el crecimiento emocional y el bienestar. Es un recurso imprescindible tanto para médicos como para pacientes y familiares.

— **Kimberli McCallum,** médica, CEDS,
miembro de la American Psychiatric Association
Fundadora y directora médica de los centros
de tratamiento McCallum Place
Profesora asociada de psiquiatría clínica de la facultad
de medicina de la Universidad de Washington

Lo bastante enfermos es una rigurosa guía médica para el tratamiento de los trastornos alimentarios que los entrelaza ingeniosamente con las bases sociopolíticas y que resulta compasiva y cautivadora por igual, una lectura esencial para los profesionales y las familias. Este libro cambiará las reglas del juego en el tratamiento de los trastornos alimentarios.

— **Linda Bacon,** Doctora
Autora de *Body Respect*
y *Health at Every Size*

El conocimiento es PODER. ¿Qué habría cambiado si yo hubiera tenido el poder del conocimiento cuando mi hija luchaba contra la anorexia? Yo nunca lo sabré, pero ahora otra madre que busque desesperadamente el conocimiento para ayudar a su hija cuenta con un recurso escrito por la doctora Jennifer Gaudiani. *Lo bastante enfermos* proporciona una gran cantidad de información elaborada específicamente para dotar a todos los afectados por trastornos alimentarios del conocimiento que necesitan para recuperarse por completo.

— **Kitty Westin**
Defensora

Lo bastante enfermos es un gran recurso y una lectura obligada para cualquiera que esté en posición de influir en el desarrollo físico y emocional de hombres y mujeres jóvenes. La perspectiva única de la doctora Gaudiani como internista y especialista en trastornos alimentarios le permite proporcionar información indispensable sobre prevención, concienciación, reconocimiento y tratamiento de todo el espectro de trastornos alimentarios. Brinda gran cantidad de información y es la mejor guía que existe sobre trastornos de la conducta alimentaria.

— **Caroline Silby,** Doctora
Asesora de psicología del deporte para US Figure Skating
y autora de *Games Girls Play: Understanding and Guiding Young Female Athletes*

En *Lo bastante enfermos*, la voz de Jennifer Gaudiani se convierte en una guía, en una mentora, en una compañera fiel y sabia. Aborda una enfermedad compleja y demasiado a menudo mortal y crea con ello una obra con la que descifrar el código secreto de los trastornos alimentarios a través de una perspectiva holística, un lenguaje metafórico y casos prácticos. Mediante la compasión y el respeto, es capaz de llegar al auténtico individuo que se esconde bajo la sintomatología. No es solo un libro, es una obra maestra.

— **Adrienne Ressler,** trabajadora social certificada,
CEDS, miembro de la iaedp
Vicepresidenta de desarrollo profesional
de The Renfrew Center Foundation
Especialista en imagen corporal

Llevo toda mi carrera esperando que se publicara un libro como este. La doctora Gaudiani ha escrito un libro que es fácil de digerir a la par que increíblemente informativo. Hay casos prácticos maravillosos que aportan luz a los problemas médicos sustanciales que afrontan las personas con trastornos alimentarios. Este libro es esencial para cualquiera que trate con estos pacientes.

— **Beth Mayer,** trabajadora social clínica certificada independiente
Exdirectora ejecutiva de Multi-Service Eating Disorders
Association (MEDA)

La doctora Gaudiani fusiona sus conocimientos, su experiencia, su habilidad y sus dotes de cuidado de forma magistral en este libro imprescindible. Es una de esas brillantes profesionales capaces de presentar información médica precisa de forma accesible, y nos brinda información significativa sobre el cuerpo y los trastornos alimentarios de forma compasiva y ética. Este libro, que está escrito desde una perspectiva inclusiva en lo que respecta al peso, se ha convertido en una de mis referencias.

— **Carmen Cool,** asistente médica, consejera
de salud mental certificada
Psicoterapeuta y educadora

Lo bastante enfermos es un regalo para el campo de los trastornos alimentarios, ya que aborda una necesidad perentoria de este ámbito. La doctora Gaudiani ofrece un análisis exhaustivo de los aspectos médicos y nutricionales de los diagnósticos de trastornos alimentarios de una manera precisa, fácil de entender y respetuosa, al tiempo que aborda el estigma al que a menudo se enfrentan las personas que los padecen. *Lo bastante enfermos* es una lectura obligada para estos pacientes, para sus familias y para todas las comunidades de apoyo, así como para los profesionales que cuidan de estas personas increíbles.

— **Leah L. Graves,** CEDRD, FAED
Vicepresidenta de nutrición y servicios culinarios
de Veritas Collaborative

Este campo necesitaba urgentemente un libro dirigido a todas aquellas personas que sufren trastornos alimentarios. La doctora Gaudiani, tanto en su obra escrita como en su vida, transmite pasión, comprensión, inteligencia y esperanza a quienes desean comprender el impacto de estas enfermedades en el cuerpo humano. Recomiendo encarecidamente este libro tanto a los profesionales como a las familias.

— **Scott Moseman,** médico, CEDS
Director médico del Laureate Eating Disorders Program

La buena atención médica a un paciente con trastornos alimentarios es un verdadero arte. En su libro *Lo bastante enfermos*, la doctora Gaudiani nos ofrece explicaciones fáciles de entender, casos prácticos y su propia experiencia clínica, lo que supone un verdadero tesoro para la bibliografía sobre trastornos alimentarios. Es un libro que recomiendo encarecidamente a todos los especialistas en trastornos alimentarios o a cualquier profesional que atienda a pacientes que los sufran. Me ha encantado. Aplaudo con entusiasmo esta gran incorporación a nuestro campo.

— **Eva María Trujillo Chi Vacuán,** médica, FAED,
CEDS, miembro de la iaedp y de la AAP
Expresidenta de la Academy for Eating Disorders
Directora médica y fundadora de Comenzar de Nuevo
Profesora clínica de la escuela de medicina
del Tecnológico de Monterrey

Este año cumpliré medio siglo como académico y profesional que trata a pacientes con trastornos alimentarios. Leí el libro con gran interés y me fascinó la mezcla de medicina narrativa y ciencia actualizada que conduce a un asesoramiento terapéutico competente. La antigua máxima que decía "Quien conoce la sífilis sabe de medicina" puede ahora sustituirse por "Quien conoce la anorexia nerviosa sabe de medicina". Este libro es una lectura obligada para los pacientes y sus familias... y harían bien en regalarle un ejemplar a su médico de cabecera.

— **Tomás José Silber,** médico, MASS
Profesor de pediatría de la Universidad George Washington
Director médico del Donald Delaney Eating Disorders Program,
Departamento de medicina del adolescente

Si algún ser querido o yo mismo tuviéramos un trastorno alimentario, me gustaría trabajar con un médico que fuera competente, concienzudo, atento, colaborativo, valiente a la hora de defender a los pacientes y flexible, es decir, humildemente abierto a aprender de la investigación, de los pacientes y de sí mismo. Si dudas de que exista alguien así y, lo que es más importante, si eres una persona que padece un trastorno alimentario, un familiar de esa persona o un profesional que desea aprender mucho de alguien que aúna ese nivel de experiencia, carácter y humildad en una presencia curativa, *Lo bastante enfermos* es un recurso de un valor inestimable. La doctora G. no solo brinda información detallada y comprensible sobre una gran cantidad de formas en las que los trastornos alimentarios ponen en peligro al cuerpo humano, incluido el cerebro, sino que también sitúa hábilmente tanto la enfermedad como la recuperación en el contexto de dimensiones psicológicas, interpersonales, culturales y llenas (o vacías) de alma que se entrecruzan.

— **Michael P. Levine,** Doctor, FAED
Profesor emérito de psicología en el Kenyon College

La doctora G. comparte sus notables conocimientos y su estilo de una forma que aporta comprensión a la experiencia del paciente con un trastorno alimentario, conciencia de los retos y complicaciones corporales y recomendaciones significativas para los pacientes, para sus familias y para los profesionales. *Lo bastante enfermos* es una lectura esencial. ¡Bravo por esta obra tan completa y oportuna!

— **Kathryn Cortese,** trabajadora social clínica certificada independiente, CEDS
Redactora jefa en Gürze/Salucore

Hazte con este libro. Te convertirá en un experto. La doctora Gaudiani es una magnífica médica con una pizca de sanadora. La obra abarca todo el espectro de los trastornos alimentarios en diversas poblaciones con todos los diagnósticos, y es una guía para comprender su experiencia, sus complicaciones médicas y su tratamiento. Prescindiendo de los rumores, las modas y los prejuicios sociales que rodean a estos trastornos, ha creado un recurso fácil de leer y asimilar. Los pacientes, sus familias y los profesionales se beneficiarán enormemente de su lectura.

— **Mark Warren,** médico, especialista en salud pública, FAED
Médico jefe del Emily Program

La doctora G. transmite un amor básico por este trabajo tan arduo. Aunque es una verdadera erudita, la obra respira una notable ausencia de jerga. El texto está escrito de forma lúcida e íntima, con autenticidad y humildad. Este libro inspirado y compasivo es de lectura obligada tanto para el profesional recién llegado como para el veterano. También es un regalo de conocimiento y perspicacia para los pacientes y sus seres queridos.

— **Tamara Pryor,** Doctora, FAED
Directora clínica ejecutiva en EDCare

Por fin una guía exhaustiva que abarca todo el espectro y la profundidad de los trastornos alimentarios de una manera que es a la vez científica y poética. Con su rigurosa atención basada en la evidencia, este libro guía a los profesionales en el tratamiento de las complicaciones médicas que se derivan de estos trastornos y ayuda a los pacientes y familiares mediante el uso innovador y fuera de lo común de sus metáforas únicas. Por último, la humanidad de la doctora Gaudiani brilla en las páginas de este libro, ya que ofrece destellos de su propia vida.

— **Margherita Mascolo,** médica, CEDS
Directora médica del Centro para Trastornos Alimentarios ACUTE,
Denver Health
Profesora asociada de medicina del Sciences Center
de la Universidad de Colorado

Lo bastante enfermos

Con frecuencia, los pacientes con trastornos alimentarios tienen la percepción de que no están "lo bastante enfermos" como para requerir tratamiento, a pesar de padecer problemas médicos tanto medibles como no medibles. Puede que les cueste aceptar el descanso, la nutrición y el apoyo de un equipo que les ayude a avanzar hacia la recuperación. *Lo bastante enfermos* ofrece a los pacientes, a sus familias y a los profesionales un análisis exhaustivo y accesible de los problemas médicos que surgen de los trastornos de la conducta alimentaria mediante presentaciones de casos cercanos y un estilo científicamente sólido y atractivo. Utilizando metáforas y un lenguaje centrado en el paciente, la doctora Gaudiani tiene como objetivo mejorar el diagnóstico y el tratamiento médico, motivar la recuperación y validar las experiencias vividas por individuos de todas las formas y tamaños corporales, al tiempo que rechaza firmemente la cultura de las dietas.

Jennifer L. Gaudiani (CEDS, FAED) es médica internista titulada, conocida a nivel nacional e internacional por su trabajo con las complicaciones médicas derivadas de los trastornos alimentarios. En su consulta médica ambulatoria, Gaudiani Clinic, atiende a personas de cualquier sexo, forma y tamaño de todo Estados Unidos.

Lo bastante enfermos

Una guía para tratar las complicaciones médicas relacionadas con los trastornos alimentarios

Jennifer L. Gaudiani

Traducción del inglés de
Antonio Aguilella Asensi

EDITORIAL ELEFTHERIA

Gracias por comprar este libro. Estás apoyando el trabajo de la autora y permitiendo a la editorial y a toda la cadena de suministro de libros continuar con su trabajo. Cuando compras un libro sostienes la cadena de valor del conocimiento y permites la publicación de libros minoritarios. Cuando pirateas un libro destruyes su valor y amenazas los puestos de trabajo de quienes han trabajado en él.

Nota importante: Estos materiales están destinados a ser utilizados exclusivamente por profesionales de la salud mental cualificados. La autora ha consultado fuentes consideradas fiables con el fin de ofrecer una información completa y, en general, de acuerdo con las normas de práctica aceptadas en el momento de su publicación. Sin embargo, dada la posibilidad de error humano o cambios en las ciencias médicas, de la salud mental o del comportamiento, ni la autora, ni la editorial, ni ninguna otra parte que haya participado en la preparación o publicación de esta obra garantiza que la información contenida en ella sea exacta o completa en todos sus aspectos, y no son responsables de los errores u omisiones o de los resultados obtenidos del uso de dicha información.

Aviso sobre marcas comerciales: Los nombres de productos o empresas pueden ser marcas comerciales o marcas registradas, y se utilizan únicamente para su identificación y explicación sin intención de infringir la ley.

LIBRERÍAS:

THEMA: VFJJ: Hacer frente, asesorarse sobre los trastornos alimentarios / MKLD: Trastornos mentales y psiquiátricos

BISAC: PSY011000 PSICOLOGÍA / Psicopatología / Desórdenes alimentarios

TEMAS: Trastornos alimentarios/Información general y profesional sobre los trastornos alimentarios

Título original: *Sick Enough. A Guide to the Medical Complications of Eating Disorders*

EDITORIAL ELEFTHERIA, S.L.
Barcelona, España
www.editorialeleftheria.com
Primera edición: julio de 2024
Traducción: Antonio Aguilella Asensi
Maquetación: Ana Córdoba Pérez
Diseño de cubierta: Juan Mauricio Restrepo
Ilustración de cubierta: iStock/grmarc
ISBN: 978-84-128997-0-2
DL: B 14189-2024

Con infinito agradecimiento, dedico este libro
a mi querido marido, Bryan, a mis hijas, Sydney y Skye,
a mi magnífico equipo de Gaudiani Clinic,
a mis padres, que me apoyan inmensamente,
y a mis pacientes, que me han enseñado tanto.

CONTENIDO

ABREVIATURAS

AAP	Asociación Americana de Pediatría
ALT	alanina aminotransferasa
AMS	arteria mesentérica superior
ANBN	anorexia nerviosa y bulimia nerviosa
AST	aspartato aminotransferasa
CAD	cetoacidosis diabética
CEDRD	dietista certificado en trastornos alimentarios
CEDS	especialista certificado en trastornos alimentarios
COI	Comité Olímpico Internacional
Cr	creatinina
DER	deficiencia energética relativa en el deporte
DEXA/DXA	absorciometría de rayos X de doble energía
DI	diabetes insípida
DM1	diabetes mellitus de tipo 1
ERGE	enfermedad por reflujo gastroesofágico
FAED	miembro de la Academia de Trastornos Alimentarios
FCI-1	factor de crecimiento similar a la insulina tipo 1
FIV	fecundación in vitro
FODMAP	oligosacáridos, disacáridos, monosacáridos y polioles fermentables
FSH	hormona foliculoestimulante
GEP	gastrostomía endoscópica percutánea
GI	gastrointestinal
GnRH	hormona liberadora de gonadotropina
HAES	Health At Every Size©
HL	hormona luteinizante
iaedp	Asociación Internacional de Profesionales de los Trastornos Alimentarios
IBP	inhibidores de la bomba de protones
IIU	inseminación intrauterina

ISCD	Sociedad Internacional de Densitometría Clínica
MCP	mielinólisis central pontina
NPT	nutrición parenteral total
NUS	nitrógeno ureico en sangre
OSFED	otros trastornos específicos de la alimentación
PHP	programa de hospitalización parcial
PICC	catéter central de inserción periférica
POTS	síndrome de taquicardia postural ortostática
PTH	hormona paratiroidea
RAN	anorexia nerviosa restrictiva
RCP	reanimación cardiopulmonar
SAM	síndrome de activación mastocitaria
SE-AN	anorexia nerviosa grave y duradera
SED	síndrome de Ehlers-Danlos
SEED	trastornos alimentarios graves y duraderos
SGNC	sensibilidad al gluten no celíaca
SIADH	síndrome de secreción inadecuada de hormona antidiurética
SIBO	sobrecrecimiento bacteriano del intestino delgado
SII	síndrome del intestino irritable
SII-D	SII con diarrea
SII-E	SII con estreñimiento
SOP	síndrome de ovario poliquístico
TA	trastorno por atracón o ingesta compulsiva
TERIA	trastorno por evitación o restricción de la ingesta alimentaria
TMG	trastorno mental grave
TO	terapia ocupacional
TSH	hormona estimulante de la tiroides
YEP	yeyunostomía endoscópica percutánea

INTRODUCCIÓN

Este libro trata sobre las complicaciones médicas derivadas de los trastornos alimentarios. Lo escribí para los pacientes que los sufren y para sus seres queridos, así como para los médicos que atienden a estos pacientes. Puede que estés pensando: "¿Complicaciones médicas? ¿No son enfermedades mentales?". Resulta que comer menos de lo que el cuerpo necesita o purgarse mediante el vómito, el abuso de laxantes u otros medios puede causar problemas médicos de diversa gravedad, desde leves hasta potencialmente mortales.

MI TRAYECTORIA

Voy a hablarte un poco de mí. Me crie en el norte de California con mis padres y mis dos hermanas pequeñas. Cuando me fui a Harvard a los 17 años, tenía claras dos cosas sobre mis planes de futuro: quería estudiar filología inglesa (con especialización en poesía) y quería ser médica. Me mantuve fiel a estos propósitos, y en el proceso me enamoré del hombre que acabó convirtiéndose en mi marido. Al haber dedicado mi primer período universitario al crecimiento personal en detrimento del rigor académico, me costó que me aceptaran en una de las 26 facultades de medicina a las que solicité acceso.

Con alivio, entré en la facultad de medicina de la Universidad de Boston. A los dos años, mi hermana mediana se incorporó a la universidad. Llevábamos meses hablando por teléfono de sus preocupaciones en relación con la comida y con la imagen corporal. En ese momento, yo no sabía nada sobre los trastornos alimentarios. Lo único que podía hacer era decirle que la quería y animarla a que comiera lo suficiente y a que no castigara su cuerpo. Cuando llegó para empezar la universidad, me quedó claro que había desarrollado un trastorno alimentario en toda regla. Reconocí que mi amor incondicional probablemente no iba a ser suficiente para ayudarla y me sentí agradecida cuando encontró un buen terapeuta.

Mi hermana sufrió bulimia nerviosa durante muchos años. Afortunadamente, se recuperó totalmente hacia los 25 años. Aunque nunca tuvo que recurrir a un nivel de atención superior, su proceso de recuperación fue complicado y supuso una época formativa e importante en su vida. Como hermana suya, me sentí asustada e impotente mientras estuvo enferma. Sin embargo, su viaje me inspiró para acceder a este campo y recuperar la capacidad de ayudar a los demás. La enfermedad de un familiar puede brindarnos regalos sorprendentes y despertar oportunidades de ver el mundo de otra manera. Apoyar a mi hermana me hizo apreciar enormemente su valentía. También me hizo conocer al tipo de persona susceptible de desarrollar un trastorno alimentario: inteligente, sensible, trabajadora y decidida.

Cuando acabé la carrera decidí especializarme en medicina interna. Los internistas no operan ni atienden a niños o a mujeres embarazadas. Se les forma para atender a adultos concentrándose en el funcionamiento interno de cada sistema orgánico, cuidando esencialmente de la persona en su totalidad. Después de ser residente y jefa de residentes en Yale, decidí no especializarme (lo que habría implicado centrarme en cardiología, gastroenterología o endocrinología, por ejemplo), sino seguir siendo internista general. Mi apellido, Gaudiani, es algo complicado de pronunciar para los anglohablantes, así que, aunque con el tiempo se hace más fácil, siempre he animado a mis pacientes y a sus familias a que me llamen "doctora G".

Mi marido y yo nos mudamos a Denver en 2007 con nuestra hija, que por aquel entonces era muy pequeña. Nos encantan las actividades al aire libre, y la perspectiva de tener un equilibrio entre la vida laboral y la familiar que nos permitiera hacer excursiones los fines de semana y escapadas para esquiar en familia era música celestial para los oídos de una pareja de intensos profesionales como nosotros. Empecé a trabajar en el hospital universitario de la Universidad de Colorado, Denver Health. Un año después de mi incorporación, el director médico del hospital —que, sin yo saberlo, también era el mayor experto mundial en complicaciones médicas derivadas de los trastornos alimentarios— escribió un correo electrónico a mi departamento preguntando si alguien quería ayudarlo a desarrollar y gestionar una unidad médica para atender a pacientes adultos hospitalizados cuyas complicaciones médicas a raíz de la anorexia nerviosa habían adquirido tal gravedad que no podían recibir una atención adecuada en ningún otro lugar de los Estados Unidos.

Embarazada entonces de mi segunda hija, y con la experiencia de mi hermana en el corazón, me ofrecí voluntaria de inmediato, y al hacerlo cambié el rumbo de mi carrera. Tuve el placer de ser una de las líderes del Centro para Trastornos Alimentarios ACUTE de Denver Health durante casi ocho años, donde aprendí a diario de mis extraordinarios pacientes y colegas.

Para mi sorpresa, descubrí que, aunque hay muchos terapeutas y dietistas magníficos que se especializan en trastornos alimentarios, hay muy pocos internistas que lo hagan, especialmente en el ámbito ambulatorio. Los pacientes y sus familias me contaban sus frustraciones con el sistema sanitario durante los períodos de su enfermedad: profesionales médicos que pasaban por alto los signos físicos de inanición y elogiaban a los pacientes por la pérdida de peso, que reforzaban involuntariamente la creencia de los pacientes de que estaban "bien" y retrasaban así su admisión en los niveles superiores de atención necesarios o que se centraban exclusivamente en el peso como marcador de salud. Esto ocurre en parte porque los profesionales médicos casi no reciben formación sobre trastornos alimentarios. Yo, por ejemplo, no recibí ni una sola hora de formación sobre el tema. A ojos de los profesionales médicos, los pacientes con trastornos alimentarios son personas aquejadas de una enfermedad mental, pero a ojos de los profesionales de la salud mental, tienen demasiadas complicaciones médicas, de manera que acaban desprotegidos por ambos lados.

Acompañar a los pacientes con trastornos alimentarios en estado crítico me convirtió en una persona que escucha y que cuenta historias. Adoraba a mis pacientes y disfrutaba de la oportunidad de cuidar de la persona en su totalidad, y no solo de los números que cuantificaban su desnutrición o de las conductas propias de un trastorno alimentario que surgían de su angustia emocional. Aprendí a diagnosticar y tratar problemas físicos complicados, poco frecuentes y también comunes causados por la desnutrición. Además, me di cuenta de que la medicina occidental aísla el cuerpo y el alma de un modo que no sirve a los pacientes, especialmente a los que padecen trastornos alimentarios. En otras palabras, las enfermedades mentales suelen ser tratadas por un grupo de profesionales y las físicas, por otro, y el sistema mantiene las dos disciplinas separadas a pesar de que están inextricablemente conectadas. Las personas con trastornos alimentarios evidencian la conexión mente-cuerpo de múltiples formas. La angustia emocional puede desencadenar conductas desordenadas que repercuten negativamente en el funcionamiento del cuerpo, lo que a su vez provoca un aumento de la angustia emocional. Una buena atención médica debe unir cuerpo y alma.

Durante mi etapa en ACUTE, atendía a los pacientes de forma intensiva durante unas semanas y luego los ayudaba a trasladarse a programas residenciales y de hospitalización para trastornos alimentarios de todo el país. Echaba de menos experimentar el arco completo de sus historias. En 2016, dejé ACUTE en buenos términos para fundar mi propia clínica médica ambulatoria, Clínica Gaudiani, donde puedo hacer un seguimiento de la vida de mis pacientes a lo largo del tiempo, capítulo a capítulo. Fundé mi clínica para ofrecer una atención médica reflexiva y basada en pruebas a personas con trastornos alimentarios en el contexto de su vida cotidiana. Me asocio de manera no jerárquica con el equipo ambulatorio de trastornos alimentarios existente (por lo general, un terapeuta y un dietista, aunque a veces hay otros perfiles) para presentar un enfoque unificado, reflexivo e individualizado para la recuperación ambulatoria. Tuve la suerte de fichar a un equipo de profesionales extraordinarios, y juntos establecimos los valores fundacionales de la clínica: no presunción, comunicación abierta, perspectivas no binarias y respetar a la persona en su totalidad.

Ahora atiendo a adolescentes y adultos de todas las formas y tamaños y de todos los géneros, tanto en persona como con la ayuda de una plataforma de telemedicina, lo que me permite tratar a pacientes de todo el país. Básicamente, ejerzo como proveedora de atención primaria para quienes padecen trastornos alimentarios o, si tienen un buen médico de atención primaria, como la especialista del equipo. En términos generales, empleo pruebas objetivas del sufrimiento corporal de los pacientes para que dejen de negarse que están enfermos y para motivar su trabajo de recuperación. Al hacerlo, intento aliviar los síntomas físicos que perturban la capacidad de los pacientes para llevar a cabo el trabajo nutricional y terapéutico necesario para recuperarse. En la actualidad soy una de las pocas internistas del país que cuenta con la titulación de especialista certificada en trastornos alimentarios (CEDS) y miembro de la Academia de Trastornos Alimentarios (FAED).

Es importante para mí dejar claro que, aparte de fundar mi propia clínica, no tengo ningún otro vínculo financiero con respecto a lo que escribo en este libro, ninguna participación de propiedad u otra relación con ninguna empresa farmacéutica.

¿POR QUÉ SON IMPORTANTES LAS COMPLICACIONES MÉDICAS EN LOS TRASTORNOS ALIMENTARIOS?

Los trastornos alimentarios no son elecciones: son enfermedades mentales potencialmente mortales. Afectan a personas de todos los sexos, edades, entornos socioeconómicos, etnias, formas y tamaños. A lo largo del libro repasaré los criterios diagnósticos formales de cada trastorno.

La anorexia nerviosa tiene la tasa de mortalidad más alta de todas las enfermedades mentales, seis veces superior a la de las personas sanas. Los pacientes con bulimia nerviosa y los que padecen trastornos alimentarios atípicos (es decir, que no cumplen todos los criterios diagnósticos, por ejemplo, no tener un peso formalmente bajo o no purgarse con tanta frecuencia) tienen una tasa de mortalidad dos veces superior a la de individuos sin trastornos alimentarios.

Cerca del 20% de las personas que mueren de anorexia nerviosa lo hacen suicidándose[1]. En comparación con grupos del mismo sexo y edad, quienes padecen anorexia nerviosa tienen 18 veces más probabilidades de morir por suicidio, y quienes padecen bulimia nerviosa tienen siete veces más probabilidades de morir por suicidio[2]. Los trastornos alimentarios son la duodécima causa de discapacidad entre las mujeres jóvenes de los países industrializados[3]. Son enfermedades intolerables que causan un sufrimiento indecible a los pacientes y a sus familias.

A pesar de estas impactantes estadísticas, la realidad trágica y casi universal para quienes padecen trastornos alimentarios es que a menudo creen que no están lo bastante enfermos como para justificar un cambio de conducta o la búsqueda de ayuda. Lo compruebo en los pacientes que acuden a mi clínica ambulatoria y también lo constaté con los pacientes a los que atendí en ACUTE. La negación de la gravedad es una de las características de estas enfermedades mentales. Puede que estos pacientes piensen que los resultados de su analítica no son "tan malos" o que su peso no es "tan bajo", o pueden argumentar que siguen rindiendo muy bien en los estudios o en el trabajo.

Mi objetivo con este libro consiste en establecer que cualquier persona con un trastorno alimentario está lo suficientemente enferma como para buscar ayuda. Si tienes alguno de los problemas médicos que se detallan en estas páginas, estás lo suficientemente enfermo. Si nunca has padecido un trastorno alimentario pero tienes una relación caótica con la comida y con tu cuerpo, corres el riesgo de sufrir los problemas médicos que describo. A veces hacen falta certezas médicas que cuestionen la falsa narrativa del "yo solo lo hago para cuidarme" para que los pacientes se den cuenta de que están adoptando comportamientos que son cualquier cosa menos sanos. Todo el mundo tiene posibilidades de recuperarse por completo, y la mayoría de los problemas médicos se resuelven con la recuperación.

¿A QUIÉN PUEDE INTERESAR ESTE LIBRO?

Desde que me incorporé a este campo, mi pasión por mejorar la calidad de la atención médica a los pacientes con trastornos alimentarios no ha parado de crecer. He dado conferencias de ámbito nacional e internacional sobre las complicaciones médicas de los trastornos alimentarios, sobre todo ante audiencias de entregados terapeutas y dietistas que a menudo se ven en la tesitura de tener que educar a los médicos de sus pacientes. He escrito blogs y desarrollado series de seminarios web con el objetivo de establecer estándares de atención para el diagnóstico y el tratamiento. He formado parte de la junta de la Asociación Internacional de Profesionales de los Trastornos Alimentarios (iaedp) como su única internista, y pertenezco al consejo editorial de *International Journal of Eating Disorders*, una de las mejores revistas internacionales con revisión por pares sobre trastornos alimentarios, donde leo y evalúo los artículos más recientes en este campo. Me enorgullece haber dedicado mi carrera a estos pacientes.

Sin embargo, nunca he escrito un libro. Me di cuenta de que quería compartir mis conocimientos y mi perspectiva con más pacientes y familias que los que tengo la oportunidad de atender directamente. Escribí este libro para aquellas personas que padecen un trastorno alimentario o que han estado a dieta y quieren saber qué puede estar ocurriendo en sus cuerpos como consecuencia de ello. Puede que el sistema médico les haya invalidado o incluso perjudicado durante años. Pueden tener problemas médicos difíciles de medir y, por tanto, de diagnosticar y tratar. Puede que no confíen ni un ápice en los médicos. Lo entiendo. Espero que estas páginas empiecen a curar algunos de estos daños y validen las experiencias vividas por los pacientes.

Este libro también es para las familias. Los seres queridos buscan cada vez más información en internet cuando el sistema de salud les falla. Por desgracia, internet es un lugar repleto de información pseudocientífica sobre el cuerpo y la nutrición, sobre lo que es sano y lo que es peligroso. Quiero ofrecer a las familias una fuente de información que sea precisa (en cuanto al estado actual de la ciencia, que no para de evolucionar) y que esté basada en pruebas. Cuando no hay artículos de revistas de calidad que citar, recurro a recomendaciones de expertos de confianza. Las familias también necesitan ser capaces de luchar por sus seres queridos en el sistema sanitario. Animo a las familias a que lleven este libro a sus centros médicos y que lo ofrezcan respetuosamente como recurso a los proveedores de atención médica de mente abierta y dispuesta que, por cualquier motivo, no hayan tenido suficiente experiencia con los trastornos alimentarios.

También va dirigido a los profesionales clínicos que trabajan con personas que padecen trastornos alimentarios: terapeutas, dietistas, trabajadores sociales, fisioterapeutas y terapeutas ocupacionales, logopedas, enfermeros, practicantes y médicos. Los profesionales que se sienten atraídos por este campo tienen un gran corazón, se preocupan profundamente por sus pacientes y les desean lo mejor. A menudo necesitan luchar por sus pacientes, y pueden hacerlo mejor cuanto más saben sobre lo que les está sucediendo desde el punto de vista médico. Este libro mejorará su base de conocimientos y les ayudará a desarrollar formas de tratar estos temas. En mi trabajo con los pacientes, me ocupo de los aspectos médicos de su atención para que los dietistas y los terapeutas pueden desplegar su experiencia de forma óptima, sin distraerse con cuestiones médicas que no se hayan tratado. Espero que este libro contribuya a elevar el nivel de conocimientos médicos de todos aquellos que no cuenten con un médico con experiencia con el que colaborar, lo que redundará en mejores resultados para los pacientes.

¿CÓMO SE ESTRUCTURA ESTE LIBRO?

El libro se divide en cinco partes. La parte I, "Calorías insuficientes", ofrece un repaso de todo lo que va mal en el organismo a causa de una nutrición inadecuada. La parte II, "Purgas", describe los distintos tipos de purgas y la forma en que cada una de ellas provoca complicaciones médicas. La parte III, "Pacientes con cuerpos más grandes", identifica el considerable daño causado por un sistema médico y una sociedad que infligen su estigma de la talla y sus prejuicios sobre la gordura a innumerables individuos. Rechazo firmemente la cultura de la dieta y sugiero un estilo de gestión médica diferente que respete la diversidad corporal. En la parte IV, "Los inconmensurables (esos problemas realmente médicos que la medicina moderna no puede medir)", se analizan los problemas médicos que pueden no surgir directamente de los trastornos alimentarios, pero que con frecuencia son concomitantes y pueden obstaculizar el trabajo de recuperación. Estos problemas son difíciles de diagnosticar y, por lo tanto, los pacientes que los padecen pueden recibir una atención médica inadecuada. La parte V, "Poblaciones específicas", comprende una serie de capítulos más breves que evalúan la relación entre grupos específicos de pacientes y los trastornos alimentarios. En la conclusión, detallo algunas formas en las que cada uno de nosotros puede contribuir positivamente a la relación de nuestros seres queridos con sus cuerpos y con la comida.

Cada capítulo comienza con un caso ficticio diseñado para ser representativo de las personas con trastornos alimentarios y que está basado en mi experiencia como médica que trabaja con este grupo de pacientes. Una de mis intenciones con ello es destacar varias voces marginadas, y puede que mi lenguaje al hacerlo no sea el correcto y que mi experiencia clínica personal no me permita representar a todos los individuos y grupos. Lo reconozco humildemente. Basándome en años de enseñanza a pie de cama, en la clínica y en charlas profesionales, repaso las cuestiones médicas de cada capítulo tal y como lo hago en persona con pacientes, familiares y profesionales. Quiero que estos conceptos resulten comprensibles y no "demasiado médicos". No hago ninguna mención a los pesos corporales para evitar comparaciones. Cada capítulo de las partes I a IV termina con un cuadro en el que comparto una metáfora, una historia o una reflexión que haya sido útil para mis pacientes a lo largo de los años.

No puedo hacer comentarios sobre modalidades terapéuticas (como la terapia de aceptación y compromiso o la terapia cognitivo-conductual) porque escapan a mi ámbito profesional. Existen muchos libros fantásticos que abarcan perspectivas psicoterapéuticas y sociológicas sobre el desarrollo y el tratamiento de los trastornos alimentarios. Sí quiero dejar claro que este libro recomienda las mejores prácticas en contextos "óptimos" en los que no se tienen en cuenta los recursos, aquellos en los que la cobertura médica o las finanzas personales permiten un diagnóstico adecuado y un tratamiento completo. Esto no representa en absoluto la realidad de todas las familias.

Siento una inmensa compasión por los pacientes y las familias que no están asegurados, que no cuentan con una cobertura médica adecuada para la atención de los trastornos alimentarios (como las coberturas gubernamentales estadounidenses o los seguros médicos que no incluyen este tipo de atención) ni con recursos financieros adecuados o que experimentan una opresión institucional y sistemática y no pueden defenderse dentro del sistema. Cabe señalar que existen graves problemas éticos a la hora de recomendar qué cuidados "deberían" recibir los pacientes, cuando en muchos casos no existen recursos suficientes para acceder a ellos. Se trata de un defecto devastador de nuestro sistema sanitario.

Hay algunos términos que utilizaré a lo largo del libro que conviene aclarar de antemano. En los casos prácticos clasifico a los pacientes como "cisgénero" cuando se identifican con el sexo que se les asignó al nacer, en contraposición a "transgénero". El concepto de "voz del trastorno alimentario" se refiere a los pensamientos críticos, poco amables e implacables que hacen comparaciones, crean reglas y nunca satisfacen a nadie. La voz del trastorno alimentario de cada persona es única, pero hay ciertos temas que aparecen recurrentemente. Utilizo la palabra "alma" para referirme a la psique o al núcleo emocional. Con ello no pretendo aportar ningún matiz religioso. Por último, a lo largo del libro menciono el concepto de "valores". Invito a cada uno de mis pacientes a que comparta conmigo lo que realmente le importa, qué elementos de su vida son los más importantes y qué rasgos le hacen ser fundamentalmente quien es. Todos estos conceptos se engloban en la palabra "valores".

Puedes leer este libro de principio a fin o elegir los capítulos y temas que más te interesen. Espero que te resulte útil. Si estás luchando contra un trastorno alimentario o contra unos patrones alimentarios caóticos, te dedico estas cálidas palabras de apoyo: puedes hacerlo. Sé que da miedo, pero puedes recuperarte. En este preciso momento, estás lo bastante enfermo para recibir ayuda.

NOTAS

1 Arcelus J, Mitchell AJ, Wales J, Nielsen S. Mortality rates in patients with anorexia nervosa and other eating disorders. A meta-analysis of 36 studies. *Arch Gen Psychiatry.* 2011 July; 68(7):724–731. doi: 10.1001/archgenpsychiatry.2011.74.

2 Smith AR, Zuromski KL, Dodd DR. Eating disorders and suicidality: what we know, what we don't know, and suggestions for future research. *Curr Opin Psychol.* 2017 August 12; 22:63–67. doi: 10.1016/j.copsyc.2017.08.023.

3 Hoek HW. Review of the worldwide epidemiology of eating disorders. *Curr Opin Psychiatry.* 2016 November; 29(6):336–339. doi: 10.1097/YCO.0000000000000282.

PARTE I

CALORÍAS INSUFICIENTES

Empecemos hablando de la inanición. Cuando hablo de inanición, me refiero a cualquier situación en la que no se consumen las suficientes calorías para satisfacer las necesidades del organismo durante un determinado período. La inanición puede darse en personas de cualquier forma y tamaño corporal. No solo ocurre en personas con un peso corporal más bajo, aunque la sociedad y la profesión médica no entiendan este hecho. Con demasiada frecuencia, el estigma del peso hace que los pacientes con cuerpos más corpulentos sean alabados por adoptar conductas propias de un trastorno alimentario que en una persona con bajo peso causarían gran alarma. La baja ingesta de energía puede producirse durante un trastorno alimentario o como resultado de una conducta alimentaria caótica, pero también puede darse cuando alguien se pone a dieta o se embarca en un ayuno o una "limpieza".

El *Manual Diagnóstico y Estadístico-5* (también llamado DSM-5), que publica la Asociación Americana de Psiquiatría y que se actualiza cada década aproximadamente, contiene los criterios diagnósticos oficiales de las enfermedades mentales[1]. Todos los trastornos alimentarios se caracterizan por aspectos relacionados con una ingesta calórica inadecuada, con el consiguiente riesgo de complicaciones médicas. Al contrario de lo que se piensa, prácticamente nadie que padezca un trastorno alimentario deja de comer y beber por completo. Se trata de enfermedades complicadas que surgen de una combinación de rasgos temperamentales genéticos y heredados y de factores fisiológicos, ambientales y sociológicos. Comenzaré repasando las definiciones de los trastornos alimentarios más específicamente vinculados a la disponibilidad insuficiente de energía.

La anorexia nerviosa se diagnostica cuando un individuo restringe de forma persistente la ingesta calórica, lo que conduce a un peso corporal significativamente bajo (en relación con lo mínimamente esperable para la edad, el sexo y la salud) o a una detención del crecimiento en niños o adolescentes. Además, los pacientes experimentan un miedo intenso a ganar peso o a engordar, desarrollan distorsiones en la forma en que perciben su cuerpo y niegan la gravedad de sus conductas y de los riesgos del bajo peso. La sensación de autoestima de estos pacientes se ve indebidamente influida por el tamaño y la forma de su cuerpo.

La anorexia nerviosa se presenta en dos subtipos: restrictiva y compulsiva/purgativa. Aunque ambos subtipos pueden manifestar un exceso de ejercicio obsesivo y compulsivo, las personas con anorexia nerviosa restrictiva únicamente limitan las calorías. Por el contrario, las personas con anorexia nerviosa purgativa pueden o no darse atracones, pero cualquier tipo de ingesta suele ir seguida de conductas compensatorias, como vómitos, abuso de laxantes o diuréticos (para obtener más información sobre estas conductas, consulta la parte II). En ambos subtipos, los pacientes tienen, por definición, un peso significativamente bajo. En general, la anorexia nerviosa tiene una prevalencia de alrededor del 1%, con una proporción entre mujeres y hombres de 10:1[2].

En la anorexia nerviosa atípica, que figura en el DSM-5 con el epígrafe de otros trastornos específicos de la alimentación (OSFED), los pacientes tienen los mismos comportamientos y distorsiones de la imagen corporal y sufren temores igual de graves que los que padecen anorexia nerviosa, pero no están formalmente por debajo de su peso normal. Pueden perder una cantidad significativa de peso y pueden estar por debajo de su peso corporal típico. La anorexia nerviosa atípica es mucho más frecuente que la anorexia nerviosa, y un estudio a gran escala demostró que se daba hasta en el 3% de la población[3]. El hecho de que estos individuos reciban la designación de "atípicos", a pesar de representar con mucho el mayor número de pacientes con síntomas de anorexia nerviosa, ilustra el continuo problema del estigma de la talla en las comunidades médicas y de salud mental.

Según mi experiencia clínica, muchas personas con anorexia nerviosa atípica no creen que padezcan un trastorno alimentario porque no están estereotipadamente demacradas. Esta percepción se ve reforzada por la sociedad y por los proveedores de atención médica, quienes no solo pasan por alto el trastorno alimentario, sino que elogian a dichos pacientes por su pérdida de peso y su presunta "salud" cuando, en realidad, sus conductas están en las antípodas de lo saludable. Un estudio reciente descubrió que los adolescentes con anorexia nerviosa atípica que se presentaban en una unidad especializada en trastornos alimentarios pediátricos estaban tan enfermos psicológica y médicamente como los pacientes con anorexia nerviosa típica[4].

Si se comprueba el peso de pacientes con anorexia nerviosa atípica durante la evaluación médica, debe utilizarse el índice para la supresión de peso, que se refiere al porcentaje de peso corporal perdido. Se calcula restando el peso corporal actual al peso más alto reciente, dividiendo el resultado entre el peso más alto reciente y multiplicando el resultado por 100. Se ha comprobado que, en presencia de síntomas de anorexia nerviosa, incluso una supresión de peso del 5% es clínicamente significativa[5]. Por supuesto, dado que algunos individuos nunca pierden peso, también hay que considerar a la persona en su totalidad y su estado médico y psicológico general. No cabe duda de que los individuos con anorexia nerviosa atípica, independientemente de la forma y el tamaño de su cuerpo, están lo bastante enfermos como para someterse a tratamiento para recuperarse.

Los pacientes con trastorno por evitación o restricción de la ingesta alimentaria (TERIA), que se analizan en el capítulo 14, tampoco ingieren suficientes calorías, pero no se centran en el tamaño y la forma de sus cuerpos ni los distorsionan. Las complicaciones médicas de la inanición que se tratan a lo largo de la parte I también se les aplican.

En el capítulo 1 presentaré los tres principales problemas médicos que surgen de la inanición: metabolismo ralentizado, disfunción de órganos por ingesta insuficiente de energía y tratamiento de la desnutrición. Estos aspectos proporcionan un marco organizativo sobre el que podemos entender la mayor parte de lo que le ocurre al organismo cuando recibe una cantidad inadecuada de calorías. Profundizaré en cada uno de estos temas en los capítulos 2, 3, 4 y 5.

NOTAS

1 American Psychiatric Association. *Diagnostic and statistical manual of mental disorders* (5th ed.) Arlington, VA: American Psychiatric Publishing; 2013.

2 Lindvall Dahlgren C, Wisting L, Rø Ø. Feeding and eating disorders in the DSM-5 era: a systematic review of prevalence rates in non-clinical male and female samples. *J Eat Disord.* 2017 December 28; 5:56. doi: 10.1186/s40337-017-0186-7.

3 Hay P, Mitchison D, Collado AEL, González-Chica DA, Stocks N, Touyz S. Burden and health-related quality of life of eating disorders, including Avoidant/Restrictive Food Intake Disorder (ARFID), in the Australian population. *J Eat Disord.* 2017 July 3; 5:21. doi: 10.1186/s40337-017-0149-z.

4 Sawyer SM, Whitelaw M, Le Grange D, Yeo M, Hughes EK. Physical and psychological morbidity in adolescents with atypical anorexia nervosa. *Pediatrics.* 2016 April; 137(4). pii: e20154080. doi: 10.1542/peds.2015-4080.

5 Forney KJ, Brown TA, Holland-Carter LA, Kennedy GA, Keel PK. Defining "significant weight loss" in atypical anorexia nervosa. *Int J Eat Disord.* 2017 August; 50(8):952–962. doi: 10.1002/eat.22717.

CAPÍTULO 1

¿QUÉ OCURRE CUANDO DEJAS DE COMER?

CONTEXTO

Cuando estoy en la clínica con los pacientes y sus familias y les hablo de cómo afecta al cuerpo la inanición, empiezo explicándoles el concepto del "cerebro cavernícola". Se refiere a la parte de nuestro cerebro que gestiona las funciones cotidianas de nuestro cuerpo. Se ocupa de nosotros como mamíferos, más que como seres humanos que piensan y hablan. Gestiona nuestra temperatura, la digestión, el ritmo cardíaco, la presión sanguínea, las hormonas reproductivas y, hasta cierto punto, nuestras reacciones animales ante el mundo, entre otras cosas.

EL CEREBRO Y EL METABOLISMO CAVERNÍCOLAS

Cuando nuestro cerebro cavernícola siente que no está comiendo lo suficiente, no es consciente de que hay un trastorno alimentario que está imponiendo normas alimentarias, de que el acoso autoimpuesto o externo está forzándonos a hacer dieta o de que todo el mundo en el trabajo está haciendo una "limpieza" esa semana. Su interpretación es más simple: "Debemos de estar en una hambruna. Tenemos que proteger a nuestra persona". Los humanos hemos sobrevivido como especie en parte gracias a nuestra exquisita capacidad para tolerar el hambre. Nuestros antepasados se enfrentaban con frecuencia a la escasez de alimentos. El cerebro cavernícola evolucionó para ser extremadamente sensible a este factor estresante.

Cuando una persona consume muy pocas calorías, el cerebro cavernícola disminuye la tasa metabólica, de modo que se queman menos calorías. Como detallaré en el capítulo 2, lo hace disminuyendo el ritmo cardíaco, bajando la presión sanguínea, ralentizando la digestión, reduciendo el flujo sanguíneo a manos y pies y disminuyendo la sensación de energía vital con el fin de hacer que nos quedemos quietos y conservemos energía. Esto aumenta la probabilidad de que la persona sobreviva hasta que vuelva a disponer de alimentos. Además, el cerebro cavernícola se esfuerza ferozmente por mantener nuestro peso corporal.

Pero, ¿qué *es* el metabolismo? Se habla de él todo el tiempo, y hay mucha pseudociencia propagada al respecto. Aunque "metabolismo" se refiere a todos los procesos bioquímicos que sustentan la vida, yo suelo utilizar el término "metabolismo" para describir lo que formalmente se denomina "tasa metabólica basal", que es el número de calorías que un cuerpo quema al día por el mero hecho de existir. La mayor parte de nuestro gasto calórico diario se destina a mantener la temperatura corporal en casi exactamente 37 grados Celsius. También quemamos calorías en la digestión, en el funcionamiento de los órganos y en la producción de hormonas. Gastamos muchas más calorías en mantener una temperatura constante que yendo al gimnasio.

La forma exacta en que el cerebro cavernícola responde a una ingesta energética inadecuada varía mucho de una persona a otra debido a factores genéticos. Es decir, si tenemos cuatro personas de edad y tamaño similares que restringen las calorías de forma parecida y mueven sus cuerpos a un ritmo similar, pueden tener respuestas fisiológicas muy diferentes. Una persona puede desarrollar un ritmo cardiaco lento pero tener una digestión y una energía normales. Otra puede tener un ritmo cardíaco normal pero una digestión lenta. Otra puede perder mucho peso, mientras que una cuarta puede no perder casi nada.

Esta variabilidad supone un reto frustrante para mis pacientes. Muchos han sido invalidados por los proveedores médicos y la sociedad en general. A pesar de padecer una enfermedad mental severa que los lleva a tener graves conductas relacionadas con los trastornos alimentarios, pueden "parecer normales" y, por lo tanto, no generan la preocupación o la atención adecuadas por parte de algunos proveedores u otras personas de su entorno. Otros sufren porque, a pesar de las conductas relacionadas con los trastornos alimentarios, tienen una genética tan protectora que casi no manifiestan signos físicos de desnutrición. Lamentablemente, esto alimenta aún más la voz del trastorno alimentario, que les dice que deben de estar bien porque tienen buen aspecto, por lo que necesitan esforzarse más para bajar de peso.

Sin embargo, otros se asombran por lo rápido que desarrollan problemas médicos, incluso en los primeros días de un trastorno alimentario o con un peso mayor. Ven una foto en redes sociales o a un compañero que parece "más enfermo" (en el sentido de "más delgado"), mientras que ellos mismos chocan contra un muro médico con un peso superior. Todos estos pacientes adolecen de no sentirse "lo bastante enfermos".

La explicación de esta variabilidad reside probablemente en sutilezas genéticas que aún no podemos precisar. Los cuerpos tienen claramente diferentes susceptibilidades genéticas a lo que yo llamo en general "exposiciones ambientales". Cuando hablo de esto con los pacientes, suelo recordarles un comentario que se oye de vez en cuando. Un hombre de 35 años puede morir de insuficiencia hepática tras diez años de consumo excesivo de alcohol, mientras que un anciano de 90 años, el día de su cumpleaños, puede atribuir su longevidad "al whisky". ¿Cuál es la diferencia entre estos dos bebedores empedernidos? Todo lo que se puede concluir es que deben de haber tenido diferentes sensibilidades genéticas a las exposiciones ambientales.

Del mismo modo, cuando mis pacientes manifiestan pocos problemas médicos y un peso corporal estable a pesar mostrar conductas relacionadas con los trastornos alimentarios, lo primero que hago es comprobar si dichas conductas merecen atención y tratamiento. Identifico que deben provenir de una estirpe genética de "supervivientes"; sus cerebros cavernícolas son notablemente eficaces para defender sus cuerpos de los efectos de la inanición. En cuanto a los que desarrollan problemas médicos al principio de su trastorno alimentario, observo que son genéticamente "sensibles". Por suerte, han buscado atención médica antes de que su trastorno alimentario empeorara. Cuando surjan ejemplos de estas diferentes presentaciones clínicas, me referiré a ellas como "variabilidad genética".

LA INANICIÓN Y LAS HORMONAS

Hay otra forma vital en la que el cerebro cavernícola reacciona a la inanición, además de la ralentización del metabolismo: a través de cambios radicales en nuestras hormonas. Cuando no comemos, nuestro brillante cerebro cavernícola dice: "Parece que estamos pasando una hambruna. Este cuerpo está estresado por demasiada actividad y muy poca ingesta de energía. Está claro que no es un momento seguro para tener un hijo". En consecuencia, en adolescentes y adultos, la parte del cerebro llamada hipotálamo esencialmente viaja al pasado en lo que respecta a la producción de hormonas y produce niveles de hormonas sexuales preadolescentes, una enfermedad llamada hipogonadismo hipotalámico. Como se detallará en el capítulo 3, esto provoca niveles bajos de estrógenos y, en ocasiones, anomalías menstruales en las mujeres y niveles bajos de testosterona en los hombres. La complicada interacción de las hormonas del estrés elevadas y las hormonas sexuales bajas en ambos sexos puede dar lugar a un problema médico irreversible provocado por la desnutrición prolongada que los pacientes casi nunca se esperan: la pérdida de densidad ósea.

LA INANICIÓN Y EL CEREBRO

La última forma importante en que el cerebro cavernícola cambia en respuesta a la inanición es volviéndose vigilante y ansioso. Piensa en la última vez que tu mascota vivió una gran tormenta. Es probable que, durante un tiempo después de sentirse amenazada físicamente, se pusiera nerviosa. Tal vez tu gato se metió debajo de la cama, con los ojos enormes, la cola hinchada y las garras preparadas. Eso es esencialmente lo que ocurre también en el cerebro cavernícola desnutrido. El cerebro animal piensa: "Estoy en peligro. Soy vulnerable. Podría no sobrevivir a una experiencia peligrosa". Por lo tanto, agudiza todos sus indicadores de riesgo.

De forma similar, las personas desnutridas están constantemente escudriñando el mundo en busca de amenazas. Esa actividad mental las hace mucho más rígidas y resistentes al cambio y las atemoriza la mayor parte del tiempo. He oído a mis pacientes decir cosas como: "Me aterra que sea casi la hora de comer". Yo les aseguro que gran parte de esta ansiedad animal exacerbada no tiene nada que ver con quiénes son y ni siquiera forma parte de su trastorno alimentario o de ansiedad. Es su cerebro hambriento. Animo a mis pacientes a tener fe en que, a medida que vuelvan a nutrirse, mejorarán.

Este mismo cerebro animal hambriento puede hacer que sea muy difícil dormir por la noche porque, de nuevo, piensa: "Mantente un poco alerta por si pasa algo. Revisa los datos. ¿Estamos a salvo?". Esto a menudo desemboca en un proceso dolorosamente repetitivo consistente en revisar lo que hemos comido ese día o cuánto nos hemos movido... cavilaciones que no son precisamente las más propicias para conciliar el sueño. Como suelo decir, la persona hambrienta se mantiene ocupada haciendo "planes de seguridad" durante toda la noche. Esto mejora con la rehabilitación nutricional.

En resumen, el cerebro cavernícola vigila nuestras funciones corporales animales, es decir, las tareas que no somos capaces de alterar conscientemente. Cuando la gente se plantea hacer alguna de las dietas de moda (como la llamada dieta paleo, supuestamente diseñada para apelar al cavernícola que llevamos dentro), deberían recordar que aún llevamos incorporado el cerebro cavernícola. Han hecho falta cientos de miles de años de ensayo y error para descubrir la mejor manera de salvarnos de la "hambruna". A nuestros cuerpos no les gusta pasar hambre.

¿QUÉ OCURRE CUANDO SE VACÍA NUESTRO DEPÓSITO NUTRICIONAL?

Pasemos ahora al amplio concepto de disfunción corporal que se produce como resultado de que el depósito de combustible nutricional permanezca vacío durante demasiado tiempo, como veremos más adelante en el capítulo 4. Cuando nuestro depósito nutricional está vacío, muchos sistemas y aparatos se quedan sin la energía que necesitan para funcionar normalmente. El ejemplo más letal de este problema es la hipoglucemia, es decir, un nivel bajo de azúcar en la sangre. Nuestra médula ósea suele producir células sanguíneas, pero deja de hacerlo cuando está desnutrida. Nuestro hígado, que cumple múltiples funciones en el organismo, puede funcionar mal. La piel y el pelo pueden sufrir enormemente a causa de la inanición, lo que hace que los pacientes parezcan mucho más viejos de lo que son, con un cabello fino y quebradizo y una piel frágil que se magulla o desgarra con facilidad y se cura más lentamente. En el capítulo 5 veremos las versiones extremas de disfunción corporal debidas a la desnutrición. Suelen darse en pacientes con un peso muy por debajo de lo normal o que experimentan una pérdida de peso muy rápida.

La buena noticia es que la rehabilitación nutricional resolverá todos estos problemas. Los pacientes, los proveedores y los cuidadores deben recordar que el diagnóstico y el tratamiento no deben centrarse nunca en el mal funcionamiento de los órganos. Se trata de problemas nutricionales que requieren soluciones nutricionales.

REHABILITACIÓN NUTRICIONAL

El tercer mecanismo principal de complicaciones médicas en la inanición tiene que ver con la rehabilitación nutricional: ayudar a las personas malnutridas a empezar a alimentarse de nuevo. Los expertos en el campo de los trastornos alimentarios han abandonado el término "realimentación" porque suena algo condescendiente. El término "rehabilitación nutricional" es más preciso y respetuoso. Sin embargo, el concepto de "síndrome de realimentación" sigue vigente, de manera que lo emplearé cuando sea necesario.

Los pacientes que necesitan recuperar peso pueden llegar a ser impresionantemente hipermetabólicos. Un individuo que ha estado restringiendo la comida, con la consiguiente ralentización de su metabolismo, puede necesitar muchas más calorías de las que imagina para restablecer sus sistemas y aparatos y su peso. En el capítulo 6 se analiza cómo responde el organismo a la reintroducción de alimentos.

En términos generales, reintroducir alimentos puede ser un proceso médicamente complicado e incluso mortal. Existen problemas mecánicos para introducir las suficientes calorías en un sistema digestivo que se ha ralentizado hasta casi detenerse para ahorrar calorías. Si no se controlan, los cambios críticos de electrolitos y fluidos pueden ser letales debido a niveles bajos de fósforo o por insuficiencia cardíaca congestiva. Estos cambios críticos de electrolitos y fluidos definen lo que se denomina "síndrome de realimentación". El control cuidadoso y la gestión médica de estos cambios de fluidos y electrolitos permiten que la rehabilitación nutricional se lleve a cabo de forma segura.

LA "NIÑA PERFECTA"

Con frecuencia me preguntan: "¿Cómo se ha producido este trastorno alimentario?". Por supuesto, se trata de una pregunta realmente complicada porque los trastornos alimentarios son inmensamente complejos y se precisa un equipo multidisciplinar para aportar claridad a la enfermedad de cualquier individuo. En última instancia, la información de la que disponemos actualmente indica que los trastornos alimentarios probablemente surjan de una combinación de rasgos temperamentales heredados (genéticos) y factores ambientales y sociológicos. A menudo, una dieta o una pérdida de peso accidental suponen la gota que colma el vaso. La historia de cada persona sobre cómo se desarrolló su trastorno es única.

Me interesan mucho las formas en que los problemas médicos aparentes se originan en realidad en la angustia emocional y contribuyen al desarrollo de un trastorno alimentario. A lo largo de muchos años de escuchar las historias de mis pacientes a través de ese prisma, he desarrollado una narrativa que ayuda a describir cómo puede darse una situación así. A veces utilizo esta historia con mis pacientes para validar sus experiencias pasadas, especialmente las formas en que el sistema sanitario no satisfizo sus necesidades.

Contaré la historia como si estuviera leyendo un libro de cuentos en voz alta. Érase una vez una niña que desde muy pequeña era inteligente, intuitiva y sensible. Al entrar en una habitación, podía percibir inmediatamente cómo se sentían los demás. También tenía una reacción más fuerte que la media a la validación externa. Es decir, si alguien la elogiaba, brillaba. Si alguien la criticaba, aunque solo fuera un poco, se cerraba como una anémona de mar.

Puede que esta niña creciera en una familia despreocupada, o puede que tuviera un progenitor con un trastorno por consumo de sustancias, un problema de control de la ira o ansiedad. Puede que tuviera un hermano rebelde o enfermo que acaparara gran parte de la atención de la familia.

A veces, si la niña tenía algún problema, como un dolor de estómago, uno de sus bienintencionados padres podía intentar tranquilizarla diciéndole: "¡No te pasa nada!". Tal vez su padre o su madre levantó la vista de su móvil en ese momento y esas palabras surgieron sin más. Tal vez le costaba mucho tolerar la angustia de su hija, y esta reacción le calmaba. Tal vez ese padre o esa madre, algo cansados por las reacciones de su hija extremadamente sensible, querían ayudarla a desarrollar una piel más dura.

Se dijera o no explícitamente, esta niña dedujo que era preferible que estuviera "bien". Así que hizo lo que pudo. Era lista y complaciente. Lucía una sonrisa en su cara y se mostraba radiante siempre que era posible, o al menos tranquila; era organizada, impulsiva y madura, y nunca daba problemas. Entrenadores, profesores y familiares la llamaban la "niña perfecta", y a ella esas palabras la hacían brillar.

Sin embargo, seguía siendo extremadamente sensible. Absorbía el mundo a través de sus extraordinarios radares emocionales, tan numerosos como los cien ojos de Argos, el guardián de la diosa griega Hera. Y tanto si se trataba de un debate en clase sobre el calentamiento global como de ser consciente de las discusiones y conflictos en su familia o con sus amigos, lo absorbía todo y se sentía preocupada, ansiosa y agobiada en extremo. No buscaba la forma de verbalizar esas emociones porque se suponía que estaba bien.

Pero sin ninguna forma de procesamiento, un alma sensible solo puede absorber hasta cierto punto. La niña siguió creciendo y se volvió más rígida en sus rutinas, ansiosa ante los cambios, exigente consigo misma y perfeccionista. Al empezar secundaria, las hormonas empezaron a fluir, su cuerpo empezó a cambiar (algo que ella no acogió con especial agrado) y las dinámicas sociales se volvieron más complicadas. Su yo sensible no podía soportar ese torbellino de información sin una forma de identificar, organizar y calmar sus respuestas. Así que empezó a dolerle el estómago. Ese desbordamiento emocional se manifestaba físicamente en el cuerpo, sobre todo en momentos de estrés: los días de exámenes, cuando se peleaba con una amiga o en cualquier momento en que su nivel de preocupación superaba su capacidad para autocalmarse.

Los dolores de estómago recurrentes llamaron la atención, porque a la niña perfecta le pasaba algo médico. Sus padres la llevaron al pediatra, que la examinó, quizá le sacó sangre, incluso la envió a un gastroenterólogo, y supongo que ya te imaginarás lo que le dijeron: "No te pasa nada". Eso le dolió mucho. Toda su vida había tenido la sensación de que quizá no estaba bien emocionalmente, pero lo había llevado lo mejor que había podido. Ahora tenía un dolor real, algo malo físicamente, ¿y volvían a decirle que no le pasaba nada? Era muy frustrante e invalidante. Sus padres se dieron cuenta y, como los síntomas persistían e incluso aumentaban, la llevaron a un dietista para ver si podían deberse a intolerancias alimentarias.

El bienintencionado dietista dijo: "Bueno, vamos a probar con una dieta de eliminación. Evita el gluten, la soja, el azúcar y los lácteos". (Esto es algo que un dietista experto en trastornos alimentarios nunca haría.) ¿Y qué hizo nuestra obediente protagonista? Siguió el consejo al pie de la letra.

Como estaba haciendo algo por sí misma, una parte de ella interpretó este cambio dietético como autocuidado. Durante un tiempo, sus dolores de tripa desaparecieron. Pensó: "¡Pues resulta que sí que tengo intolerancia a esos alimentos! Y además quiero comer sano, porque hay muchos alimentos malos por ahí".

Al final, una dieta tan restrictiva no podía satisfacer sus necesidades energéticas. La chica perdió algo de peso, y la gente de nuestra sociedad obsesionada con el peso le dijo: "Estás fenomenal". Este refuerzo positivo fue la guinda del pastel. Se comprometió a no volver a probar esos alimentos. La rigidez con la que siguió su nuevo régimen le hizo perder aún más peso. Eso hizo que su cerebro cavernícola se pusiera en marcha para ralentizar su metabolismo y aumentar su ansiedad.

Comenzó a dolerle otra vez la tripa y, apenas comenzaba a comer, se notaba terriblemente llena. Empezó a correr para aliviar la tensión acumulada. A diferencia de sus compañeros, se sentía menos ansiosa cuando estaba desnutrida y la inanición adormecía su sensibilidad, lo cual era un alivio. Sus normas alimentarias se volvieron más exigentes y empezó a temer activamente ganar peso y a creer que su cuerpo era inaceptablemente grande. La obsesión por la comida y por su tamaño corporal la distraía de las abrumadoras tareas de la vida.

Su desconcertada familia le decía una y otra vez: "Has adelgazado demasiado. Tienes que comer, por favor". Veían cómo su "niña perfecta" se retraía, se cerraba, gruñía cuando la desafiaban y se desconectaba de la familia. En un lapso asombrosamente corto, la voz del trastorno alimentario se había vuelto más convincente que la voz de cualquier ser querido.

CAPÍTULO 2

HACIA EL ESTADO DE HIBERNACIÓN

CASO: MADDY

Maddy es una mujer caucásica cisgénero de 19 años con anorexia nerviosa. Su trastorno alimentario comenzó cuando tenía 17 años, aunque ella ni siquiera sabía que lo estaba desarrollando. Al principio quería comer más sano y recibía elogios de amigos y entrenadores por su "pérdida de peso y su alimentación saludable". Con el tiempo, se volvió cada vez más rígida con las normas de alimentación y ejercicio. Maddy siempre ha sido deportista y ha jugado al baloncesto y al voleibol en el instituto. Hace poco empezó a sentirse impulsada a correr unos cuantos kilómetros al día, además de sus otras prácticas deportivas. Su entrenador empezó a preocuparse porque Maddy se mostraba más retraída y no era la extrovertida líder del equipo que siempre había sido. Incluso después de que su entrenador hablara en privado con ella y le expresara su preocupación, la pérdida de peso de Maddy continuó hasta el punto de que parecía visiblemente baja de peso. El entrenador llamó a los padres de Maddy, que también estaban preocupados. Maddy los ignoró educadamente diciéndoles que estaba perfectamente y señalando que sacaba buenas notas y que solo quería estar sana.

Cuando sus padres la presionan para que coma más, Maddy les dice que se sacia muy rápido. Les recuerda que siempre ha sabido escuchar a su cuerpo para saber lo que necesita. Mientras se prepara otra gran ensalada de col rizada sin aliñar, les asegura que está ingiriendo buenos nutrientes. Espera que estos alimentos ricos en fibra la ayuden por fin con su estreñimiento, que ha ido empeorando cada vez más. Sus padres observan que ha empezado a llevar varias capas de ropa, incluso en los días cálidos de primavera. Bebe mucho té caliente. En la consulta a la que acudió el otoño pasado, el médico observó un ritmo cardíaco lento, pero coincidió con Maddy en que debía de ser por todo el deporte que practicaba. Ese día, la enfermera le dijo a Maddy: "¡Vaya, has adelgazado! Estás estupenda".

Todos los días, Maddy se preocupa por lo que va a comer. Por la noche, tumbada en la cama, no puede conciliar el sueño durante horas mientras repasa mentalmente si ha comido demasiado y si ha hecho suficiente ejercicio. Le molesta que estudiar le lleve más tiempo que antes; nota que no consigue asimilar la información de una página ni aunque la lea cinco veces. Ha bloqueado a sus amigos más íntimos porque se cansó de que le dieran la lata con la comida y el peso, y le resultaba demasiado estresante relacionarse con ellos cuando querían salir a comer algo. Es ambivalente sobre sus planes universitarios para este otoño. Por un lado, la universidad significa libertad, sin nadie que la moleste por su peso y su alimentación. Por otro lado, siempre ha sido hogareña y echará mucho de menos a su familia si se marcha a la universidad. En internet, Maddy ve fotos de chicas mucho más delgadas que ella y piensa que está bien y que no corre peligro. Si es sincera consigo misma, ve esas fotos y se siente fracasada porque esas chicas están más delgadas que ella. Decide endurecer sus normas un poco más a partir del día siguiente.

Los padres de Maddy la llevan a un médico experto en trastornos alimentarios. Al examinarla, su pulso es de 45 en reposo. Después de caminar por el pasillo y volver, su pulso es de 95. Su tensión arterial es de 90/50 cuando está tumbada y no cambia al ponerse de pie, y su temperatura es de 36,2 °C. La exploración es normal para una mujer joven, delgada y algo retraída, con vello fino y claro en las mejillas, frecuencia cardiaca regular y lenta sin soplos, exploración pulmonar y abdominal normal y dedos de manos y pies fríos y algo enrojecidos. Los resultados de los análisis que le han hecho a principios de semana son normales y su electrocardiograma (ECG) también, excepto por su frecuencia cardiaca en reposo de 45.

Maddy se centra en el hecho de que su analítica es normal. La reafirma en que siempre ha tenido razón: no le pasa nada. Es consciente de que ha estado menos concentrada, más enfadada y menos involucrada. Y no siempre se siente bien físicamente, sobre todo en lo que respecta al aparato digestivo. Sin embargo, a la luz de su examen médico, piensa que no está tan enferma como para acudir a este tipo de especialista o para que todo el mundo se preocupe por ella.

CONTEXTO

Hablemos de los osos. En concreto, de cómo sobreviven al largo invierno sin comer[1]. En general, los osos salen con cierta pereza de sus madrigueras en primavera, pero están extraordinariamente fuertes y en buen estado para ser mamíferos que no han comido, orinado, defecado ni se han movido mucho en casi medio año.

Tras un comienzo lento que dura unos meses, en los que solo consumen 5.000 calorías al día, los osos comen como locos todo el verano: ingieren 15.000 calorías al día y beben litros y litros de agua. Durante el verano, su ritmo cardiaco oscila entre 60 pulsaciones por minuto durante la noche y 100 pulsaciones por minuto durante el día, y su temperatura ronda los 37,7 °C. En otoño, comienzan a ralentizarse para prepararse para la hibernación.

Aquí viene lo verdaderamente asombroso. Durante todo el invierno, mientras los osos están durmiendo, su tasa metabólica desciende un 75%[2]. Su ritmo cardiaco baja a 10-20 pulsaciones por minuto y respiran una vez cada 45 segundos[3]. Los científicos creen que esta extraordinaria ralentización cardiaca se consigue, entre otros mecanismos, por la activación del sistema nervioso parasimpático, una rama del sistema nervioso autónomo, que son los nervios que controlan la función corporal, en lugar de la entrada sensorial. El sistema nervioso parasimpático controla lo que se denomina "tono vagal". Mientras que el sistema nervioso simpático es responsable de "luchar o huir", el sistema nervioso parasimpático es responsable de "descansar y digerir".

Entonces, ¿qué pasa con los "hibernadores" humanos, cuyo cerebro cavernícola ha concluido que están en una hambruna? Como ya sabemos después de haber leído el capítulo 1, el cerebro cavernícola responde ralentizando el metabolismo en múltiples sistemas y aparatos. En este capítulo, analizaré en detalle cómo se manifiestan estos mecanismos en términos de signos vitales: el ritmo cardíaco, la temperatura y la presión arterial y los sistemas gastrointestinales (GI).

Cuando hablo con mis pacientes sobre los osos que hibernan y sobre sus propios metabolismos en hibernación, les recuerdo que los humanos no somos osos y que nunca deberíamos entrar en hibernación metabólica. Además, cuando los osos hibernan, *duermen todo el invierno.* Mientras ayunan, no trabajan a jornada completa, no sacan sobresalientes, no crían a sus hijos, no se relacionan con sus amigos, no están al día en las redes sociales ni van al gimnasio. Duermen.

ARRANCAR CON UN PACIENTE

Como médica, siempre empiezo la consulta inicial invitando a mis pacientes a compartir sus valores y sus objetivos, tanto para la clínica como para la vida en general. Esto me ayuda a no dar nada por sentado. En lugar de abordar a mis pacientes desde la perspectiva jerárquica ("Yo soy la médica. Tú eres mi paciente. Yo estoy sana. Tú no. Debes hacer esto, eso y aquello para ponerte bien"), prefiero adoptar un enfoque colaborativo. Saber qué les motiva y qué puede impedir su recuperación me permite ayudarlos con mayor eficacia.

Luego les pido que me cuenten su historia para poder conocerlos de manera integral. No quiero que se limiten a contarme la historia de su trastorno alimentario, sino también los acontecimientos más destacados de su vida, sus intereses y sus relaciones importantes, para poder empezar a entenderlos de forma holística. Les pido que detallen cualquier preocupación médica y que elijan el orden en que las quieren compartir para saber cuáles son sus prioridades. Cuando no me ofrecen voluntariamente cierta información, les hago preguntas sobre síntomas que podrían estar presentes, pero a los que se les resta importancia. De este modo, los pacientes pueden aportarme su conocimiento sobre sí mismos y sobre lo que les importa, y yo puedo aportarles mis conocimientos médicos. Juntos podemos establecer objetivos de una forma respetuosa, compasiva y científicamente sólida. Espero hasta haber escuchado atentamente al paciente y haberle dedicado mucho tiempo para introducir la idea del cerebro cavernícola. Mi objetivo es utilizar pruebas objetivas del sufrimiento o la disfunción corporal para cuestionar la firme convicción del paciente de que no está lo bastante enfermo como para aceptar ayuda.

La voz de los trastornos alimentarios siempre intentará decir a mis pacientes que están bien porque los trastornos alimentarios son enfermedades mentales, no elecciones de estilo de vida. Mis pacientes suelen tener muy buen criterio sobre casi todos los aspectos vitales... excepto la comida y sus cuerpos. Están acostumbrados a confiar en su juicio y en sus decisiones, por lo que se olvidan de cuestionar las formas en las que esta enfermedad mental se ha apoderado de ellos y ha distorsionado sus percepciones sobre este pequeño rango de temas. El problema es que, cuando tienen puestas las "gafas de los trastornos alimentarios" (como me gusta denominarlas), acaban teniendo rocambolescas distorsiones sobre lo que necesitan comer, el aspecto de su cuerpo y dónde residen realmente los peligros.

CONSERVAR EL CALOR

Una de las tareas fundamentales de los mamíferos es mantener con precisión su temperatura corporal. Para reducir el número de calorías quemadas en un contexto de ingesta energética inadecuada, los cuerpos cambian radicalmente la regulación de su temperatura. A los pacientes les puede crecer una suave y fina capa de vello facial llamada lanugo, propia de los bebés en el útero, para evitar la pérdida de calor por la cabeza. El lanugo desaparece cuando los pacientes recuperan peso.

Además, las extremidades se vuelven frías y de color azul rojizo. Esto recibe el nombre de acrocianosis, que es una decoloración azulada de las extremidades. A ojos del cerebro cavernícola, los dedos de las manos y de los pies no son esenciales para la supervivencia. ¿De qué sirve gastar calorías calentando la sangre y enviándola donde el calor se perderá fácilmente a través de las manos y los pies? El cuerpo recorta la microcirculación de la punta de nuestras extremidades.

Los pacientes que restringen las calorías suelen sentir frío todo el tiempo, lo que les obliga a vestirse con varias capas y a tomar bebidas calientes. Esto se debe a que su cerebro no está dispuesto a hacer todo el trabajo de mantener el calor mediante escalofríos, sino que les empuja a buscar fuentes externas de calor.

SIGNOS VITALES ORTOSTÁTICOS

Los signos vitales pueden ser valiosas fuentes de información cuando se interpretan correctamente. Puede que hayas oído hablar de los signos vitales ortostáticos. El término "cambios ortostáticos" suele aplicarse erróneamente a las personas con trastornos alimentarios restrictivos. Los verdaderos signos vitales ortostáticos se producen en una persona con un volumen sanguíneo bajo, normalmente porque acaba de perder sangre o porque está gravemente deshidratada. Los cambios ortostáticos también se producen en respuesta a algunos medicamentos, así como en algunas personas con disfunción del sistema nervioso autónomo, los nervios que controlan el funcionamiento interno del cuerpo.

Los signos vitales ortostáticos se comprueban comparando las lecturas de cuando la persona está tumbada con las lecturas de cuando lleva tres minutos de pie. Si hay ortostatismo, la tensión arterial sistólica (la cifra superior) desciende al menos 20 puntos, o la tensión arterial diastólica (la cifra inferior) desciende diez puntos, y la frecuencia cardiaca aumenta 20 puntos. Normalmente, la bipedestación hace que la sangre se acumule por gravedad hacia las piernas. En una persona con un volumen sanguíneo bajo, los mecanismos habituales para evitar que la sangre se acumule no funcionan. La tensión arterial desciende y el corazón late más deprisa para intentar compensar el menor volumen sanguíneo por compresión.

CORAZÓN HAMBRIENTO FRENTE A CORAZÓN ATLÉTICO

Sin embargo, la mayoría de los pacientes que se limitan a restringir las calorías, con una frecuencia cardiaca lenta en reposo y más rápida con un esfuerzo mínimo, *no* presentan signos vitales ortostáticos. La clave es que sus presiones sanguíneas no cambian significativamente. Es muy común que los pacientes asuman que su frecuencia cardíaca es baja durante un trastorno alimentario restrictivo en el que también hacen ejercicio porque... "doctora G., es que yo hago mucho deporte". Esto no suele cuestionarse en los entornos médicos.

En una persona deportista, los músculos cardíacos y esqueléticos son fuertes y están magníficamente acondicionados. Como resultado del uso regular, del descanso y de un reabastecimiento calórico adecuado, el cuerpo necesita menos oxígeno y menos energía para realizar cualquier tarea. Así, cuando un deportista está en reposo, su eficiente y fuerte corazón solo necesita latir unas 55 veces por minuto. Los estudios han demostrado que en realidad es raro que la frecuencia cardiaca en reposo de un atleta baje de 50[4]. Además, cuando un deportista se levanta y camina por la habitación, su frecuencia cardiaca apenas varía. Esa cantidad relativamente mínima de movimiento físico no representa ningún esfuerzo para un cuerpo nutrido y fuerte.

Por el contrario, en el corazón de una persona malnutrida, el pulso es lento en reposo debido a un tono vagal elevado, como el del oso que hiberna. El cuerpo no quiere quemar más calorías de las necesarias en latidos extra en reposo. Cuando camina por la habitación, su cerebro cavernícola reconoce que el cuerpo ha perdido masa muscular esquelética por la restricción. Además, el propio músculo cardiaco puede perder masa[5]. Incluso si los pacientes han seguido haciendo ejercicio todos los días mientras estaban desnutridos, esa actividad descompone los músculos aún más rápido, por lo que los pacientes en realidad están debilitados y desacondicionados. Como consecuencia, su frecuencia cardiaca aumenta —a veces drásticamente— ante el mínimo esfuerzo.

Para distinguir entre el corazón de una persona malnutrida y el de una persona deportista, utilizo la prueba de caminar por la habitación. Compruebo el pulso del paciente en reposo y después de pedirle que camine por el pasillo y vuelva. La bradicardia se refiere a una frecuencia cardiaca inferior a 60 latidos por minuto, mientras que la taquicardia se refiere formalmente a frecuencias cardiacas superiores a 100. Cuando el pulso en reposo y el pulso en movimiento son bastante diferentes pero la presión arterial se mantiene más o menos igual, entonces sabemos que este corazón no es el de un deportista, sino el de una persona malnutrida. En mi experiencia, una diferencia de alrededor del 75% o más entre el reposo y el movimiento ya es significativa, por ejemplo, de 50 a 88. Es importante tener en cuenta que algunas personas no tendrán cambios de frecuencia cardiaca tan marcados. Eso no significa que estén "bien", sino que los genes de supervivencia de su variabilidad genética pasan a preservar su función cardiaca.

PENSAMIENTO HAMBRIENTO

La inanición suele volvernos más rígidos, temerosos y ansiosos, y genera dificultad para conciliar el sueño. En la década de 1940 se llevó a cabo un estudio histórico, ya que fue el primero en documentar los síntomas de un cerebro malnutrido. Un grupo de jóvenes objetores de conciencia a servir en zonas de guerra se alistaron para servir a su país en casa a través de un innovador experimento científico. Ancel Keys, un fisiólogo fascinado por la relación entre la nutrición y la función física, reunió a 36 de estos jóvenes en la Universidad de Minnesota para estudiar cómo los prisioneros de guerra y los cautivos de los campos de concentración soportarían la restricción de calorías, el alto gasto energético y, una vez rescatados, la rehabilitación nutricional.

Este estudio, denominado experimento de inanición de Minnesota[6], comenzó alimentando a los jóvenes con 3.200 calorías al día durante tres meses, con el objetivo de iniciar la investigación de inanición con hombres en forma, con un peso "ideal" y descansados. Posteriormente, durante los seis meses siguientes, fueron alimentados con alrededor de 1.500 calorías al día con los alimentos que solían estar disponibles en tiempos de guerra en Europa. Se les exigió ejercicio intenso, imitando las condiciones de los campos de trabajo o de las migraciones de refugiados de la guerra. El objetivo era hacerles perder el 25% de su peso corporal. Durante todo el proceso se realizaron minuciosas pruebas psicológicas y fisiológicas. Tras esta fase, durante las doce semanas siguientes, los hombres fueron divididos en grupos para someterse a distintos tipos de dietas de rehabilitación. Finalmente, durante las últimas ocho semanas, se les permitió consumir lo que quisieran, pero se les seguía vigilando de cerca.

Los resultados fueron notables. Físicamente, mostraban todos los signos de las reacciones cerebrales cavernícolas a la inanición que he comentado anteriormente. Su tasa metabólica descendió drásticamente, con una reducción de la temperatura corporal, de la presión sanguínea y del ritmo cardíaco. Sin embargo, lo inesperado fue el impacto psicológico en estos hombres. Recordemos que no tenían los rasgos temperamentales heredados que asociamos con quienes desarrollan trastornos alimentarios: inteligentes, muy sensibles, ansiosos y autocríticos. Además, el estudio no se llevó a cabo en una sociedad en la que la sobrevaloración del ideal de delgadez, las constantes conversaciones sobre dietas y tallas corporales y las imágenes de las redes sociales inundaran la vida cotidiana.

Sin embargo, tras solo seis meses de baja ingesta calórica, alto gasto energético y pérdida de peso sustancial, casi todos los participantes refirieron altos niveles de depresión y angustia emocional. Presentaban síntomas elevados de histeria e hipocondría, y algunos empezaron a autolesionarse. Les preocupaba la comida, tanto durante la fase de inanición como durante la de rehabilitación, y sentían una aversión fascinada y crítica hacia los que comían normalmente. Al volverse socialmente retraídos y aislados, sentían que su concentración y su juicio se veían afectados. ¿Te suena de algo?

Después de hablar a mis pacientes del experimento de inanición de Minnesota, les aseguro que al menos una parte de la desregulación del estado de ánimo e incluso de la desesperación que pueden sentir durante una restricción prolongada procede de su cerebro hambriento. Algo profundo cambia en nuestro cerebro cuando estamos desnutridos. Es físico, y mejora con la rehabilitación nutricional. Muchísimos de mis pacientes refieren que su ansiedad y su desesperación disminuyen apenas dos semanas después de una ingesta regular y adecuada de alimentos.

Los pacientes que se sienten desesperadamente insatisfechos con su imagen corporal mientras están por debajo de su peso a menudo se miran al espejo meses más tarde, después de haber recuperado todo su peso, y se dan cuenta: "Me veo bien". Estos ejemplos apuntalan mi firme recomendación de que las personas deben comenzar rápidamente a ingerir las calorías adecuadas y de que, cuando están por debajo de su peso, deben restituirlo totalmente durante el proceso de recuperación. Si el cerebro y el cuerpo no se renutren completamente, se corre el riesgo de atrapar a los pacientes en un purgatorio de percepciones cerebrales hambrientas. La rehabilitación nutricional, tratada en detalle en el capítulo 6, es buena para el cerebro.

GASTROPARESIA

Los pacientes que restringen las calorías pueden sentirse inusualmente llenos después de comer. Esto puede ser una fuente de frustración para los seres queridos, que asumen que es uno de los síntomas del trastorno alimentario e insisten en que la persona afectada coma. En general, mis pacientes han podido confiar toda su vida en las señales de su cuerpo para saber cuánto comer y cuándo parar. Dentro del trastorno alimentario, se vuelve fácil pensar: "Todos me dicen que escuche a mi cuerpo, y lo que me está diciendo es que me he llenado con poca comida, así que estoy escuchando a mi cuerpo y comiendo muy poco". A la anorexia le encanta esa lógica. Sin embargo, si observamos este fenómeno a través de la lente del cerebro cavernícola, veremos que está ocurriendo algo médico.

El diagnóstico oficial para este síntoma es la gastroparesia, que proviene de *gastro* (estómago) y *paresis* (parálisis). La gastroparesia no tiene nada que ver con el movimiento intestinal, sino con el propio órgano estomacal. Normalmente, cuando una persona come, su estómago se pone a trabajar para digerir los alimentos, utilizando movimientos ondulatorios de su músculo liso, denominados peristalsis, para desplazar los alimentos hasta el intestino delgado. Sin embargo, en caso de inanición, el cerebro cavernícola no quiere gastar ni una caloría extra en un movimiento de ese músculo liso, porque la digestión normal no es necesaria para la supervivencia. La gastroparesia es prácticamente universal en el contexto de una pérdida de peso significativa en pacientes de todos los tamaños corporales[7].

Esto puede hacer que una persona se sienta tan llena como si acabara de darse un festín después de comerse medio bocadillo. Para complicarlo aún más, las náuseas, la sensación de saciedad y la hinchazón de la gastroparesia crean un doble desencadenante. En primer lugar, la persona se siente incómodamente llena y, en segundo lugar, el vientre parece distendido. La sensación de saciedad es un síntoma muy complicado para los que restringen la ingesta. Dejo la explicación de este aspecto a los terapeutas, pero lo abordo como un hecho con mis pacientes. Y para muchos, el aspecto del estómago es una parte importante de la angustia acerca de la imagen corporal, por lo que un estómago visiblemente distendido realmente puede poner a prueba la mentalidad de recuperación. Como siempre, hay algunos pacientes cuya digestión nunca se vuelve anormal. Son la afortunada excepción, al menos en términos de soportar los retos digestivos de la recuperación.

Durante los primeros meses de recuperación, los pacientes tienen que resistirse a sus intuiciones sobre lo que necesita su cuerpo desde el punto de vista nutricional hasta que están bien adentrados en el proceso de rehabilitación. Seguir las intuiciones de un cuerpo famélico mantiene a las personas malnutridas, lo que empeora los síntomas y dificulta mucho más la recuperación. Durante cierto tiempo, la nutrición debe ser prescriptiva, no intuitiva.

Desde una perspectiva diagnóstica, como médica, rara vez necesito realizar un estudio para verificar la existencia de gastroparesia. La presentación clínica de pérdida de peso, restricción calórica y síntomas de saciedad precoz o náuseas, con o sin bajo peso clínico, son suficientes para diagnosticarla. Las personas con diabetes, ictus, disfunción del sistema nervioso autónomo y otras sin causa conocida (denominadas "idiopáticas") también pueden experimentar gastroparesia, sin relación con su estado nutricional.

Cuando los síntomas persisten más allá del plazo previsto o son atípicos, solicito un estudio de vaciado gástrico. Este estudio de medicina nuclear se realiza en un centro radiológico, donde se pide al paciente que coma un huevo (o sustituto) revuelto o una pequeña porción de avena que se ha mezclado con una cantidad ínfima e inocua de material radiactivo que emite fotones. Durante las cuatro horas siguientes, al paciente se le escanea brevemente con una cámara gamma a intervalos regulares. Cuanto más huevo quede en el estómago, más señal de radiación captará la cámara. El vaciado gástrico normal en adultos muestra que aproximadamente el 10% de la comida ha desaparecido a la hora, el 60% a las dos horas y el 90% a las cuatro horas[8]. Se diagnosticará gastroparesia cuando la comida persista más allá de este intervalo de tiempo normal.

TRATAMIENTO DE LA GASTROPARESIA

El diagnóstico de la gastroparesia es uno de los más importantes para mis pacientes porque hay muchos utensilios en la "caja de herramientas médicas" que pueden mejorar notablemente los síntomas. Existen tantos obstáculos emocionales en el camino de la recuperación de los trastornos alimentarios que me alegra poder eliminar la mayor cantidad posible de obstáculos médicos. Dicho esto, la gastroparesia puede ser una afección muy intrusiva y difícil de tratar. Me gusta exponer todas las opciones, recomendar a los pacientes por dónde empezar el tratamiento y, después, ver juntos cómo responden y cómo progresan a partir de ahí. A grandes rasgos, la gastroparesia causada por la desnutrición se resolverá completamente con una ingesta constante de alimentos y, en los que tienen un peso inferior al normal, con el restablecimiento completo del peso.

Existen importantes herramientas farmacológicas para el tratamiento de la gastroparesia. La principal es la metoclopramida. Se trata de un medicamento que actúa sobre el estómago para acelerar su tiempo de vaciado. No actúa sobre el intestino, por lo que no es un medicamento para el estreñimiento. Yo prescribo la mitad de un comprimido de 5 mg, o 2,5 mg, por vía oral hasta cuatro veces al día. Debe tomarse 30-45 minutos antes de cada comida, porque de lo contrario no funciona. La mayoría de los pacientes toman metoclopramida durante unos meses y van reduciendo la frecuencia de la dosis según sus posibilidades. Puede mejorar radicalmente los síntomas de la gastroparesia y no provoca aumento de peso (un punto importante para muchos de mis pacientes).

El efecto negativo más frecuente de la metoclopramida es la fatiga durante las dos primeras semanas de toma, que suele remitir por sí sola. Sin embargo, la metoclopramida tiene un efecto negativo grave que puede ser permanente. La discinesia tardía se refiere a las contracciones de los labios y la lengua, y la distonía, a las contracciones musculares involuntarias en general. La dosis habitual de metoclopramida para adultos es de 5-10 mg cuatro veces al día, por lo que la dosis que doy a mis pacientes es mucho menor, aunque algunos medicamentos psiquiátricos aumentan el riesgo. Les digo a mis pacientes que si tienen alguna contracción dejen de tomar metoclopramida inmediatamente y no vuelvan a tomarla nunca más. Eso puede sonar alarmante, pero en última instancia, se trata del equilibrio entre el riesgo y el beneficio. Cuando la única forma de recuperarse de un trastorno alimentario es consumir suficientes alimentos todos los días y la sensación de saciedad abdominal dolorosa y las náuseas interfieren con ese proceso, el beneficio de la medicación generalmente supera el riesgo.

Para aquellos que anhelan recuperarse de la forma más "natural" posible y se sienten incómodos tomando un medicamento, me gusta hacer la siguiente observación: no hay nada más antinatural que un estómago cuyo vaciado se ha ralentizado un 500% respecto a lo normal debido a la inanición. La metoclopramida solo acelera el vaciado del estómago para que vuelva a la normalidad. Sin embargo, mis pacientes son ciertamente libres de ver si pueden progresar en la rehabilitación nutricional sin medicamentos.

Las personas que no pueden tomar metoclopramida debido a reacciones alérgicas o musculares disponen de otros dos medicamentos, ambos antibióticos, que pueden estimular el vaciado del estómago. La administración de etilsuccinato de eritromicina líquida de 200 mg por vía oral dos veces al día puede ser una verdadera ayuda para tratar la gastroparesia o puede provocar vómitos y diarrea. Conviene probarlo si la metoclopramida no es una opción. Alternativamente, en la gastroparesia grave, en la que la metoclopramida es útil pero no suficiente, se puede añadir eritromicina dos veces al día. El otro antibiótico es la azitromicina[9]; es fácil de tomar en un comprimido de 250 mg al día, y un estudio ha demostrado que su eficacia no es inferior a la de la eritromicina para el vaciado gástrico[10]. Sin embargo, por múltiples razones, no me gusta recetar a los pacientes antibióticos a largo plazo, ni siquiera para un par de meses. Existen riesgos de acabar con las bacterias beneficiosas que todos tenemos en el intestino o de fomentar la resistencia a los antibióticos. Además, ambos medicamentos pueden prolongar una medida clave del electrocardiograma, denominada intervalo QT. Si se toma alguno de ellos, debe realizarse un electrocardiograma a la semana durante las primeras semanas y, a partir de entonces, de forma intermitente[11].

ESTREÑIMIENTO

Pasemos a un problema relacionado con la gastroparesia: el estreñimiento. El cerebro cavernícola no quiere malgastar calorías extra en ningún tipo de movimiento del aparato digestivo. Como resultado, el colon, o intestino grueso, se ralentiza considerablemente. Al igual que ocurre con la gastroparesia, el estreñimiento es casi universal en las personas con restricción calórica y pérdida de peso, independientemente del peso corporal.

El estreñimiento se define oficialmente como el hecho de que un paciente presente dos o más de los siguientes síntomas durante al menos el 25% de las deposiciones en los últimos tres meses: esfuerzo, heces grumosas o duras, sensación de evacuación incompleta u obstrucción fecal (a veces denominada impactación), necesidad de ayudar a evacuar con un dedo o de ejercer presión manual sobre el suelo pélvico o menos de tres deposiciones a la semana[12].

Algunos pacientes que no prestan mucha atención a sus hábitos intestinales pueden darse cuenta un día de que tienen náuseas o dolor en un cuadrante del abdomen. Estos pueden ser síntomas de estreñimiento. Otros pacientes desarrollan un enfoque obsesivo, de tal manera que toda su vida está ligada a sus hábitos intestinales.

Diagnosticar el estreñimiento puede ser un reto porque, aunque los médicos quieren que los pacientes hagan un número razonable de deposiciones a la semana, no quieren recetar sin querer un régimen intestinal (es decir, un medicamento para tratar el estreñimiento) que provoque diarrea. Yo utilizo la radiografía simple del abdomen como una buena herramienta objetiva para determinar el volumen de heces retenido. No hay razón para revisar una radiografía en un paciente que ha estado restringiendo calorías y ha desarrollado síntomas clásicos de estreñimiento. Yo iniciaría un régimen de tratamiento razonable y lo ajustaría con el tiempo. Sin embargo, en el caso de pacientes que ya siguen un régimen razonable y creen que tienen un vaciado inadecuado, pediría una radiografía simple.

Una radiografía simple expone al paciente a muy poca radiación. Dado que todos nos exponemos a algún tipo de radiación cada día de nuestras vidas, desde el radón de nuestros hogares hasta los rayos cósmicos, que son más fuertes a mayor altitud, se calcula que una persona experimenta unos 3-5 mSv de radiación al año solo por vivir en el planeta. Una radiografía abdominal expone a una persona a 0,7 mSv adicionales, una cantidad muy pequeña[13]. La radiografía me dirá si el colon del paciente está lleno de heces retenidas o no. Si no es así, le haré saber que, a pesar de su percepción sobre la insuficiencia de las deposiciones, parece que en realidad está cumpliendo con las necesidades de su cuerpo. Sin embargo, si la radiografía muestra muchas heces, sabré que tenemos que aumentar las dosis de medicación.

TRATAMIENTO DEL ESTREÑIMIENTO

¿Cuáles son las mejores formas de tratar el estreñimiento causado por un metabolismo lento? En primer lugar, existen aspectos nutricionales que hay que considerar. Sin duda, beber mucha agua (2-4 litros al día) ayuda. Los médicos suelen recomendar dietas ricas en fibra para el estreñimiento general. Curiosamente, sin embargo, resulta que, en el estreñimiento relacionado con un metabolismo lento, como en la gastroparesia, *las dietas ricas en fibra no ayudan, solo causan hinchazón.* De nuevo, es raro que un médico pida a un paciente que siga una dieta baja en fibra. Los remedios como los suplementos de fibra o el zumo de ciruela solo conseguirán que el estómago se hinche y se genere una sensación de incomodidad. En última instancia, sin embargo, a medida que progresa la rehabilitación nutricional, el metabolismo se acelera y el estreñimiento deja de ser un problema, se puede reintroducir la fibra.

El medicamento más indicado para comenzar a tratar el estreñimiento relacionado con el metabolismo lento es el polietilenglicol, un laxante osmótico. Esto significa que ayuda a llevar agua a los intestinos, lo que permite que las heces se ablanden y se muevan más fácilmente. El polietilenglicol es seguro a partir de la edad infantil. Algunos pacientes me cuentan que no les funciona o que les provoca hinchazón, y en esos casos tengo otras opciones de tratamiento. Sin embargo, algunos de estos pacientes no han probado una dosis suficientemente alta. Mientras que 17 gramos al día mezclados en 240 mL de agua es la dosis recomendada para adultos, muchos de mis pacientes necesitan tomar una dosis doble (34 gramos/dos sobres) en un gran vaso de agua dos veces al día.

Algunos cometen el error de tomar polietilenglicol en la menor cantidad de agua posible porque no les gusta el sabor. En mi experiencia clínica, esto puede causar un "efecto pegamento". El medicamento seco y en polvo se convierte en una pasta que se pega. El polietilenglicol no es un laxante estimulante, a diferencia del Senokot o el bisacodilo, que pueden dañar el colon y que suelen tomarse indiscriminadamente en los trastornos alimentarios purgativos. Tampoco provoca dependencia alguna en el tracto intestinal.

Hay que mencionar otro par de medicamentos intestinales comunes que emplean muchos pacientes. El docusato sódico es un ablandador de heces. Es inofensivo, pero probablemente tampoco sea útil en el estreñimiento de metabolismo lento. El hidróxido de magnesio y el citrato de magnesio son laxantes osmóticos como el polietilenglicol y su uso es totalmente correcto.

Los supositorios de glicerina pueden utilizarse en situaciones en las que los pacientes han desarrollado heces muy duras y difíciles de evacuar. La glicerina se funde en el recto y lubrica el paso de las heces duras. Los enemas, normalmente de fosfato, también son laxantes osmóticos. Cuando las dosis elevadas de los medicamentos orales son insuficientes, puede administrarse un enema de fosfato según las indicaciones. Sin embargo, los enemas son invasivos y deben evitarse siempre que sea posible.

ANÁLISIS DE SANGRE NORMALES

Por último, hablemos de los valores normales de los análisis de sangre en las personas que restringen las calorías. He oído innumerables veces: "Pero doctora G., ¡si mis análisis están bien! Eso significa que yo también estoy bien".

Quiero dejar claro ahora mismo que los pacientes que restringen las calorías pueden tener muchos problemas médicos que no arrojan resultados anormales en los análisis de sangre. Las compañías de seguros, que carecen de experiencia en trastornos alimentarios, se escudan en las analíticas con valores normales para no autorizar un nivel de atención superior a quien realmente lo necesita. El personal de las consultas médicas puede creer que está siendo positivo y tranquilizador al anunciar que los análisis de sangre son normales. Sin embargo, esto puede transmitir erróneamente el mensaje de que el paciente está bien. Ante una analítica normal, el personal de los servicios de urgencias envía a los pacientes a casa en lugar de ingresarlos. No es de extrañar que los pacientes aprendan a usar los valores normales de sus analíticas en la creencia de que están a punto de ser liberados de nuevo en el desierto de sus trastornos alimentarios.

Resulta que casi todos los pacientes que solo restringen —es decir, que no se purgan— tienen análisis normales. Hay excepciones, por supuesto. Las veremos en el capítulo 4 cuando abordemos los sistemas y aparatos que se vuelven disfuncionales a consecuencia del "depósito nutricional vacío". Sin embargo, incluso en esos casos, los electrolitos casi siempre permanecen normales en aquellos que solo restringen. Los electrolitos están relacionados con la mayoría de los valores del panel metabólico básico: el potasio, el sodio, el bicarbonato, el calcio, el fósforo y el magnesio.

¿Y esto por qué? ¿Cómo es posible que una paciente a la que le ha vuelto a crecer vello facial fetal, tiene las manos y los pies fríos, el corazón hibernado, la digestión lenta y la ansiedad y la obsesión de un cerebro hambriento pueda tener una analítica normal? La respuesta se encuentra una vez más en nuestro asombroso cerebro cavernícola, que evolucionó para mantenernos a salvo durante la hambruna. Prácticamente ninguna persona con anorexia nerviosa deja de comer por completo. Algunas veces me dicen: «No estoy enferma, doctora G. Quiero decir, que como algo todos los días". Incluso en el caso de las personas que comen muy poco, el cuerpo defiende ferozmente su homeostasis electrolítica nivelando cuidadosamente los electrolitos para mantener el cuerpo en equilibrio.

Esto es un gran recordatorio de que nuestro cerebro cavernícola es mucho más inteligente que nosotros en lo que se refiere a la gestión de nuestro cuerpo, especialmente cuando internet nos anima a diario a adoptar algún nuevo conjunto de reglas alimentarias. En pocas palabras, no hay posibilidad de que nuestro cerebro pensante pueda idear estrategias dietéticas para "engañar" al cuerpo en nada. Nuestros cuerpos trabajan constantemente para garantizar nuestra supervivencia de formas complicadas y extraordinarias, independientemente de las modas de turno a las que los exponemos. Considerar el cuerpo de esta forma apreciativa, en lugar de como un enemigo al que hay que vencer o una decepción que hay que arreglar, es mucho más productivo... y científicamente sólido.

RESOLUCIÓN DEL CASO: MADDY

El médico que trata el trastorno alimentario de Maddy averigua que algunos de sus valores y motivaciones vitales son la conexión y la amabilidad con su familia y amigos, así como ser productiva y participativa en los estudios y en los deportes. El periplo vital de Maddy se revela en una larga conversación que arroja luz sobre sus síntomas médicos. El médico repasa con ella los conceptos tratados en este capítulo mientras va señalándole con delicadeza las formas en que su trastorno alimentario la ha llevado en la dirección exactamente opuesta a sus valores. Maddy ve que está desconectada de su familia y amigos, que se han distanciado por las exigencias de su anorexia nerviosa. Ir a clase se ha vuelto cada vez más estresante porque su cerebro hambriento carece de la capacidad de absorber y recordar información. Siempre se ha enorgullecido de su inteligencia, y ahora reconoce que la inanición ha mermado su capacidad de pensar. Desde el punto de vista deportivo, la han dejado en el banquillo el resto de la temporada, y su entrenador ha señalado el trastorno alimentario como la causa. Y en cuanto a la amabilidad... últimamente no ha mostrado mucha consigo misma, ni le sobra energía para compartirla con los demás.

Cuando el médico empieza a exponer un plan de tratamiento general, Maddy se muestra dispuesta a que sus padres se unan a la conversación, lo que siempre es óptimo. El médico les dice a los tres que Maddy tiene dos opciones. La primera es intentar recuperarse como paciente ambulatoria, en el contexto de su casa, sus amigos, su familia y su vida cotidiana. Para elegir el tratamiento ambulatorio, tendrá que ver a un equipo multidisciplinar formado por el médico, un dietista y un terapeuta. El dietista elaborará un plan de alimentación que la paciente deberá ser capaz de seguir a rajatabla, aunque no le apetezca. Aunque este enfoque asuste e incomode física y emocionalmente, es absolutamente necesario.

El médico le dice que, para seguir el régimen ambulatorio, tiene que dejar que sea su dietista quien decida lo que debe comer. Su anorexia no puede desempeñar ese papel. Eso significa que si su dietista le pide que se coma una ración de arroz, 170 gramos de pollo y un vaso de leche en la cena, su anorexia no puede decidir algo distinto, como por ejemplo: "En realidad, con 100 gramos de pollo es suficiente". Es más, Maddy tendrá que recuperar cierta cantidad de peso cada semana. Como su metabolismo se acelerará en las primeras semanas de aumento de la ingesta, es posible que no empiece a ganar peso enseguida. Trabajará con su terapeuta en la adquisición de habilidades pragmáticas que la ayuden cuando flaquee y que le proporcionen apoyo durante este difícil momento.

La otra opción es que Maddy acceda a un nivel de atención superior, como un programa ambulatorio intensivo (IOP), que consta de varias horas de programación y apoyo alimentario unos días a la semana, o un programa de hospitalización parcial (PHP), que consiste en un tratamiento durante todo el día, pero pasando la noche en casa. La mayoría de los pacientes quieren empezar como pacientes ambulatorios. El médico recuerda a Maddy que, en cualquiera de los dos casos, tendrá que comer más de lo que ha comido en mucho tiempo y afrontar cambios corporales. Lo que sí puede controlar es el entorno: ambulatorio o de nivel superior. En cualquier caso, su anorexia nerviosa debe desaparecer.

Médicamente, Maddy no tiene problemas de temperatura, cardíacos o digestivos. Tiene un problema de inanición. Por lo tanto, tendrá una solución nutricional. Cada uno de los problemas médicos de Maddy se resolverá con la restauración completa de peso. Maddy se pregunta quién sabrá que está sufriendo cuando ya no habite un cuerpo que obviamente sufre. Aquí es donde el apoyo de su equipo de tratamiento y de sus padres será esencial.

Mientras tanto, el médico de Maddy puede utilizar herramientas para ayudar a eliminar los obstáculos médicos de su camino hacia la recuperación. Si es necesario, le recetará 2,5 mg de metoclopramida 30 minutos antes del desayuno, la comida y la cena, y antes de acostarse. Es posible que tenga que tomar el medicamento durante unos meses y que, con el tiempo, solo lo tome antes de las comidas que más la sacien. Por último, para el estreñimiento, puede empezar con una dosis (17 gramos) de polietilenglicol al día en un gran vaso de agua. Si resulta insuficiente, puede aumentarse la dosis.

Aunque reconoce que la recuperación va a ser dura, el médico anima a Maddy a recordar quién es realmente y a mantener sus valores en el primer plano de sus pensamientos cuando tenga problemas. Puede ir a la universidad en otoño, como había planeado, si está recuperada, o puede tomarse un año sabático, estar con su familia y buscar un trabajo. Lo que no se le permitirá es vivir en secreto con su trastorno alimentario. Sus padres y el equipo de tratamiento insistirán en que haga progresos constantes en su recuperación. Si no puede hacerlo en el entorno ambulatorio, todos se asegurarán de que pase a un nivel de atención superior.

Como ejemplifica el caso de Maddy, la voz de la anorexia nerviosa es insidiosa y omnipresente. Utiliza la inteligencia de Maddy para sus propios fines. Es como si la anorexia fuera un terrorista que le ha arrebatado el control de cabina a Maddy y que retiene a su cuerpo como rehén. Si ella hubiera sido el equivalente intelectual de un avión de juguete, su anorexia sería mucho menos poderosa. Por suerte (y por desgracia), su cerebro es como un avión de combate. Así, cuando la anorexia está a los mandos, suena realmente convincente. En este escenario, todo el mundo trabajará para devolverle los mandos a Maddy.

LA CASA EN LLAMAS, O CÓMO COMBATIR EL "ESTOY BIEN"

Muy a menudo, los pacientes intentan convencerme de que en realidad están bien (ese "bien" es una de las palabras más peligrosas en nuestro campo). Sienten que no están lo bastante enfermos como para recibir un nivel de atención superior, para seguir el plan de alimentación completo que les ha recetado su dietista, para justificar mi preocupación, para cambiar algo de lo que están haciendo en el contexto de su trastorno, etc. Me dicen: "Pero doctora G., si saco buenas notas / si soy una trabajadora ejemplar / si salgo a correr todos los días / si soy una buena madre / si mi potasio es normal / si mi peso es normal. ¡Estoy bien!". Esta línea de razonamiento puede sonar convincente.

Un trastorno alimentario se defiende con uñas y dientes. Al igual que una pareja maltratadora, puede alejar cualquier otro vínculo cercano. Cuando algo lo amenace, arremeterá contra ello y se volverá increíblemente cruel con la persona que lo amenaza (el terapeuta, el padre, la pareja) e incluso más mezquino con el paciente. Los trastornos alimentarios susurran mordazmente a sus pacientes que no son nada sin ellos.

Lo difícil de los trastornos alimentarios es que los pacientes conservan su capacidad intelectual y muchos aspectos de su capacidad emocional. Nunca le diríamos a alguien con esquizofrenia en medio de un episodio psicótico: "Usa tu sabiduría interior. ¿*De verdad* hay hombrecillos verdes en la habitación?". La persona psicótica no puede acceder al mundo real. Los hombrecillos verdes son su realidad.

Todos debemos tener en cuenta que, para una persona con anorexia nerviosa, las creencias de que la comida y el descanso causarán un daño devastador a su cuerpo y la percepción de que su cuerpo es miserablemente inadecuado y repugnante son también su realidad. Y, sin embargo, recordar a los pacientes que accedan a su sabiduría interior es un elemento clave que casi todos los profesionales utilizan en el tratamiento de la anorexia nerviosa. Mientras que la persona con esquizofrenia está totalmente incapacitada durante un episodio psicótico, el paciente con anorexia nerviosa puede desenvolverse con soltura en el resto del mundo, al menos al principio. Este extraño hecho lleva fácilmente a familiares y amigos a juzgar erróneamente la gravedad y crueldad de esta enfermedad mental.

Para combatir la ilusión de que un paciente está bien, utilizo una historia metafórica a la que llamo "La casa en llamas". Imaginemos que una mujer joven está de pie frente a su casa en llamas y los bomberos se acercan corriendo. El bombero le dice: "¡Venimos a apagar el incendio!". Ella pregunta: "¿Qué incendio?". Él, preocupado, responde: "Bueno, el incendio de su casa. Huelo el humo. Siento el calor. Veo las llamas". Ella sonríe y dice: "No, no. Si mi casa estuviera ardiendo, haría tanto calor que la acera estaría hirviendo. Y como mi acera no está hirviendo, es imposible que mi casa se esté quemando". Los bomberos entienden que tiene una enfermedad mental y proceden a apagar el incendio.

Continúo recordando a mis pacientes que no existe un único marcador de enfermedad que me sirva para determinar si están lo bastante enfermos como para proceder a su recuperación. Decir: "Mis análisis de sangre están bien" es como decir: "Mi acera no está hirviendo". Este es un punto extremadamente importante porque alguien que está bien puede rechazar cómodamente lo que toda esta gente le está diciendo sobre lo preocupados que están y puede seguir restringiendo calorías y haciendo ejercicio. El concepto de "bien" estanca la recuperación.

Intento presentar estos conceptos la primera vez que oigo a mi paciente intentar convencerme de lo bien que está para que, la próxima vez que ocurra, pueda limitarme a decir con amabilidad: "Se te está quemando la casa". Les recuerdo todas las pruebas objetivas de la fisiología de la hibernación que poseen, que son signos médicos de que no están nada bien.

NOTAS

1 Berg von Linde M, Arevström L, Fröbert O. Insights from the den: how hibernating bears may help us understand and treat human disease. *Clin Transl Sci.* 2015 October; 8(5):601–605. doi: 10.1111/cts.12279.

2 http://content.time.com/time/health/article/0,8599,2052118,00.html. Consultada el 4 de enero de 2018.

3 www.bear.org/website/bear-pages/black-bear/hibernation/191-5-stages-ofactivity-and-hibernation.html. Consultada el 4 de enero de 2018.

4 Bjørnstad H, Storstein L, Meen HD, Hals O. Electrocardiographic findings in athletic students and sedentary controls. *Cardiology.* 1991; 79(4):290–305. Review. PubMed PMID: 1782647.

5 Oflaz S, Yucel B, Oz F, Sahin D, Ozturk N, Yaci O, Polat N, Gurdal A, Cizgici AY, Dursun M, Oflaz H. Assessment of myocardial damage by cardiac MRI in patients with anorexia nervosa. *Int J Eat Disord.* 2013 December; 46(8):862–866. doi: 10.1002/eat.22170.

6 Keys A, Brozek J, Henshel A, Mickelson O, Taylor, HL (1950). *The biology of human starvation,* (Vols. 1–2). Minneapolis, MN: University of Minnesota Press.

7 Mascolo M, Geer B, Feuerstein J, Mehler PS. Gastrointestinal comorbidities which complicate the treatment of anorexia nervosa. *Eat Disord.* 2017 March–April; 25(2):122–133. doi: 10.1080/10640266.2016.1255108.

8 Seok JW. How to interpret gastric emptying scintigraphy. *J Neurogastroenterol Motil.* 2011 April; 17(2):189–191. doi: 10.5056/jnm.2011.17.2.189.

9 Chini P, Toskes PP, Waseem S, Hou W, McDonald R, Moshiree B. Effect of azithromycin on small bowel motility in patients with gastrointestinal dysmotility. *Scand J Gastroenterol.* 2012 April; 47(4):422–427. doi: 10.3109/00365521.2012.654402.

10 Moshiree B, McDonald R, Hou W, Toskes PP. Comparison of the effect of azithromycin versus erythromycin on antroduodenal pressure profiles of patients with chronic functional gastrointestinal pain and gastroparesis. *Dig Dis Sci.* 2010 March; 55(3):675–683. doi: 10.1007/s10620-009-1038-3.

11 No puedo abordar completamente los pros y los contras de otro medicamento llamado domperidona que ha sido prohibido en Estados Unidos por la FDA debido a estudios que mostraron un aumento del 70% de muerte súbita cardiaca por prolongación del intervalo QT. (Leelakanok N, Holcombe A, Schweizer ML. Domperidone and Risk of Ventricular Arrhythmia and Cardiac Death: A Systematic Review and Meta-analysis. *Clin Drug Investig.* 2016;36(2):97–107.) Como actualmente no puedo recetarlo, no me siento capacitada para opinar sobre él. Sigue estando disponible en países con sistemas sanitarios magníficos. Los médicos de esos países creen que quizá esos estudios iniciales no se realizaron de forma óptima y que los riesgos pueden haberse exagerado.

12 Simren M, Palsson OS, Whitehead WE. Update on Rome IV criteria for colorectal disorders: implications for clinical practice. *Curr Gastroenterol Rep.* 2017 April; 19(4):15. doi: 10.1007/s11894-017-0554-0.

13 Kwon H, Jung JY. Effectiveness of a radiation reduction campaign targeting children with gastrointestinal symptoms in a pediatric emergency department. *Medicine (Baltimore).* 2017 January; 96(3):e5907. doi: 10.1097/MD.0000000000005907.

CAPÍTULO 3

HORMONAS Y HUESOS

CASO 1: JOSH

Josh es un varón caucásico cisgénero de 26 años, estudiante de posgrado. Desarrolló anorexia nerviosa a los 17 años. Tras un episodio de tratamiento residencial hace un año, ha mantenido un peso corporal bajo, pero mejorado. Ciclista ávido, sigue montando en bicicleta con un grupo cinco días a la semana. Levanta pesas un día a la semana y hace senderismo o juega al frisbee *con sus amigos otro día.*

Empieza a dolerle la espinilla izquierda después de montar en bici, y los masajes no ayudan. Cuatro semanas después, una resonancia magnética confirma una fractura de estrés tibial. Ante la perspectiva de abandonar sus rutinas normales de ejercicio, Josh empieza a pensar más de lo habitual en la restricción calórica. Cuando está a punto de adoptar comportamientos propios de su trastorno, decide aumentar a dos veces por semana las visitas a su terapeuta y a su dietista ambulatorios.

El trabajo intensivo de Josh le recuerda que no quiere recaer y volver al tratamiento, ya que supondría dejar de ir a clase y perder las conexiones sociales que tanto ha llegado a valorar. También se da cuenta de que el interés en la delgadez y en la "alimentación sana" que se respira en su grupo de ciclismo está minando su voluntad para terminar de recuperar el peso. Josh consulta a un médico especialista en medicina deportiva que le aconseja que acuda a un especialista en trastornos alimentarios. Nunca se ha hecho una densitometría ósea, así que el médico deportivo le pide que se la haga.

Josh refiere que su deseo sexual desapareció durante los años más intensos de su anorexia nerviosa y no ha vuelto del todo. Se despierta con erecciones espontáneas con menos frecuencia que cuando era adolescente, hecho que ha atribuido a "hacerse mayor". Su gammagrafía ósea muestra puntuaciones Z de −2,6 en la columna vertebral, −2,2 en el cuello femoral y −2,0 en el total de la cadera (el valor normal es superior a −1,0). Su nivel de testosterona total matinal medido en dos ocasiones antes de su visita al especialista fue de 225 y 219 ng/dL (el rango normal es de 280-1100 ng/dL).

CASO 2: ANIYA

Aniya es una mujer cisgénero estadounidense de 30 años con ascendencia de Oriente Medio que trabaja en el sector financiero. La anorexia nerviosa de Aniya comenzó cuando tenía 18 años, momento en el que dejó de tener el período. Recibió tratamiento ambulatorio a largo plazo en esa ocasión. A los 27 años tuvo la sensación de que había logrado recuperarse. Sin embargo, a pesar de tener ahora el mismo peso que cuando tenía 18 años, no ha vuelto a menstruar. Hace ejercicio de forma moderada y consciente, sobre todo yoga o paseos con sus amigos. Su ginecólogo le ha propuesto que tome la píldora para "reactivar" la menstruación. Hace cinco años se hizo una densitometría ósea que resultó ser normal.

Aniya acude a un médico especialista en trastornos alimentarios para una evaluación exhaustiva. Sus niveles de estradiol son de 15 ng/mL (los niveles normales varían según el día del ciclo menstrual, pero suelen ser superiores a 30 ng/mL). Una nueva densitometría ósea muestra puntuaciones Z de −1,8 en la columna vertebral, −1,6 en el cuello femoral y −1,5 en el total de la cadera. Según la valoración, está "dentro del rango esperado para la edad". Una ecografía pélvica revela que su útero y sus ovarios son pequeños, con tamaños propios de una niña de doce años.

CASO 3: AIDAN

Aidan es un varón caucásico cisgénero de 17 años que desarrolló anorexia nerviosa de subtipo restrictivo cuando tenía doce años. Ha estado en programas de tratamiento de forma intermitente, y siempre se ha sentido aislado por ser uno de los dos o tres pacientes varones en un mar de mujeres. No saca mucho provecho de sentarse en un grupo y oír a sus compañeras hablar de sus períodos. De hecho, siente que debe disculparse cuando las chicas hablan de los traumas que han sufrido por culpa de los hombres. Aidan se siente aún más aislado de sus compañeras porque no le interesan en absoluto las citas y no tiene ningún deseo sexual. La idea de las relaciones o la intimidad le resulta abrumadora e inimaginable.

Aunque su padre mide 1,82 y su madre 1,76, Aidan mide 1,58; ha recuperado el peso completo dos veces durante un breve lapso y después ha recaído tras un tratamiento residencial. No ha crecido mucho desde que comenzó su trastorno alimentario y su pubertad se ha retrasado. Su familia se pregunta si debería empezar a tomar hormona del crecimiento o testosterona ahora que está terminando de nuevo el tratamiento residencial y se acerca a su peso corporal objetivo.

Un día, Aidan tropieza con un bordillo y se cae. Tras una semana de intenso dolor, descubre que se ha roto el pie por dos sitios. Preocupado, el médico de urgencias le pregunta por su densidad ósea. Nadie se la ha examinado nunca.

CONTEXTO

Las hormonas y los huesos son temas que traen a mi consulta a muchos pacientes con trastornos alimentarios. Para algunos, el paso por la pubertad es el desencadenante inicial de los trastornos alimentarios. A medida que se inicia la pubertad, las chicas que temen los cambios y se sienten muy perfeccionistas ven cómo sus cuerpos empiezan a transformarse de formas que les resultan extrañas. Empiezan a feminizarse en un mundo en el que ser mujer puede conllevar muchas expectativas y cargas. Con razón, puede que aprendan en clase de ciencias que hay que tener una cierta cantidad de grasa corporal para empezar a menstruar. En algunos casos, esta verdad científica lleva a las preadolescentes a pensar que la llegada de la regla significa que están "gordas".

De hecho, es normal que las chicas aumenten diez kilos o más durante la adolescencia. Esto puede ocurrir gradual o rápidamente, dependiendo de los patrones de crecimiento. Posiblemente nadie les diga a estas chicas lo maravillosamente normal y saludable que es esto. En nuestra sociedad centrada en la delgadez, en la que las modelos pueden tener la forma de niños altos y larguiruchos de once años con pechos, los padres y los niños pueden reaccionar de forma exagerada ante cambios corporales absolutamente apropiados, entre los que se encuentran el crecimiento habitual y los cambios de peso que lo acompañan. El aumento de peso en la adolescencia puede comenzar con niños que, en general, parecen más pesados o gruesos en la zona media, lo cual es normal. Por lo general, no adquieren de golpe las proporciones de un adulto completamente formado.

Dada la sensibilidad de los adolescentes en general, los comentarios caprichosos de los miembros de la familia del tipo "Te has puesto hasta arriba de puré de patatas" o "A lo mejor te vendría bien salir a correr un poquito más" pueden tener un impacto doloroso. Las familias quieren lo mejor para sus hijos, y sus comentarios sobre la alimentación y la actividad pueden tener la intención de fomentar la salud, pero las familias también necesitan educación sobre el aumento de peso necesario y los cambios corporales. Los adolescentes, acosados por mensajes comerciales y sociales sobre sus defectos e insuficiencias, merecen sentirse seguros y corporalmente aceptados en casa. Quizás sea el único espacio seguro en el que puedan hacerlo.

Normalmente, las chicas adquieren hasta el 90% de la masa ósea máxima a los 18 años, y los chicos adquieren este mismo porcentaje a los 20 años[1]. Hacia los 20 años, se acaba el período de formación ósea significativa. El esqueleto de una persona a esa edad es el que tendrá el resto de su vida. El hueso se remodela continuamente a lo largo de la vida, ya que se forman y reabsorben pequeñas cantidades constantemente. En general, este equilibrio permanece neutro y nuestra densidad ósea se mantiene normal hasta una edad más avanzada. Sin embargo, la pérdida de densidad ósea puede producirse precoz y rápidamente en caso de malnutrición, incluso cuando el peso corporal sigue siendo normal. De todas las complicaciones médicas que acarrea la desnutrición, la pérdida de densidad ósea es la única que no es totalmente reversible.

LA CIENCIA DE LA PÉRDIDA DE DENSIDAD ÓSEA Y EL HIPOGONADISMO HIPOTALÁMICO

Durante la inanición, nuestro inteligente cerebro cavernícola analiza la situación y comprende que no es un momento seguro para tener hijos. El deseo sexual, la búsqueda de pareja, la pérdida mensual de sangre menstrual y el embarazo consumirían demasiadas calorías y recursos corporales. Por lo tanto, el cerebro cavernícola inicia una intrincada alteración hormonal para proteger nuestro cuerpo durante esta época de escasez de recursos. Apaga el hipotálamo, que es la parte del cerebro responsable de iniciar la producción de hormonas sexuales. El término para este proceso es hipogonadismo hipotalámico.

Durante la inanición, el hipotálamo restablece su producción hormonal a niveles preadolescentes alterando la forma en que se libera la hormona liberadora de gonadotropina (GnRH). Los pulsos anormales de GnRH hacen que se liberen niveles bajos de hormona luteinizante (HL) y de hormona foliculoestimulante (FSH) de la hipófisis anterior. Un nivel bajo de HL y FSH provoca una síntesis baja de estrógenos y testosterona en los ovarios y los testículos, respectivamente. Además, el cerebro cavernícola induce resistencia a la hormona del crecimiento y disminuye las concentraciones del factor de crecimiento similar a la insulina tipo 1 (FCI-1). Nuestra hormona del estrés, el esteroide natural cortisol, aumenta para ayudarnos a gestionar el estrés fisiológico de la desnutrición y el bajo peso[2]. Todos estos cambios, entre otros, se producen con relativa rapidez durante la inanición.

En respuesta, la densidad ósea comienza a disminuir. La microarquitectura ósea se deteriora, disminuye la resistencia ósea y aumenta el riesgo de fractura. Se ven afectadas tanto las zonas ricas en hueso cortical (hueso largo) como las ricas en hueso trabecular (hueso espinal). Sin embargo, el hueso vertebral rico en trabéculas se ve especialmente afectado porque es más activo metabólicamente y tiene una mayor tasa de recambio[3].

A menudo se habla de la densidad ósea en relación con las mujeres tras la menopausia, pero existen diferencias clave entre la pérdida de densidad ósea en las mujeres posmenopáusicas y en las personas desnutridas. Tras la menopausia, los niveles de estrógeno de la mujer descienden, lo que significa que se reabsorbe más hueso que anteriormente. Sin embargo, si por lo demás está sana, seguirá fabricando hueso nuevo. La densidad ósea disminuye rápidamente justo después de la menopausia, y a partir de entonces lo hace lentamente, ya que se reabsorbe un poco más de hueso del que se vuelve a fabricar.

De manera más o menos similar, en la inanición los niveles de estrógeno también son bajos y, por lo tanto, el hueso se reabsorbe. Sin embargo, debido a todos los demás cambios hormonales, desde la resistencia a la hormona del crecimiento hasta los bajos niveles de FCI-1 y los altos niveles de cortisol, *la persona malnutrida reduce la producción de hueso nuevo.* Como resultado, la pérdida de densidad ósea puede ser notablemente rápida. De hecho, la pérdida de densidad ósea de la anorexia nerviosa parece fisiológica y bioquímicamente similar a la pérdida de densidad ósea en individuos que tienen que tomar altas dosis de esteroides a causa de enfermedades inflamatorias. Presumiblemente, nuestros propios niveles elevados de cortisol, nuestro esteroide del estrés, provocan cambios similares a los de los pacientes que toman esteroides farmacéuticos crónicos.

Un importante estudio descubrió que las niñas y las jóvenes con anorexia nerviosa tienen un 60% más de riesgo de fractura en comparación con las de la misma edad que no la padecen, incluso antes de que los escáneres óseos mostraran una densidad mineral ósea reducida. Este mayor riesgo de fractura se observó ya un año después del diagnóstico de anorexia nerviosa de la paciente, y los resultados eran independientes de la cantidad de ejercicio que se realizara[4]. La fractura es la mayor preocupación en la pérdida de densidad ósea y, en particular, los pacientes con cualquier antecedente de anorexia nerviosa tienen un aumento del 200-300% en el riesgo de fractura[5,6].

Algunos de mis pacientes piensan: "Pues tampoco es para tanto. Solo tengo que intentar no tropezar con el gato y romperme algo". En primer lugar, como en el caso de Josh, las fracturas por estrés pueden dejar fuera de juego a los deportistas durante semanas o meses. Algunas de las consecuencias de la fractura por estrés son el dolor y la discapacidad, la frustración por no poder practicar deporte e incluso la amenaza de pérdida de financiación de becas para los deportistas universitarios de élite.

En segundo lugar, se puede desarrollar una cifosis permanente, es decir, tener permanentemente encorvada la parte superior de la espalda. Nuestra columna vertebral está formada por cuerpos vertebrales que son como bloques de construcción, uno encima del otro. Cuando los cuerpos vertebrales se vuelven demasiado frágiles, pueden empezar a perder altura y aplastarse sobre sí mismos, como un bizcocho que se aplana. Son las llamadas fracturas por compresión. Además, los huesos de la columna vertebral a menudo no se comprimen uniformemente hacia abajo, sino que más bien crujen hacia delante debido a nuestra mecánica corporal, de modo que la parte superior de la columna vertebral de una persona está permanentemente curvada hacia delante. Ningún trabajo postural o de yoga puede arreglar completamente esta curvatura una vez que el hueso está alterado. He visto pacientes con cifosis que apenas tenían 20 o 30 años.

En tercer lugar, los pacientes pueden acabar con dolor óseo crónico debido a fracturas por compresión. Es triste e impactante ver a una persona joven anclada permanentemente a un andador y al consumo de fuertes analgésicos que causan dependencia, estreñimiento y mayor sensibilidad al dolor.

DIAGNÓSTICO DE LA PÉRDIDA DE DENSIDAD ÓSEA

La pérdida de densidad ósea suele diagnosticarse con una absorciometría de rayos X de doble energía (DEXA o DXA). En los adultos, se toman imágenes de la columna lumbar, el cuello femoral, la cadera total y, a veces, el antebrazo. Los resultados se presentan como una puntuación T para mujeres posmenopáusicas y hombres de 50 años o más, o como una puntuación Z para niños, mujeres premenopáusicas y hombres menores de

50 años. Aunque existe cierta controversia sobre la forma exacta de evaluar los resultados de la densidad ósea en niños y adolescentes, hay consenso en que solo deben medirse las medidas de la columna vertebral, y los resultados se comunican como puntuación Z.[7]

La Sociedad Internacional de Densitometría Clínica (ISCD) ha establecido cómo interpretar las puntuaciones de la DXA. Varían según los grupos de edad, de manera que es importante que los pacientes y las familias las conozcan. Esto se debe a que siempre debemos ver los "resultados estándar" a través del prisma de la fisiología del trastorno alimentario. Un resultado de densidad ósea que muestre una pérdida de densidad ósea clínicamente significativa en una persona con anorexia nerviosa puede ser interpretado por el radiólogo como "normal" según los estándares de la ISCD.

A continuación, explico la metodología de la ISCD para interpretar los resultados de la DXA (tabla 3.1). La puntuación más baja determina el diagnóstico global. No es médicamente correcto decir: "Tengo osteoporosis en la columna, pero osteopenia en las caderas". Si hay osteoporosis en cualquier parte, el diagnóstico es osteoporosis.

La información individual de los pacientes sobre la presencia clínica de fractura o causa secundaria de pérdida de densidad ósea no se incluye en un informe de escáner DXA. A muchos de mis pacientes les han dicho que su DXA es normal cuando en realidad cumplen todos los criterios de osteoporosis una vez que se tiene en cuenta toda la información. Además, debemos prestar atención no solo a la lectura oficial del informe radiológico, sino también a los resultados esperados.

Por ejemplo, los deportistas deberían tener una densidad ósea entre un 5 y un 15% mayor que los que no lo son porque exponen sus cuerpos a ejercicios de carga ósea de forma regular[8]. Este ejercicio envía una señal eléctrica al hueso para que se engrose y se fortalezca. Por ejemplo, los huesos del brazo que utiliza un lanzador de béisbol son más fuertes que los de su otro brazo[9]. El Colegio Americano de Medicina Deportiva y el Comité Olímpico Internacional definen la densidad ósea normal en atletas que practican deportes de carga como –1 o superior[10]. Sin embargo, si el escáner DXA muestra una puntuación Z superior a –2,0, la valoración oficial será: "Dentro del rango esperado para la edad". Por lo tanto, los médicos deben interpretar adecuadamente los resultados para el paciente. De lo contrario, perdemos la oportunidad de resaltar la patología que surge del trastorno alimentario, de diagnosticar y tratar la fragilidad ósea y de prevenir futuros problemas y motivar la recuperación.

Tabla 3.1 Interpretación oficial de la ISCD de los resultados de la DXA

PUNTUACIÓN	CUADRO CLÍNICO	INTERPRETACIÓN
Niños y adolescentes[1]		
Puntuación Z mayor que −2,0	Sin fracturas recurrentes	Dentro de lo esperado para la edad
Puntuación Z inferior a −2,0	Sin fracturas recurrentes	Por debajo de lo esperado para la edad
Puntuación Z inferior a −2,0	Fractura por compresión vertebral O dos fracturas de huesos largos antes de los diez años O más de tres fracturas de huesos largos antes de los 19 años	Osteoporosis
Jóvenes (20–50 años)[2]		
Puntuación Z mayor que −2,0	Sin fracturas recurrentes	Dentro de lo esperado para la edad
Puntuación Z inferior a −2,0	Sin fracturas recurrentes	Por debajo de lo esperado para la edad
Puntuación Z inferior a −2,0	Fractura de cualquier tipo o causa secundaria de osteoporosis[3]	Osteoporosis
Cualquier puntuación	Fractura (excepto dedos) por caída desde posición erguida o inferior, sin traumatismos importantes, como un accidente de tráfico	Osteoporosis

PUNTUACIÓN	CUADRO CLÍNICO	INTERPRETACIÓN
Adultos mayores de 50 años		
Puntuación T superior a −1,0	(Véase más abajo)	Normal
Puntuación T entre −1 y −2,5	(Véase más abajo)	Osteopenia
Puntuación T inferior o igual a −2,5	(Véase más abajo)	Osteoporosis
Cualquier puntuación	Fractura (excepto dedos) por caída desde posición erguida, sin traumatismos importantes, como un accidente de tráfico	Osteoporosis

NOTAS

1 Lewiecki EM, Gordon CM, Baim S, Leonard MB, Bishop NJ, Bianchi ML, Kalkwarf HJ, Langman CB, Plotkin H, Rauch F, Zemel BS, Binkley N, Bilezikian JP, Kendler DL, Hans DB, Silverman S. International Society for Clinical Densitometry 2007 adult and pediatric official positions. *Bone*. 2008 December; 43(6):1115–1121. doi: 10.1016/j.bone.2008.08.106.

2 Cohen A, Shane E. Evaluation and management of the premenopausal woman with low BMD. *Curr Osteoporos Rep*. 2013 December; 11(4):276–285. doi: 10.1007/s11914-013-0161-4.

3 Entre las causas secundarias de la osteoporosis se encuentran la deficiencia de estrógenos, la exposición a glucocorticoides, el hiperparatiroidismo y la anorexia nerviosa.

Cuando una paciente deja de tener el período, debe realizarse una DXA en el plazo de un año, ya sea en el contexto de la anorexia nerviosa o del deporte. En el caso de las mujeres cuya menstruación no se corta, la DXA debe realizarse en el plazo de un año aproximadamente desde el inicio de las conductas restrictivas. En niñas y adolescentes con anorexia nerviosa, el momento es menos claro. Sin duda, si han sufrido fracturas de huesos largos, debe realizarse una DXA. Sin embargo, dado que el riesgo de fractura ya aumenta en un 60% tras un año de anorexia nerviosa, las pacientes y sus padres deben conocer este riesgo y comenzar el tratamiento cuanto antes.

A menudo, el sistema médico no tiene en cuenta a los varones en esta cuestión; en el plazo de un año desde el diagnóstico de anorexia nerviosa o de las conductas relacionadas, ellos también necesitan una evaluación de la densidad ósea basal.

TRATAMIENTO

Como médica, quiero asegurarme de que los pacientes y sus familias conozcan el estado actual del diagnóstico y el tratamiento de la pérdida de densidad ósea debida a los trastornos alimentarios, con la esperanza de que esto les capacite para facilitar las pruebas a sus médicos cuanto antes. A lo largo de los años he visto muchos casos de retraso en el diagnóstico y tratamiento inadecuado de pacientes en relación con sus huesos. Es fundamental hacer llegar el mensaje a la persona que más importa: aquella cuyo cuerpo se está viendo afectado. También cabe señalar que la ciencia evoluciona constantemente. Estos son los tratamientos basados en la evidencia en el momento de escribir estas líneas.

Tal vez no resulte sorprendente que el tratamiento de referencia para la pérdida de densidad ósea debida a la anorexia nerviosa sea el restablecimiento completo del peso, que en las mujeres puede ir acompañado del retorno de un período menstrual regular[11]. Todos los estudios sobre el tema han demostrado que los pacientes que recuperan totalmente su peso pueden recuperar algo de densidad ósea. Como se explicará más adelante, muchas pacientes vuelven a tener la menstruación cuando aún están por debajo de su peso normal, lo que no significa necesariamente que ya hayan recuperado su peso.

Por desgracia, la normalización completa de la densidad mineral ósea tras la anorexia nerviosa es poco frecuente. Es la única complicación médica de la anorexia nerviosa que puede que nunca se resuelva del todo. Cada día que una persona está por debajo de su peso debido a la desnutrición, pierde fuerza en el esqueleto. En los adolescentes con anorexia nerviosa, cada día que pasa con un peso inferior al normal es un día más en el que no mineralizan sus huesos para que duren el resto de sus vidas.

Se puede indicar una ingesta adecuada de calcio y vitamina D, pero por sí solos no mejoran la densidad ósea. En forma de pastillas, una persona solo puede absorber 500 mg de calcio cada vez. El nivel de vitamina D-OH debe mantenerse por encima de 30 ng/uL[12]. Siempre he creído que las mejores fuentes de vitaminas y minerales son los alimentos, pero los comprimidos de calcio y vitamina D de venta libre también son adecuados. A algunas personas los suplementos de calcio les provocan estreñimiento o náuseas.

Ensayos bien diseñados nos han proporcionado datos sólidos sobre el tratamiento farmacéutico de la pérdida de densidad ósea por malnutrición. Dicho esto, cada paciente es un único, y el tratamiento debe tenerlo en cuenta. Hablaré más sobre la píldora anticonceptiva en la sección dedicada a la función menstrual, al final de este capítulo. La conclusión clave con respecto a la píldora es la siguiente: las píldoras anticonceptivas orales *no sirven* para tratar la pérdida de densidad ósea, como se ha demostrado una y otra vez entre adolescentes, deportistas y adultas[13,14,15,16]. A pesar de ello, los anticonceptivos orales se siguen prescribiendo de forma inadecuada porque a los profesionales se les enseñó que la píldora "protege los huesos y hace que empiece la menstruación". Esto es incorrecto.

Dicho esto, el estrógeno transdérmico, también llamado "parche de estrógeno", se está convirtiendo en una excelente opción de tratamiento para las mujeres amenorreicas con anorexia nerviosa o pérdida de densidad ósea/acumulación ósea deficiente inducida por el ejercicio. Se cree que el parche de estrógeno de dosis baja, que no es un anticonceptivo, es eficaz porque suministra estrógeno, un antirresortivo óseo, al organismo, sin tener un "efecto de primer paso" negativo en el hígado. El "metabolismo de primer paso" es el proceso por el cual los medicamentos ingeridos por vía oral son procesados y eliminados por el intestino y el hígado antes de llegar al resto del organismo[17]. A diferencia de la píldora anticonceptiva oral, que sí tiene un "efecto de primer paso" y regula a la baja la producción de FCI-1 en el hígado, el estrógeno transdérmico no regula a la baja el FCI-1, una importante hormona de construcción ósea.

Se ha demostrado que las dosis bajas de estrógenos en parche mejoran la densidad ósea cuando se utilizan como puente hacia el criterio de referencia que supone restablecimiento del peso[18,19]. Una mujer con pérdida de densidad ósea y amenorrea puede tardar meses en recuperar el peso suficiente y mantenerlo durante el tiempo necesario para corregir el estado de bajo nivel de estrógenos y alto nivel de hormonas del estrés que contribuye a la pérdida de densidad ósea. Incluso si el proceso de recuperación de peso es suave y continuo, cosa que no siempre ocurre, seguirá perdiendo densidad ósea a diario.

Por lo tanto, el uso de un parche transdérmico de estrógenos ayuda a aumentar la densidad ósea hasta que pueda mantener la salud ósea de forma natural. Es posible que el parche no permita recuperar por completo los niveles de densidad ósea, pero aun así ayuda. Los estudios incluso han demostrado que el parche de estrógenos ayuda a la memoria y la cognición en deportistas jóvenes con períodos irregulares o ausentes[20]. La dosis suele ser un parche de 100 µg de 17-β-estradiol aplicado sobre la piel dos veces por semana. Una vez al mes, durante diez días consecutivos, la mujer debe tomar también una forma de progesterona para que el útero no esté expuesto a estrógenos sin oposición. Lo mejor es tomarla por la noche, cuando nuestra progesterona natural alcanza su punto máximo y provoca una ligera somnolencia, en forma de 10 mg de medroxiprogesterona o 200 mg de progesterona micronizada. Este régimen debe iniciarse tan pronto como se diagnostique una baja densidad ósea en una mujer menor de 50 años que cuyo período desaparece en un contexto de ingesta calórica inadecuada.

En la actualidad, existen otros tratamientos de prescripción basados en la evidencia para la pérdida de densidad ósea mediada por la anorexia. Todos ellos presentan inconvenientes importantes, pero siguen siendo herramientas vitales. Los bifosfonatos son medicamentos antirresortivos, es decir, que ayudan a evitar que el hueso se descomponga. Un ensayo controlado aleatorizado realizado en 2011 demostró por primera vez que los bifosfonatos mejoran la pérdida de densidad ósea en mujeres jóvenes con anorexia nerviosa más que el placebo, según lo medido por DXA un año después[21]. No son difíciles de tomar; la dosis suele ser un comprimido una vez a la semana por la mañana en ayunas. Sentarse durante media hora después de tomar este medicamento ayuda a prevenir el ardor de estómago.

Sin embargo, los bifosfonatos permanecen en el organismo durante mucho tiempo, más allá del período de toma activa del medicamento. También atraviesan la placenta, y los estudios en animales han demostrado daños en el feto, aunque los limitados estudios observacionales en humanos de mujeres embarazadas que toman bifosfonatos no han demostrado daños en el bebé[22,23]. Los bifosfonatos también entrañan un riesgo significativo, aunque poco frecuente, de osteonecrosis mandibular (rotura ósea).

La decisión de utilizar o no un bifosfonato se convierte entonces en una decisión individualizada en las mujeres, teniendo en cuenta el riesgo de daño por pérdida de densidad ósea frente al riesgo de daño por un fármaco. Para las mujeres en edad fértil actual o futura con amenorrea y pérdida de densidad ósea, casi siempre empiezo con estrógenos transdérmicos y restablecimiento del peso. En el caso de una mujer joven que ha recuperado totalmente el peso, ha vuelto a tener la menstruación y tiene una osteoporosis progresiva y significativa, especialmente con antecedentes de fracturas, solo consideraré un bifosfonato si estoy convencida de que no tiene ni el interés ni la capacidad de quedarse embarazada en un futuro inmediato. Esto podría aplicarse a una estudiante universitaria de 19 años con una pérdida grave de densidad ósea y un dispositivo intrauterino (DIU) colocado. Para las mujeres recuperadas que están preparadas para formar pareja y tener hijos en los próximos años y que no tienen fracturas ni deformidades derivadas de su densidad ósea, yo pospondría los bifosfonatos por el momento. A estas pacientes les recomiendo que mantengan el peso, que hagan ejercicio físico con peso y que tomen una cantidad adecuada de calcio y vitamina D.

El último fármaco del que hablaré y que actualmente está basado en la evidencia para pacientes con trastornos alimentarios es la teriparatida. A diferencia de los bifosfonatos, la teriparatida es un agente anabólico. Esto significa que fomenta la formación ósea. Un estudio bien diseñado demostró que puede ser significativamente más eficaz que los bifosfonatos en adultos con anorexia nerviosa[24]. Sin embargo, la teriparatida es más difícil de tomar. Se administra mediante una inyección diaria subcutánea (es decir, poco profunda) y debe estar refrigerada en todo momento. También es enormemente cara, y a menudo resulta complicado conseguir que la cubra el seguro.

La teriparatida va acompañada de un recuadro negro de advertencia sobre el riesgo de que provoque cáncer de hueso (osteosarcoma). Esta advertencia procede de estudios con ratas a las que se administró una dosis de teriparatida entre tres y 60 veces superior a la dosis humana relativa. En quince años de estudios posteriores, no se ha notificado ni un solo caso humano de cáncer óseo que pueda atribuírsele[25]. Este medicamento no puede utilizarse en quienes no han alcanzado su estatura adulta completa. Reservo su uso para pacientes adultos que presentan una pérdida grave de densidad ósea y/o antecedentes de curación de fracturas prolongada o complicada. Solo se utiliza durante dos años debido al riesgo teórico de cáncer de hueso. Después, puede ser necesario seguirlo con un bifosfonato para que no se pierda el efecto del tratamiento. En las mujeres con niveles adecuados de estrógenos o en los varones con niveles adecuados de testosterona, después del tratamiento de dos años puede no ser necesario un bifosfonato.

EJERCICIO Y PÉRDIDA DE DENSIDAD ÓSEA

A lo largo de los años, muchos de mis pacientes me han preguntado sobre el papel del ejercicio en su salud ósea. En algunos casos, su anorexia nerviosa ansía una razón médica para seguir haciendo ejercicio en exceso. Un estudio excelente realizado en Canadá me ayudó a responder a esta pregunta. Un grupo de mujeres jóvenes con anorexia nerviosa y amenorrea y un grupo de mujeres ya recuperadas, que habían restituido su peso y habían reanudado sus períodos menstruales, realizaron un seguimiento de su ejercicio. Las que seguían enfermas y hacían ejercicio, aunque fuera moderado —y los autores incluyeron en la categoría de moderado caminar sin descanso—, tenían una densidad ósea peor que las pacientes enfermas que no hacían ejercicio. Sin embargo, la buena noticia fue que, tras la recuperación, incluso el ejercicio de alta intensidad mejoraba la densidad ósea en comparación con la ausencia de ejercicio. Tiene sentido que, cuando el cuerpo está estresado nutricionalmente y agotado hormonalmente, exigirle que haga ejercicio merma aún más sus reservas. Mis recomendaciones sobre el movimiento durante la recuperación se abordan en el cuadro que presento al final de este capítulo. Hablo específicamente de los deportistas en el capítulo 16.

HOMBRES

Cuando los varones padecen hipogonadismo hipotalámico, dejan de producir suficiente testosterona. Es muy importante que los médicos pregunten a sus pacientes varones con trastornos alimentarios si han tenido algún cambio en la función sexual. Normalmente, para recibir el diagnóstico de hipogonadismo hipotalámico, a un varón deben practicársele dos extracciones de sangre matutinas que muestren un nivel de testosterona total inferior a 300 ng/dL y manifestar al menos algunos síntomas de testosterona baja, como disminución del deseo sexual, disfunción sexual, menor incidencia de erecciones espontáneas, pérdida de vello corporal, pérdida de masa muscular, aumento de la grasa corporal, disminución de la energía, baja densidad ósea o depresión.

La combinación de un nivel bajo de testosterona y el estrés de la desnutrición contribuyen a una pérdida precoz de densidad ósea. De hecho, los varones con anorexia nerviosa parecen perder densidad ósea más rápidamente, con un peso corporal relativo más elevado, y se fracturan huesos más fácilmente que las mujeres[26]. Mi experiencia clínica es que los médicos no suelen considerar la densidad ósea en los pacientes varones con trastornos alimentarios. He tenido pacientes varones que han estado desnutridos durante años sin que a nadie se le haya ocurrido pedir una DXA. Si un paciente varón nunca se ha realizado una DXA, incluso si se encuentra cerca del comienzo de un trastorno alimentario, compruebo un nivel de densidad ósea de referencia. Al igual que en el caso de las mujeres, deben realizarse controles cada dos años hasta que se recuperen. Es preferible realizar controles anuales durante el diagnóstico y el tratamiento tempranos, pero es posible que el seguro no los cubra.

Si mi paciente tiene una baja densidad ósea y bajos niveles de testosterona, el tratamiento de primera línea es con testosterona tópica. La testosterona tiene un efecto similar al de los bifosfonatos y los estrógenos, es decir, prevenir la resorción ósea. El objetivo del tratamiento es mantener el nivel total de testosterona dentro de los límites normales. Los niveles pueden comprobarse cada pocos meses. Por supuesto, el restablecimiento del peso sigue siendo el tratamiento de referencia.

Existen ciertas consideraciones importantes a la hora de prescribir testosterona. Una de ellas es que el tratamiento con testosterona reavivará el deseo sexual y la función sexual. Si estos temas son problemáticos para mi paciente, recomiendo que trabaje en ello con su terapeuta antes de iniciar el reemplazo hormonal. Además, la National Collegiate Athletic Association (NCAA) y la Agencia Mundial Antidopaje (entre otras) prohíben el uso terapéutico de testosterona en deportistas, incluso si está médicamente indicado para un trastorno alimentario. En el caso de los deportistas de élite que deseen competir, debe seguirse únicamente un tratamiento nutricional.

La testosterona puede interrumpirse una vez que el paciente haya alcanzado un peso corporal saludable, ya que cabe esperar que la producción natural de testosterona se reanude en un futuro próximo. No obstante, se deben controlar los niveles para confirmar que esto ha ocurrido. En última instancia, nadie pretende crear monstruos alimentados con testosterona, como temen algunos pacientes. La idea es suplir lo que actualmente falta solo hasta que el cuerpo comience de nuevo a producir sus propias hormonas sexuales.

En los varones adolescentes (incluso hasta los 20 años) que tienen baja densidad ósea y testosterona baja, es vital evaluar si han alcanzado su estatura adulta antes de proceder con la terapia de testosterona. Como la inanición atrofia temporalmente el crecimiento lineal, los jóvenes con anorexia nerviosa pueden dejar de crecer debido a su bajo peso y a sus bajas hormonas sexuales[27]. Debe realizarse una radiografía de la edad ósea a cualquier persona de la que se sospeche que no ha alcanzado su estatura completa antes de administrar hormonas sexuales, ya sea estrógeno transdérmico o testosterona transdérmica. La radiografía puede evaluar si los cartílagos de crecimiento se han cerrado. He atendido a jóvenes de 17 años que tenían una edad ósea de trece años. Si se les administrara testosterona, los cartílagos de crecimiento se cerrarían de golpe y dejarían de crecer para siempre. En los varones que tienen niveles normales de testosterona y en las mujeres que ya han pasado la edad fértil, la pregunta tiene una respuesta más fácil; yo les recetaría sin problemas bifosfonatos.

CRECIMIENTO LINEAL (LA CUESTIÓN DE LA ESTATURA)

La baja estatura es un tema relevante tanto para pacientes masculinos como femeninos. En caso de malnutrición, los pacientes de ambos sexos desarrollan resistencia a la hormona del crecimiento. Esto significa que en realidad tienen altos niveles de hormona del crecimiento, pero las células no responden a ella. Una vez más, el cerebro cavernícola hace lo posible por reservar calorías para llevar a cabo las funciones vitales, y el crecimiento no es una de ellas. Tomar hormona del crecimiento cuando aún se está bajo de peso es inútil porque los pacientes ya tienen altos niveles naturales de la hormona del crecimiento. Lo que ocurre es que su cuerpo no puede responder a ella. Vuelvo a uno de mis temas favoritos: estos pacientes no tienen un problema hormonal o de crecimiento, tienen un problema de nutrición. Por lo tanto, la solución debe ser nutricional.

PERIODOS MENSTRUALES

Una vez revisados los cambios cerebrales y las consideraciones sobre la densidad ósea en la anorexia nerviosa, pasemos al tema de los períodos menstruales. En el pasado, el diagnóstico de anorexia nerviosa en una paciente requería la ausencia de períodos menstruales, es decir, amenorrea. Sin embargo, en 2013 el DSM-5 eliminó el requisito de amenorrea del diagnóstico de anorexia en mujeres. Esto se debe a que ha quedado claro que la función menstrual varía mucho de una persona a otra. Por ejemplo, en un estudio, el 50% de las pacientes reanudaron su período menstrual una vez que recuperaron al menos un rango de peso bajo-normal y un 23% de grasa corporal. Sin embargo, una cuarta parte de las pacientes mantuvieron o reanudaron la menstruación con un peso significativamente bajo y un porcentaje de grasa corporal de solo el 11%. Además, se ha descubierto que las mediciones del porcentaje de grasa no son mejores que el índice de masa corporal (IMC) para predecir la reanudación de la menstruación[28].

Otro estudio demostró que el 38% de las pacientes que restringían las calorías perdían la regla mientras seguían teniendo un IMC "normal". Los autores concluyen que muchas adultas presentan síntomas de inanición sin un bajo peso clínico[29], algo que cuadra perfectamente con mi propia experiencia. La enseñanza clásica sostiene que el 90% de las mujeres que alcanzan el 90% de su peso corporal previsto reanudarán el período menstrual en un plazo de seis meses[30]. Los estudios también han destacado el papel del estrés, independientemente del estado nutricional y del peso corporal, en el desarrollo de la disfunción menstrual[31].

Cuando una mujer premenopáusica posadolescente padece anorexia nerviosa, el regreso natural del período suele anunciarse como el momento en que "la madre naturaleza se alegra". Sin embargo, por un lado, he tenido muchas pacientes cuyos períodos persistieron a pesar de las conductas relacionadas con los trastornos alimentarios, con y sin pérdida de peso. Se preguntan con inquietud si aún no están lo bastante enfermas, dado que su cuerpo está "lo suficientemente bien" como para menstruar con regularidad. Por otro lado, he tenido pacientes que han recuperado su peso y han estado en recuperación durante dos años, y aún esperan en vano que vuelva el período. Es casi seguro que esto se debe a la variabilidad genética. Incluso en la misma paciente, diferentes recaídas pueden inducir diferentes patrones menstruales.

Además de un estudio de la densidad ósea, las pacientes con desnutrición y ausencia de menstruación deben someterse a un análisis del nivel de estradiol en sangre. Aunque los niveles normales de estradiol varían mucho a lo largo de un ciclo menstrual normal, los niveles constantes inferiores a 30 pg/mL se consideran bajos. Cuando el nivel de estradiol es bajo y se está recuperando el peso o trabajando sobre las conductas del trastorno alimentario, es razonable suponer que el cerebro cavernícola permanece en reposo con respecto a las hormonas sexuales. Cuando el nivel comienza a elevarse, el peso ha estado en un rango razonable durante 6-12 meses y el período aún no ha regresado, podemos utilizar otra herramienta: el ultrasonido pélvico.

Esta técnica se utiliza más en Europa que en Estados Unidos. Su premisa es sólida. Los niveles bajos de estrógenos debidos al hipogonadismo hipotalámico hacen que los ovarios y el útero de la mujer vuelvan a encogerse hasta alcanzar el tamaño previo a la pubertad. La ecografía pélvica puede evaluar la madurez ovárica y el tamaño del útero[32]. Si la ecografía pélvica muestra un útero pequeño y ovarios inmaduros, entonces el hipotálamo aún no se ha despertado, debido a una restauración de peso insuficiente o a un tiempo insuficiente en el peso restaurado. Un estudio demostró que casi el 90% de las mujeres necesitaban recuperar el peso hasta un IMC superior a 20 kg/m^2 para que se produjera la madurez ovárica. Además, con un IMC de 19 kg/m^2, solo el 40% de las mujeres habían alcanzado la madurez reproductiva[33,34].

En última instancia, incluso después de recuperarse de un trastorno alimentario, hay pacientes que siguen teniendo irregularidades menstruales o a las que se les diagnostica síndrome de ovario poliquístico (SOP). Siempre las derivo a un endocrinólogo (a ser posible, alguien con experiencia en trastornos alimentarios) cuando sus necesidades superan mis conocimientos y el alcance de mi práctica.

LA PÍLDORA

Las píldoras anticonceptivas orales ni protegen los huesos ni fuerzan la aparición de la regla, algo que se ha demostrado repetidamente en estudios bien diseñados. A pesar de ello, muchos ginecólogos y médicos en general siguen recibiendo información errónea sobre este tema durante la carrera de medicina y la residencia[35]. Como resultado, a muchas de mis pacientes con amenorrea debida a un trastorno alimentario se les ha recetado la píldora para paliar complicaciones ante las que no funciona en absoluto.

Parece que tanto médicos como pacientes corren el riesgo de asumir que, si una mujer sangra todos los meses con anticonceptivos orales, eso quiere decir que sus huesos están recibiendo lo que necesitan. Se trata de un pensamiento erróneo y peligroso. En primer lugar, prácticamente cualquier persona con útero y vagina que tome píldoras anticonceptivas orales sangrará durante los días de placebo. Esto no es forzar la aparición de nada: es generar una pérdida de sangre mensual inducida por hormonas.

En segundo lugar, si las pacientes y sus médicos se sienten aliviados y protegidos mientras toman anticonceptivos orales, es probable que disminuya su nivel de preocupación por solucionar el problema subyacente: el trastorno alimentario. Es fácil para la voz del trastorno alimentario decir:

"¿Ves? Ya vuelves a tener la regla, así que ya no estás tan enferma como para seguir adelante con tu plan de alimentación y tus visitas al terapeuta".

En tercer lugar, las pacientes malnutridas no pueden permitirse la pérdida de sangre menstrual cada mes. La razón por la que el hipotálamo regresó a la preadolescencia fue para evitar al cuerpo este gasto adicional de recursos.

Y, por último, tomar la píldora impide que una mujer pueda tener ese momento de comunión con la naturaleza en el que recupera peso hasta el punto de que se reanuda su ciclo menstrual natural... suponiendo, por supuesto, que no sea una de esas pacientes que reanudan su período con un peso bajo.

Sin embargo, me gusta recordar a las pacientes que "los óvulos están ahí". La amenorrea no es adecuada para la prevención del embarazo. Si la píldora es el único método anticonceptivo consistente que una mujer está dispuesta o es capaz de tomar, y es sexualmente activa con una pareja masculina y no quiere quedarse embarazada, definitivamente debe tomar la píldora. De lo contrario, no debería utilizarse en aquellas mujeres con trastornos alimentarios y amenorrea.

RESOLUCIÓN DEL CASO: JOSH

El nuevo especialista en trastornos alimentarios de Josh le comunica los resultados de la densidad ósea y la testosterona. El diagnóstico es osteoporosis debido a la puntuación Z de –2,6 y a los bajos niveles de testosterona. También le diagnostica hipogonadismo hipotalámico y le explica que su testosterona sigue siendo baja porque nunca recuperó el peso corporal suficiente para que su hipotálamo volviera a despertar. Lo más probable es que su régimen de entrenamiento intensivo tras el tratamiento residencial, cuando no había recuperado totalmente su peso, contribuyera a una rápida pérdida de densidad ósea. Tampoco se tomó días de descanso, lo que contribuyó a su fractura por estrés tibial.

El especialista reconoce calurosamente la buena elección que hizo Josh de intensificar su trabajo con el equipo ambulatorio cuando, ante su lesión, tuvo la tentación de volver a restringir las calorías. Le recuerda que lo más conveniente para que pueda practicar los deportes que le gustan el resto de su vida es dejar que su fractura se cure por completo, al tiempo que nutre su cuerpo y permite que su peso aumente hasta un rango objetivo mejor. Por el contrario, mantener un peso por debajo de lo normal y esforzarse demasiado para entrenar enérgicamente o reincorporarse antes de tiempo le provocará más lesiones y le mantendrá fuera de juego.

La receta consiste en seguir recuperando peso, trabajar estrechamente con su equipo y descansar, añadiendo gradualmente algún movimiento consciente, incluido el levantamiento de peso. Josh decide tomarse un descanso del ciclismo de competición. Como no va a competir en pruebas que requieran controles antidopaje, acepta la administración de testosterona transdérmica para su osteoporosis a diario hasta que alcance su peso objetivo. En ese momento, la testosterona dejará de administrarse durante unas semanas y se volverán a analizar sus propios niveles para comprobar si su hipotálamo ha vuelto a despertar. La DXA se puede volver a realizar uno o dos años después de que haya mantenido un peso corporal más alto para determinar si va a necesitar más tratamiento para su densidad ósea. Se le informa de que probablemente nunca se normalice, pero puede mejorar.

Su médico señala que, a su edad, puede esperar un deseo y una función sexuales superiores a los que experimenta actualmente. El reemplazo de testosterona será de ayuda, pero no generará una sobrecarga. Si la normalización del deseo y la función sexuales son un foco de preocupación para él, puede abordarlo en terapia.

RESOLUCIÓN DEL CASO: ANIYA

Aniya descubre que padece hipogonadismo hipotalámico. Aunque su peor puntuación Z, −1,8, figura como "normal" en el informe, su médico insiste en que no es en absoluto normal para una mujer tan joven que hace ejercicio con pesas y que, de hecho, refleja una pérdida de densidad ósea que debe tratarse. El ultrasonido pélvico, que confirma que el útero y los ovarios son pequeños, ayuda a convencer a Aniya de que el peso que consideraba normal era demasiado bajo. Aniya pensaba que bastaba con alcanzar el peso que tenía a los 18 años, antes de la enfermedad, y no tener ningún trastorno alimentario. Sin embargo, ahora se da cuenta de que su cuerpo le está diciendo —a través del hipotálamo inactivo, de la pérdida de densidad ósea y del tamaño preadolescente del útero y los ovarios— que "quiere" tener un peso adulto más elevado. Rechaza la píldora cuando se entera de que no ayuda a los huesos ni a "reactivar" la menstruación. Solo su salud nutricional general puede hacerlo.

Aniya está dispuesta a volver a hablar con su antiguo terapeuta y dietista especializado en trastornos alimentarios para seguir recuperando peso. Admite que ganar peso la asusta y se da cuenta de que no estaba tan sólidamente recuperada como pensaba. Se le ofrece el parche de estrógeno y la progesterona cíclica oral como puente hacia la salud ósea hasta el momento en que haya alcanzado un peso en el que su período se reinicie naturalmente. Sin embargo, pide razonablemente seis meses para recuperar peso y comprobar si su cuerpo retoma los ciclos de forma natural. Como no ha tenido fracturas ni complicaciones, el médico acepta.

RESOLUCIÓN DEL CASO: AIDAN

Aidan y sus padres descubren que la hormona del crecimiento no será eficaz para él porque ya tiene altos niveles de hormona del crecimiento en sangre y resistencia a la hormona del crecimiento debido a su malnutrición. Además, el uso de testosterona podría cerrar prematuramente sus placas de crecimiento y hacer que dejara de crecer. Una radiografía de la mano para determinar la edad ósea confirma que, a pesar de tener 17 años, tiene la edad ósea de un niño de catorce años. Es muy apropiado comprobar la densidad ósea de Aidan porque es casi seguro que mostrará algún grado de pérdida de densidad ósea, quizás osteoporosis, y las puntuaciones Z deben determinarse utilizando su edad ósea de catorce años en lugar de su edad cronológica de 17 años. Su densidad ósea puede ser un hallazgo médico muy motivador para la recuperación. Incluso si los resultados de la DXA siguen siendo normales, tiene un mayor riesgo de fractura simplemente debido a su anorexia nerviosa. El tratamiento más adecuado es la recuperación sostenida del peso. Tiene un largo camino por delante dada la gravedad de su trastorno alimentario. Cualquier pérdida de peso en casa debe conducir rápidamente a un nivel superior de atención de nuevo.

EJERCICIO DURANTE LA RECUPERACIÓN

El ejercicio compulsivo u obsesivo puede ser una característica de cualquier trastorno alimentario. Los pacientes pueden llegar a sentir que el movimiento consiste en castigarse, quemar calorías o perder peso. Sanar este aspecto concreto de la relación de los pacientes con su cuerpo es una característica clave del proceso de recuperación.

Durante años, cuando daba conferencias sobre las hormonas y los huesos, citaba el estudio que demostraba que cualquier ejercicio con bajo peso empeora la densidad ósea, y concluía así: "El ejercicio intenso es un privilegio de la recuperación total". Esto sigue siendo cierto. Sin embargo, ahora he revisado mi afirmación para añadir: "pero el movimiento durante el restablecimiento del peso hace que la recuperación sea sostenible".

Muchos proveedores y programas centrados en trastornos alimentarios insisten en que los pacientes minimicen el movimiento físico durante la recuperación del trastorno alimentario. Su lógica es que los pacientes deben concentrar todas sus calorías en recuperar su cuerpo y su peso. Además, se preguntan con razón si los pacientes que se encuentran sumidos en las profundidades de su enfermedad mental y a merced de su cerebro hambriento son realmente capaces de regular el movimiento e involucrarse de manera consciente, en lugar de contar las calorías sombríamente o empujarse a sí mismos hasta el extremo, como quizás habían estado haciendo.

Sin embargo, ahora estoy convencida de que los especialistas en trastornos alimentarios deben permitir (cuando sea médica y psicológicamente apropiado) y supervisar el movimiento físico durante todo el proceso de recuperación, independientemente del nivel de atención. Los brillantes fisioterapeutas y terapeutas ocupacionales del hospital de mi trabajo anterior me iniciaron en este camino. Pacientes muy débiles se animaban y resplandecían cuando veían que el reposo, la nutrición, la fisioterapia y la terapia ocupacional expertas daban como resultado cuerpos más fuertes e independientes. Aceptaban mejor la nutrición y el reposo porque veían mejoras muy rápidas en su estado funcional.

En mi clínica ambulatoria actual, esto ha quedado aún más claro. Ya sean deportistas o artistas que rara vez se calzan unas zapatillas, en pacientes de todas las tallas, me ofrezco a ayudarles a ponerse en marcha lo antes posible en el proceso de recuperación en la medida en que deseen y puedan participar. Pedir a los pacientes que no realicen ninguna actividad física durante la recuperación refuerza involuntariamente su percepción del trastorno alimentario de que la función del movimiento es quemar calorías. Cuando les decimos que no se muevan porque si lo hacen quemarán demasiadas calorías, estamos validando la lógica del trastorno alimentario.

En su lugar, el equipo de tratamiento puede acordar un aumento lento y gradual del movimiento incrementando las calorías según sea necesario. El terapeuta puede analizar con el paciente cómo le sienta hacer una amplia variedad de ejercicios: yoga un día, un paseo al siguiente y pesas el tercero, con días de descanso. ¿Podría esto contribuir a cierta pérdida de densidad ósea mientras los pacientes permanecen bajos de hormonas sexuales? Es posible. Pero estoy convencida de que la creación de un plan de recuperación sostenible que proporcione a los pacientes salud a largo plazo suele implicar movimiento. Cuanto antes logren recuperarse por completo del trastorno alimentario, mejor será para sus huesos a largo plazo. Una advertencia: se debe alentar a los pacientes que no pueden realizar movimientos de manera segura desde el punto de vista médico o psicológico a que esperen hasta que su recuperación esté más avanzada.

Por último, todas las personas que trabajan para recuperarse de un trastorno alimentario deben dejar de lado sus dispositivos de seguimiento de pasos, ya sea en sus teléfonos o en un reloj, y moverse por el mundo con atención. Centrarse en "los números" en cualquier modo, ya sea el peso, los pasos, las calorías quemadas o los kilómetros, supone el riesgo de fomentar el trastorno alimentario, en lugar de los verdaderos valores y objetivos de cada uno.

NOTAS

1 www.bones.nih.gov/sites/bones/files/bone_mass.pdf. Consultada el 14 de marzo de 2018.

2 Allaway HC, Southmayd EA, De Souza MJ. The physiology of functional hypothalamic amenorrhea associated with energy deficiency in exercising women and in women with anorexia nervosa. *Horm Mol Biol Clin Investig.* 2016 February; 25(2):91–119. doi: 10.1515/hmbci-2015-0053.

3 Misra M, Golden NH, Katzman DK. State of the art systematic review of bone disease in anorexia nervosa. *Int J Eat Disord.* 2016 March; 49(3):276–292. doi: 10.1002/eat.22451.

4 Faje AT, Fazeli PK, Miller KK, Katzman DK, Ebrahimi S, Lee H, Mendes N, Snelgrove D, Meenaghan E, Misra M, Klibanski A. Fracture risk and areal bone mineral density in adolescent females with anorexia nervosa. *Int J Eat Disord.* 2014 July; 47(5):458–466. doi: 10.1002/eat.22248.

5 Lucas AR, Melton LJ 3rd, Crowson CS, O'Fallon WM. Long-term fracture risk among women with anorexia nervosa: a population-based cohort study. *Mayo Clin Proc.* 1999 October; 74(10):972–977. PubMed PMID: 10918862.

6 Vestergaard P, Emborg C, Støving RK, Hagen C, Mosekilde L, Brixen K. Fractures in patients with anorexia nervosa, bulimia nervosa, and other eating disorders— a nationwide register study. *Int J Eat Disord.* 2002 November; 32(3):301–308. PubMed PMID: 12210644.

7 Crabtree NJ, Arabi A, Bachrach LK, Fewtrell M, El-Hajj Fuleihan G, Kecskemethy HH, Jaworski M, Gordon CM. International Society for Clinical Densitometry. Dual-energy X-ray absorptiometry interpretation and reporting in children and adolescents: the revised 2013 ISCD Pediatric Official Positions. *J Clin Densitom.* 2014 April–June; 17(2):225–242. doi: 10.1016/j.jocd.2014.01.003.

8 Duckham RL, Baxter-Jones AD, Johnston JD, Vatanparast H, Cooper D, Kontulainen S. Does physical activity in adolescence have site-specific and sex-specific benefits on young adult bone size, content, and estimated strength? *J Bone Miner Res.* 2014 February; 29(2):479–486. doi: 10.1002/jbmr.2055.

9 Warden SJ, Mantila Roosa SM, Kersh ME, Hurd AL, Fleisig GS, Pandy MG, Fuchs RK. Physical activity when young provides lifelong benefits to cortical bone size and strength in men. *Proc Natl Acad Sci USA.* 2014 April 8; 111(14):5337–5342. doi: 10.1073/pnas.1321605111.

10 Mountjoy M, Sundgot-Borgen J, Burke L, Carter S, Constantini N, Lebrun C, Meyer N, Sherman R, Steffen K, Budgett R, Ljungqvist A. The IOC consensus statement: beyond the Female Athlete Triad–Relative Energy Deficiency in Sport (RED-S). *Br J Sports Med.* 2014 April; 48(7):491–497. doi: 10.1136/bjsports-2014-093502.

11 Olmos JM, Valero C, del Barrio AG, Amado JA, Hernández JL, Menéndez-Arango J, González-Macías J. Time course of bone loss in patients with anorexia nervosa. *Int J Eat Disord.* 2010 September; 43(6):537–542. doi: 10.1002/eat.20731.

12 Gatti D, El Ghoch M, Viapiana O, Ruocco A, Chignola E, Rossini M, Giollo A, Idolazzi L, Adami S, Dalle Grave R. Strong relationship between vitamin D status and bone mineral density in anorexia nervosa. *Bone.* 2015 September; 78:212–215. doi: 10.1016/j.bone.2015.05.014.

13 Golden NH, Lanzkowsky L, Schebendach J, Palestro CJ, Jacobson MS, Shenker IR. The effect of estrogen-progestin treatment on bone mineral density in anorexia nervosa. *J Pediatr Adolesc Gynecol.* 2002 June; 15(3):135–143. PubMed PMID: 12106749.

14 Klibanski A, Biller BM, Schoenfeld DA, Herzog DB, Saxe VC. The effects of estrogen administration on trabecular bone loss in young women with anorexia nervosa. *J Clin Endocrinol Metab.* 1995 March; 80(3):898–904. PubMed PMID: 7883849.

15 Strokosch GR, Friedman AJ, Wu SC, Kamin M. Effects of an oral contraceptive (norgestimate/ethinyl estradiol) on bone mineral density in adolescent females with anorexia nervosa: a double-blind, placebo-controlled study. *J Adolesc Health.* 2006 December; 39(6):819–827. PubMed PMID: 17116511.

16 Sim LA, McGovern L, Elamin MB, Swiglo BA, Erwin PJ, Montori VM. Effect on bone health of estrogen preparations in premenopausal women with anorexia nervosa: a systematic review and meta-analyses. *Int J Eat Disord.* 2010 April; 43(3):218–225. doi: 10.1002/eat.20687.

17 Goodman MP. Are all estrogens created equal? A review of oral vs. transdermal therapy. *J Womens Health (Larchmt).* 2012 February; 21(2):161–169. doi: 10.1089/jwh.2011.2839.

18 Misra M, Katzman D, Miller KK, Mendes N, Snelgrove D, Russell M, Goldstein MA, Ebrahimi S, Clauss L, Weigel T, Mickley D, Schoenfeld DA, Herzog DB, Klibanski A. Physiologic estrogen replacement increases bone density in adolescent girls with anorexia nervosa. *J Bone Miner Res.* 2011 October; 26(10): 2430–2438. doi: 10.1002/jbmr.447.

19 Southmayd EA, Hellmers AC, De Souza MJ. Food versus pharmacy: assessment of nutritional and pharmacological strategies to improve bone health in energy-deficient

exercising women. *Curr Osteoporos Rep.* 2017 October; 15(5):459–472. doi: 10.1007/s11914-017-0393-9.

20 Baskaran C, Cunningham B, Plessow F, Singhal V, Woolley R, Ackerman KE, Slattery M, Lee H, Lawson EA, Eddy K, Misra M. Estrogen replacement improves verbal memory and executive control in oligomenorrheic/amenorrheic athletes in a randomized controlled trial. *J Clin Psychiatry.* 2017 May; 78(5):e490–e497. doi: 10.4088/JCP.15m10544.

21 Miller KK, Meenaghan E, Lawson EA, Misra M, Gleysteen S, Schoenfeld D, Herzog D, Klibanski A. Effects of risedronate and low-dose transdermal testosterone on bone mineral density in women with anorexia nervosa: a randomized, placebo-controlled study. *J Clin Endocrinol Metab.* 2011 July; 96(7): 2081–2088. doi: 10.1210/jc.2011-0380.

22 Stathopoulos IP, Liakou CG, Katsalira A, Trovas G, Lyritis GG, Papaioannou NA, Tournis S. The use of bisphosphonates in women prior to or during pregnancy and lactation. *Hormones (Athens).* 2011 October–December; 10(4):280–291.

23 Vujasinovic-Stupar N, Pejnovic N, Markovic L, Zlatanovic M. Pregnancy-associated spinal osteoporosis treated with bisphosphonates: long-term follow-up of maternal and infants outcome. *Rheumatol Int.* 2012 March; 32(3):819–823. doi: 10.1007/s00296-011-1816-z.

24 Fazeli PK, Wang IS, Miller KK, Herzog DB, Misra M, Lee H, Finkelstein JS, Bouxsein ML, Klibanski A. Teriparatide increases bone formation and bone mineral density in adult women with anorexia nervosa. *J Clin Endocrinol Metab.* 2014 April; 99(4):1322–1329. doi: 10.1210/jc.2013-4105.

25 Andrews EB, Gilsenan A, Midkiff K, Harris D. Challenges in studying very rare cancer outcomes and infrequent exposures: example of teriparatide and osteosarcoma. *Ann Epidemiol.* 2016 November; 26(11):751–753. doi: 10.1016/j.annepidem.2016.08.011.

26 Mehler PS, Sabel AL, Watson T, Andersen AE. High risk of osteoporosis in male patients with eating disorders. *Int J Eat Disord.* 2008 November; 41(7): 666–672. doi: 10.1002/eat.20554.

27 Modan-Moses D, Yaroslavsky A, Kochavi B, Toledano A, Segev S, Balawi F, Mitrany E, Stein D. Linear growth and final height characteristics in adolescent females with anorexia nervosa. *PLoS One.* 2012; 7(9):e45504. doi: 10.1371/journal.pone.0045504.

28 Winkler LA, Frølich JS, Schulpen M, Støving RK. Body composition and menstrual status in adults with a history of anorexia nervosa-at what fat percentage is the menstrual cycle restored? *Int J Eat Disord.* 2017 April; 50(4):370–377. doi: 10.1002/eat.22600.

29 Berner LA, Feig EH, Witt AA, Lowe MR. Menstrual cycle loss and resumption among patients with anorexia nervosa spectrum eating disorders: is relative or absolute weight more influential? *Int J Eat Disord.* 2017 April; 50(4):442–446. doi: 10.1002/eat.22697.

30 Golden NH, Jacobson MS, Schebendach J, Solanto MV, Hertz SM, Shenker IR. Resumption of menses in anorexia nervosa. *Arch Pediatr Adolesc Med.* 1997 January; 151(1):16–21. PubMed PMID: 9006523.

31 Prokai D, Berga SL. Neuroprotection via reduction in stress: altered menstrual patterns as a marker for stress and implications for long-term neurologic health in Women. *Int J Mol Sci.* 2016 December 20; 17(12). pii: E2147. doi: 10.3390/ijms17122147.

32 Mason HD, Key A, Allan R, Lask B. Pelvic ultrasonography in anorexia nervosa: what the clinician should ask the radiologist and how to use the information provided. *Eur Eat Disord Rev.* 2007 January; 15(1):35–41. Review. PubMed PMID: 17676670.

33 Key A, Mason H, Allan R, Lask B. Restoration of ovarian and uterine maturity in adolescents with anorexia nervosa. *Int J Eat Disord.* 2002 November; 32(3):319–325. PubMed PMID: 12210646.

34 Allan R, Sharma R, Sangani B, Hugo P, Frampton I, Mason H, Lask B. Predicting the weight gain required for recovery from anorexia nervosa with pelvic ultrasonography: an evidence-based approach. *Eur Eat Disord Rev.* 2010 January; 18(1):43–48. doi: 10.1002/erv.982.

35 Mahr F, Farahmand P, Bixler EO, Domen RE, Moser EM, Nadeem T, Levine RL, Halmi KA. A national survey of eating disorder training. *Int J Eat Disord.* 2015 May; 48(4):443–445. doi: 10.1002/eat.22335.

CAPÍTULO 4

EL DEPÓSITO VACÍO

CASO: MARÍA

María es una mujer latina cisgénero de 34 años que padece anorexia nerviosa restrictiva desde los quince años. Se casó hace tres años, y como no podía quedarse embarazada, adoptó a un niño el año pasado. Durante su adolescencia, estuvo ingresada dos veces por trastornos alimentarios, durante los cuales recuperó su peso por completo, pero siempre volvía lentamente a su estado inicial de bajo peso crónico. El año pasado, para su consternación, sus conductas alimentarias y su peso se descontrolaron aún más. Esto empezó poco después de la adopción de su hijo, lo que no tenía sentido para ella porque uno de sus principales objetivos en la vida era ser madre. Siempre cuida primero de los demás y es diligente hasta la rigidez para asegurarse de que la casa está limpia y en perfecto orden. Es una gran madre, atenta y responsable con su hijo. Sin embargo, le cuesta prestarse atención a sí misma.

Como consecuencia de su desnutrición crónica, María siempre ha luchado contra las complicaciones médicas de un metabolismo ralentizado, y tiene un equipo con el que se reúne dos veces al mes: un médico, un terapeuta y un dietista. A medida que su peso ha ido disminuyendo lentamente en los últimos seis meses, se ha sentido agotada, fría, débil, ansiosa, estreñida y llena, y ha padecido insomnio. También ha tenido momentos en los que se siente sudorosa, agitada y temblorosa al despertarse. Estos episodios suelen desaparecer después de desayunar con su hijo. Se le cae el pelo en la ducha y su piel se ha vuelto frágil. A veces, cuando se golpea ligeramente contra algo, acaba con un desgarro en la piel o un moratón. Su imagen corporal nunca ha sido peor. Toda su vida ha luchado contra el hecho de no sentirse lo bastante enferma como para merecer la preocupación de todo el mundo por su trastorno alimentario, en parte porque sus análisis de sangre siempre han sido normales.

Ni que decir tiene que, durante todo este último año, el equipo de trastornos alimentarios de María ha estado intentando convencerla de que volviera al tratamiento. Tanto ellos como su marido temen por su vida. Ella se ha negado porque no quiere dejar a su hijo. Se siente muy culpable de no poder revertir la situación y volver al lugar más seguro en el que solía estar y, al mismo tiempo, está cada vez más decidida a no engordar. María no bebe alcohol y solo toma medicamentos para la gastroparesia y la densidad ósea, así que se sorprende cuando su médico comprueba los datos analíticos y la llama para comentarle algunos resultados anormales. Le dice que su nivel de glucosa en sangre es bastante bajo, sus pruebas de función hepática son anormales y su hemograma completo muestra niveles anormalmente bajos tanto de glóbulos blancos como de glóbulos rojos.

CONTEXTO

Los pacientes con trastornos alimentarios y conductas caóticas relacionadas con la ingesta funcionan con un depósito nutricional vacío. Pasan grandes períodos del día vacíos, ya sea porque restringen las calorías, porque se dan un atracón y luego se purgan o porque se dan un atracón por la noche y luego vuelven a la restricción calórica al día siguiente. Considero que la metáfora del depósito vacío se aplica también a su estado emocional. Los trastornos alimentarios insensibilizan a las personas ante sus emociones ayudándolas a sentirse a salvo de sentimientos dolorosos y desordenados. Las complicaciones médicas de un depósito vacío pueden darse en pacientes de todas las formas y tamaños, aunque algunas de ellas son más comunes en pacientes con pesos corporales muy bajos. La pérdida rápida de peso, la malnutrición prolongada sin pérdida de peso y vivir con un peso corporal inferior al habitual son factores que pueden resultar peligrosos desde el punto de vista médico.

MUERTE SÚBITA CARDÍACA E HIPOGLUCEMIA

Mucha gente piensa que los pacientes con inanición crónica mueren debido a un infarto. Es importante tener en cuenta la diferencia entre un infarto de miocardio y un paro cardiaco. Un infarto es lo que ocurre cuando las arterias del corazón se bloquean, de forma que el flujo sanguíneo no puede llegar al músculo cardiaco y este se ve privado de oxígeno. En las situaciones más letales, los bloqueos son tan graves que la cantidad de músculo cardiaco al que le falta oxígeno hace que el corazón se detenga y que la persona muera.

El paro cardiaco, por el contrario, se refiere a la detención del corazón por cualquier causa, por ejemplo, un ritmo anormal (llamado arritmia) o una anomalía electrolítica. Los estudios han demostrado que casi nadie con mala nutrición por un trastorno alimentario muere de un infarto[1]. Los resultados de la autopsia muestran que sus arterias cardiacas están limpias y abiertas[2]. Sin embargo, el paro cardiaco suele considerarse una de las principales causas de muerte en los trastornos alimentarios.

Dicho esto, lo cierto es que el paro cardiaco es realmente la vía final común en el proceso de muerte de cualquier persona. En algún momento, ya sea debido a una infección crítica, un tumor maligno, un accidente u otro fallo orgánico, el corazón se para. La pregunta fundamental que deben responder las personas con trastornos alimentarios es: ¿qué hace que su corazón se detenga? ¿Se trata de un problema del propio corazón, tal vez un ritmo extraño o una actividad eléctrica anormal que se desestabiliza? ¿O es otra cosa?

Mi larga experiencia clínica atendiendo a algunos de los pacientes con anorexia nerviosa más graves del país (y observando sus frecuencias cardíacas 24 horas al día en los monitores) me ha demostrado que a prácticamente nadie se le va ralentizando el corazón hasta que se detiene. Las arritmias también son raras, excepto en el caso de ciertas clases de medicación o electrolitos anormales causados por la purga. Pero si el corazón en sí está bien, ¿por qué los pacientes con anorexia nerviosa restrictiva mueren a causa de un paro cardíaco?

Estoy convencida de que el corazón se detiene debido a un nivel bajo de azúcar en sangre, lo que se conoce como hipoglucemia. Cuando el corazón se queda sin combustible, se para. Esto significa que hay que prestar mucha más atención a los niveles de azúcar en sangre de los pacientes de lo que se hace actualmente en los centros médicos o incluso en los programas de tratamiento. La hipoglucemia puede producirse en una amplia variedad de problemas médicos, pero en este capítulo solo me centraré en por qué se produce en el contexto de la anorexia nerviosa restrictiva.

Aprovecho para mencionar brevemente cómo funciona la gestión del azúcar en sangre en una persona sana. Cuando consumimos hidratos de carbono, nuestro tubo digestivo los descompone en glucosa, que se absorbe en el torrente sanguíneo y se distribuye a las células. Cuando ingerimos más hidratos de carbono de los que nuestras células necesitan en ese momento, el exceso se almacena en forma de glucógeno en nuestros músculos e hígado. El glucógeno es nuestra principal fuente de energía cuando el cuerpo necesita más energía de la que podía proporcionarle nuestra última comida.

En la anorexia nerviosa, la restricción calórica priva al organismo de los hidratos de carbono adecuados a diario. Muy rápidamente, el organismo agota las aproximadamente 2.000 calorías de glucógeno almacenado. Sin embargo, el cerebro solo puede funcionar con glucosa. Así que, cuando el depósito de energía está vacío, el cuerpo tiene que crear glucosa a partir de sus propios tejidos. El tejido muscular se descompone en aminoácidos, que pueden convertirse en glucosa, utilizando la grasa como combustible. La formación de cetonas es un subproducto de este proceso (en realidad, es el objetivo de las dietas "cetogénicas", que son muy bajas en carbohidratos). Llega un momento en que el cuerpo ha descompuesto tanto músculo y grasa en su búsqueda desesperada de glucosa para mantener vivo el cerebro que la persona demacrada ya no tiene mucha más masa muscular disponible. En ese momento, la glucosa en sangre empieza a descender con regularidad, especialmente entre comidas.

El ayuno diario más largo suele ser el nocturno. Como resultado, por la mañana, los niveles de glucosa en sangre pueden ser peligrosamente bajos. Un familiar puede encontrarse a un ser querido inconsciente a primera hora de la mañana. Por lo general, la causa de la muerte en esos casos no llega a conocerse. Sin embargo, he sido testigo de algunos "cuasi accidentes" en los que se encontró a un paciente inconsciente y se le reanimó con éxito, y el equipo de reanimación descubrió que la glucosa en sangre era indetectable. En estos casos, la administración urgente de glucosa intravenosa salvó la situación.

Cuando alguien tiene un episodio de hipoglucemia (definida como una glucemia inferior a 70 mg/dL), debe consumir inmediatamente glucosa de absorción rápida. El zumo o los comprimidos de glucosa pueden funcionar; cualquier cosa sin proteínas ni grasas, ya que ralentizan la absorción. Los pacientes también pueden sufrir hipoglucemia después de las comidas. El consumo de carbohidratos puede estimular la producción excesiva de insulina, ya que empujan demasiada glucosa a las células y bajan los niveles en sangre. En esta situación, unos tragos de zumo, leche o suplemento líquido funcionan bien.

A grandes rasgos, la hipoglucemia preprandial es un signo de inminente desastre y debe tomarse muy en serio. Hay que explicar a los pacientes que se trata de una señal de advertencia previa a la muerte y que podrían morir repentinamente o acabar con daños cerebrales irreversibles por falta de combustible. Siempre aconsejo a los que trabajan en programas de trastornos alimentarios que reciban a los nuevos pacientes con un cálido apretón de manos y una prueba de glucemia en el dedo, porque no diagnosticar la hipoglucemia es un problema grave.

No es necesario que los pacientes presenten síntomas para que la hipoglucemia sea peligrosa. Muchas personas que han tenido niveles bajos de glucosa en sangre pierden la capacidad de percibirlos. De hecho, es aún más peligroso porque la falta de síntomas contribuye a que el paciente piense que se encuentra bien. Cuando se les trata con una rehabilitación nutricional constante y controlada y una ingesta calórica adecuada, los pacientes son capaces de satisfacer rápidamente sus necesidades diarias de glucosa, dejan de descomponer sus propios músculos, rellenan sus reservas de glucógeno y, finalmente, reconstruyen los músculos y la grasa.

INSUFICIENCIA DE LA MÉDULA ÓSEA POR INANICIÓN

La médula ósea es la rica matriz celular del interior de nuestros huesos. Es responsable de la creación de nuestras células sanguíneas: los glóbulos blancos (que combaten las infecciones), los glóbulos rojos (que transportan oxígeno y dióxido de carbono) y las plaquetas (que ayudan a detener las hemorragias). En caso de desnutrición importante, la médula ósea puede dejar de funcionar. El fallo de la médula ósea por malnutrición se denomina transformación gelatinosa de la médula o atrofia serosa[3]. La médula normal es sustituida por una "sustancia viscosa" que no produce células, es grasa y quiescente. Básicamente, el cuerpo dice: "Me muero de hambre. ¿Para qué voy a producir células sanguíneas?".

El hemograma completo es la prueba de laboratorio que evalúa los niveles de células sanguíneas. Los pacientes con un depósito nutricional vacío pueden desarrollar leucopenia (niveles bajos de glóbulos blancos) con o sin neutropenia (niveles bajos de un tipo concreto de glóbulos blancos, los neutrófilos, que combaten activamente las infecciones). Por extraño que parezca, no se ha observado que los pacientes con anorexia nerviosa desarrollen más infecciones, a pesar de tener el sistema inmunitario debilitado[4]. Sin embargo, si se infectan, es muy grave. Recomiendo la vacuna contra la gripe en temporada, porque la gripe puede ser mortal. Además, los pacientes pueden desarrollar anemia (bajo nivel de glóbulos rojos) y trombocitopenia (bajo nivel de plaquetas). La anemia puede causar fatiga y dificultad respiratoria, mientras que la trombocitopenia contribuye a la aparición fácil de hematomas, hemorragias nasales y aumento de hemorragias de todo tipo.

Es muy importante comunicar las implicaciones de la insuficiencia de la médula ósea por inanición. Algunos de mis pacientes escuchan afirmaciones vagas de su médico del estilo: "Sí, tu recuento de glóbulos blancos es bajo, pero creo que eso es común".

A otros se les remite a un oncólogo para que evalúe si padecen cáncer de sangre o se les recetan medicamentos para estimular la médula ósea y que vuelva a producir células. En realidad, el paciente no tiene un problema de médula ósea: tiene un problema de inanición, por lo que debemos remitirlo a una solución nutricional. La médula ósea volverá a la normalidad tras varias semanas con una rehabilitación nutricional adecuada. Los agentes estimulantes de la médula ósea y las evaluaciones oncológicas no proceden y pueden distraer la atención del trastorno alimentario. Y lo que más importante, es necesario recordar lo siguiente a los pacientes que creen que no están lo bastante enfermos: "Tienes *insuficiencia de médula ósea* como consecuencia de tu anorexia nerviosa. Tu cuerpo nos está mostrando que no estás bien".

ANOMALÍAS HEPÁTICAS

La disfunción hepática también es frecuente en la desnutrición grave. La aspartato aminotransferasa (AST) y la alanina aminotransferasa (ALT) son enzimas cuya elevación denota lesión de las células hepáticas. Los niveles elevados de AST y ALT se clasifican en términos generales como relacionados con hepatitis o lesión hepática.

Hay dos razones principales por las que la AST y la ALT pueden estar elevadas en alguien con anorexia nerviosa. La primera razón es la hepatitis por malnutrición[5]. Cuando el depósito nutricional se vacía considerablemente, las células hepáticas comienzan a consumirse a sí mismas, un proceso llamado autofagia. Un estudio demostró que más del 50% de los pacientes hospitalizados con bajo peso ingresaban con hepatitis por malnutrición[6]. Esto se resuelve con la rehabilitación nutricional, aunque la AST y la ALT pueden seguir aumentando una semana después de la realimentación, un proceso que yo llamo "efecto cola de cometa". Es decir, el hígado parece responder a su estado nutricional de la semana anterior. Un estudio demostró que los niveles de AST y ALT más de tres veces superiores a los normales (es decir, en torno a niveles de 150 U/L o más) predicen la hipoglucemia, independientemente del IMC[7]. Los niveles de bilirrubina no se ven afectados por la desnutrición o la realimentación.

La segunda causa de AST y ALT elevadas es la hepatitis de la realimentación. Transcurridos unos dos meses de rehabilitación nutricional, los pacientes pueden desarrollar un caso leve de lo que se denomina esteatohepatitis o hígado graso. Se trata de una respuesta a una ingesta alta en calorías y carbohidratos. Puede durar unas semanas antes de resolverse por completo. Si se agrava, una ligera disminución de la fracción de carbohidratos del plan de comidas (por ejemplo, al 40%) ayudará. Por supuesto, cualquier persona que presente elevaciones en sus pruebas de función hepática debe someterse a una cuidadosa evaluación general. La ingesta de alcohol, las infecciones víricas del hígado y determinados medicamentos también pueden provocar lesiones hepatocelulares, por lo que todos ellos son factores que deben tenerse en cuenta.

La albúmina es la principal proteína de la sangre y es producida por el hígado. En medicina general, suele utilizarse como marcador de malnutrición en pacientes adultos. Sin embargo, los niveles de albúmina son casi siempre normales en pacientes con anorexia nerviosa. Se trata de un enigma que asombra a las compañías de seguros y a los médicos de urgencias, quienes buscan razones (además de una ingesta nutricional inadecuada y una desregulación emocional agonizante) para autorizar el paso de un paciente a un nivel asistencial superior.

Resulta que la albúmina es baja en adultos sin trastornos alimentarios *en respuesta a la afección inflamatoria que hizo que la persona perdiera peso*: cáncer, infección o una afección reumatológica o autoinmune[8]. La pérdida de peso es solo un efecto secundario. Por el contrario, las personas con desnutrición por un trastorno alimentario tienen niveles muy bajos de inflamación en el organismo, y la albúmina se mantiene normal. La albúmina *no es* un marcador de malnutrición en los trastornos alimentarios; he tenido que explicar esto a las aseguradoras en innumerables ocasiones. De hecho, cuando la albúmina de una persona con un trastorno alimentario desciende a niveles normales, debe considerarse como una señal de que se está gestando algo más, como una infección en la vejiga o una neumonía. En los casos relativamente poco frecuentes en los que una persona con anorexia nerviosa presenta un nivel bajo de albúmina, suelo sospechar que está ocurriendo algo más.

LA PIEL, EL PELO Y LAS UÑAS

El último conjunto de órganos importante es el llamado sistema integumentario: la piel, el pelo y las uñas. La piel está considerada como el órgano más grande porque cubre toda la superficie de nuestro cuerpo. Forma una barrera vital entre el interior de nuestro cuerpo y el mundo exterior, rico en patógenos. Con la desnutrición, la piel también se vuelve desnutrida, seca y frágil[9,10]. Muchos pacientes desnutridos parecen mucho mayores de lo que aparentan, especialmente los que tienen más de 20 años. La piel de la cara se llena de arrugas y la pérdida de grasa en las mejillas hace que la piel se hunda y parezca hueca. Adquiere un aspecto pastoso que, a medida que se agrava la desnutrición, puede desgarrarse con un pequeño traumatismo, desarrollar petequias (pequeños vasos sanguíneos que se rompen justo debajo de la superficie y generan puntos rojos) o amoratarse con facilidad. Las manos, sobre todo cuando los pacientes se las lavan en exceso por ansiedad o por tendencias obsesivo-compulsivas, pueden resecarse tanto que la piel se agrieta y sangra. Irónicamente, aunque el objetivo de este comportamiento obsesivo es reducir la contaminación bacteriana, cualquier grieta en la piel aumenta las probabilidades de infección.

Cuando están desnutridas, las uñas pueden dejar de crecer con normalidad y a menudo se convierten en una sombra quebradiza y rasgada de lo que fueron. La caída difusa del pelo, denominada efluvio telógeno, puede causar la pérdida de hasta el 50% de la densidad capilar del cuero cabelludo. La variabilidad genética explica el hecho de que algunos pacientes con malnutrición sostenida conserven un cabello sano, mientras que otros lo pierden casi inmediatamente después de sufrir un trastorno alimentario.

La recuperación total del sistema tegumentario puede llevar mucho tiempo. Como el crecimiento del pelo tiene un ciclo largo, a menudo pueden pasar meses de trabajo de recuperación antes de que los pacientes empiecen a notar el rebrote de un pelo más sano. Sin embargo, la piel empieza a mejorar a las pocas semanas de rehabilitación nutricional. Además, deben aplicarse varias veces al día buenas cremas emolientes sobre la piel para combatir la sequedad extrema, que puede provocar grietas e infecciones. Cuando la piel de manos y pies está muy afectada, recomiendo aplicar al final del día abundante pomada hidratante y ponerse después guantes y calcetines de algodón para que pueda absorberse durante la noche. Los pacientes con trastornos alimentarios suelen recobrar un aspecto más joven a medida que se recuperan.

RESOLUCIÓN DEL CASO: MARÍA

María y su marido se reúnen con el equipo de tratamiento ambulatorio y escuchan sus graves preocupaciones sobre su salud y su recomendación de que vuelva a ser hospitalizada. El médico les explica que todos los órganos de María están fallando. Tiene insuficiencia de médula ósea, insuficiencia hepática, insuficiencia cutánea y, lo que es más preocupante, hipoglucemia. El médico le dice que la hipoglucemia puede ser causa de daño cerebral y muerte en la anorexia nerviosa. Aunque el equipo no puede predecir cuándo morirá a causa de su trastorno alimentario —porque las personas pueden ser asombrosamente resistentes y sobrevivir mucho más de lo que cabría esperar—, ahora se enfrenta al riesgo de muerte a diario.

María protesta. Dice que ha visto pacientes mucho más delgados que ella en internet. En residencias anteriores ha conocido amistades con un peso más bajo. Sigue rindiendo al máximo en el trabajo. La sola idea empezar el tratamiento con este peso le resulta embarazosa, porque está convencida de que no está tan enferma como para preocuparse o para alterar su vida. En cualquier caso, su bebé la necesita. Deja claro que no quiere morir y que no cree que vaya a hacerlo.

El equipo insiste señalando que el propio cuerpo de María le está diciendo lo enferma que está, desde sus manifestaciones de metabolismo ralentizado hasta el fallo de sus órganos. Le aseguran que ellos también querrían que María siguiera en régimen ambulatorio y que la han apoyado lo mejor que han podido durante mucho tiempo mientras se resistía al tratamiento. Pero ahora, entre sus complicaciones médicas y su cerebro rígido y hambriento que es incapaz de hacer incluso pequeños cambios de forma consistente, resulta evidente que el tratamiento ambulatorio no está funcionando. El equipo le informa de que ya no puede conducir. ¿Y si se marea por la bajada de azúcar y atropella a alguien o tiene un accidente con el bebé en el coche?

El marido de María desempeña un papel clave. Es cariñoso y le da espacio para expresar la angustia de su anorexia nerviosa, pero le dice que no puede seguir viéndola consumirse. Le pone nervioso dejarla sola con el bebé porque teme que lo deje caer debido a su debilidad o que se desmaye por una bajada de azúcar. Con inmensa tristeza, le hace saber que iniciará los trámites de separación y pedirá la custodia completa a menos que ella ingrese en un centro de atención hospitalaria y complete un tratamiento.

Al principio, María está furiosa y se siente arrinconada, traicionada y, sobre todo, desconcertada por el hecho de que todo el mundo le esté dando tanta importancia a su situación, que evidentemente no es tan grave. Sin embargo, las palabras del médico sobre el fallo orgánico le ayudan a darse cuenta de que quizá sus distorsiones son peores de lo que pensaba. Le pide que repase los resultados un par de veces durante la reunión y, al final, accede a llamar a algunos centros de tratamiento muy recomendables. Accede a tomar un determinado número de batidos nutricionales Ensure al día, independientemente de la ingesta de alimentos sólidos, para proteger su cerebro y su corazón de la hipoglucemia.

Meses después, tras haber luchado, tolerado y finalmente accedido a pasar a un nivel de atención superior, María admite que apenas recuerda esa reunión ni las semanas anteriores. Se siente reconectada con sus valores y comprometida con el trabajo de recuperación. Ser adulta y, en particular, esposa y madre ha cambiado por completo su relación con el proceso de recuperación. En comparación con sus años de adolescente rebelde durante el tratamiento, ahora siente que tiene más identidad fuera de su anorexia nerviosa y razones claras para vivir y estar bien.

EL ACUÍFERO SUBTERRÁNEO, LAS LISTAS Y EL REPLANTEAMIENTO DE LAS EXPECTATIVAS

Cuando hablo con mis pacientes sobre el coste anímico de agotarse constantemente y de no reconocer ni atender sistemáticamente sus necesidades físicas y emocionales, me gusta utilizar la metáfora del acuífero subterráneo. Un acuífero es una reserva de agua subterránea a la que se puede recurrir cuando escasea el agua en la superficie. Yo comparo el acuífero con las reservas de energía intelectual, emocional y física de cada paciente.

Muchos de mis pacientes me cuentan que se sienten incómodos cuidando de sí mismos. Me dicen que les parece más apropiado hacer bien los deberes, cuidar de un amigo o realizar un proyecto de trabajo que sentarse tranquilamente y cuidar de sí mismos. Esto es lo que yo llamo "agotar el acuífero". Llevan tanto tiempo explotando sus reservas que su metafórico nivel de agua personal desciende y rara vez se repone.

Están drenados nutricionalmente, drenados emocionalmente e insensibilizados, de modo que en el día a día les cuesta hacer cosas para cuidar de sí mismos. Los acuíferos de mis pacientes suelen empezar siendo abundantes. Son tan resolutivos y tienen una capacidad de trabajo tan impresionante que cuesta mucho que se sequen. Esto puede contribuir a que piensen: "Pues no veo las consecuencias. De hecho, se me elogia y recompensa por ello. Mejor sigo así".

Pero dejar que ese acuífero baje demasiado tiene graves consecuencias médicas. Aunque los pacientes no sean conscientes de ello, su alma sabe que cada día se agotan más. Cuando el acuífero está demasiado bajo, el cuerpo y el alma encontrarán la manera de obligar a los pacientes a quedarse quietos y recargarse. En el caso del trastorno alimentario, a medida que enferman más y agotan el acuífero aún más rápido, se sienten tan mal físicamente que se ven obligados a reducir la velocidad. Por el contrario, cuando una persona cuida de sí misma, la anorexia tiene menos con lo que trabajar. Si el paciente satisface sus necesidades mediante una recarga positiva y productiva, entonces la anorexia no puede decir: "Soy todo lo que tienes en este mundo caótico y peligroso. Escúchame".

¿Por qué esperar a que se seque el acuífero para hacer cambios? Es mejor aprender a satisfacer las propias necesidades antes de descubrir que el estrés crónico ha contribuido al desarrollo de una enfermedad. Aunque el estrés no causa enfermedades por sí mismo, puede desencadenar definitivamente las respuestas de estrés del cuerpo, que luego pueden desencadenar o empeorar cualquier enfermedad para la que exista una predisposición genética. Animo a mis pacientes a que empiecen a contemplar cuáles son sus necesidades psicológicas, sociales y físicas personales —cada persona tiene unas necesidades diferentes— y a que empiecen a pensar en cómo pueden empezar a satisfacerlas. Les invito a reabastecer el acuífero y a no dejar que se seque nunca más.

Otra forma de pensar sobre este mismo tema es el "problema de las listas". Muchos de mis pacientes —y muchas personas que conozco que no padecen trastornos alimentarios— solo se permiten la alegría o el descanso de forma condicionada. Es decir, hacer algo relajante depende de que primero se hayan quitado de encima todos los requisitos de la vida. Por ejemplo: "No puedo sentarme a descansar en el sofá a leer o a ver la tele hasta que haya doblado la ropa, haya hecho la merienda de los niños y haya pagado las facturas del mes". Por supuesto que todos tenemos cosas que hacer en la vida. Pero si somos sinceros con nosotros mismos, la lista de cosas que hacer es casi infinita. Tanto si nos llevamos el trabajo a casa en forma de correo electrónico por la noche como si nuestro trabajo tiene lugar en casa y no tenemos una oficina que dejar al final del día, o si hay un montón de deberes que hacer, la lista siempre está llena de tareas. Durante nuestra formación, los médicos aprendemos a poner pequeñas casillas de verificación junto a las tareas, así que, en mi mente, la lista tiene una serie de casillas de verificación al lado.

Demasiados de mis pacientes se resisten a relajarse o descansar hasta que todas sus casillas de verificación están marcadas. Y claro, eso implica que casi nunca se dan permiso para descansar. Es posible que hayan visto este mismo comportamiento en su casa cuando eran niños, donde los padres trabajadores nunca parecían tomarse tiempo para sí mismos con el fin de servir al bien mayor. Son tendencias honorables y bienintencionadas, pero cuando se mezclan con una enfermedad mental que ya de por sí conduce a los pacientes al sufrimiento con su voz crítica y cruel, este impulso se vuelve dañino.

Animo a mis pacientes a desafiar esta filosofía. Por supuesto que todavía tienen muchas cosas que hacer, pero si no descansan y recargan las pilas, aunque sea un rato al día, el cuerpo les pasará factura. Esto puede hacer que su trastorno alimentario se vuelva más fuerte o que tengan problemas con su sensible sistema gastrointestinal, migrañas o dolor crónico. Como resultado, serán mucho menos productivos. Si buscamos la máxima productividad —lo cual no siempre es necesariamente lo correcto—, la recarga y el descanso regulares resultarán mucho más provechosos que exprimirnos al máximo. ¿Es razonable pensar que un coche puede hacer 100 kilómetros sin haber repostado previamente? ¿Puede alguien cantar antes de respirar? El autocuidado tiene que ser como la respiración, con intervalos regulares. Menos mal que la respiración es automática, porque de lo contrario los pacientes con trastornos alimentarios probablemente no respirarían hasta que se metieran en la cama por la noche.

Mi último ejemplo de este importante tema es una forma en la que aprendí a combatir algunas de estas tendencias en mi propio pensamiento. La cita bíblica "[...porque a todo aquel a quien se le haya dado mucho, mucho se le exigirá" (Lucas 12:48) siempre había supuesto un reto para mí. Era consciente que se me había dado mucho, tanto en términos de educación como de salud y ética laboral. La parte de las expectativas fue complicada porque tengo expectativas muy altas acerca de mí misma. Cuando trabajas mucho, ¿cómo sabes cuándo frenar? ¿Cómo muestras tu gratitud por todo lo positivo que hay en tu vida sin dar y dar hasta que te quedas vacía, hasta que tu propio acuífero se ha secado?

Con el tiempo y tras reflexionar, reformulé mi forma de entender esta cita. Decidí que el hecho de elegir el exceso de trabajo no es una virtud y no es sinónimo de cumplir las expectativas. Esto implica darse cuenta de que las propias energías son finitas. Ahora visualizo un gráfico circular que representa los distintos aspectos de mi vida en los que gasto energía. Mi nueva expectativa es gastar la energía de forma congruente con mis valores.

En mi gráfico de valores personales, mi marido y mis hijos ocupan el primer lugar, después mi trabajo directo con los pacientes y, por último, todo lo demás que quiero y creo que merece la pena en la vida: mantenerme sana, escribir este libro, cuidar de mis amigos o disfrutar del resto de mi familia. Así que no puedo dedicar el 80% de mis energías en un día determinado a mis pacientes y volver a casa con el 20% restante para las personas que ocupan el primer lugar en mis valores. Debo conservar la energía. Eso significa que tengo que decir que no a cosas.

Una vez que me di cuenta de que esta es mi versión de cumplir las expectativas, por fin encontré la razón por la que necesitaba decir que no a ciertas peticiones. Decir que sí a alguna cosa que me importa, pero no tanto como otras prioridades, me coloca en un desequilibrio energético. Me duele, no me malinterpretes. Me encantaría ser sobrehumana para poder complacer a todo el mundo y mostrar mi inmensa gratitud diciendo que sí a todo. Al resto de gente que hay en mi vida tampoco le gusta cuando tengo que poner límites o decir que no. Pero, en última instancia, yo soy la única guardiana de mi energía y la única conservadora de mis valores. Tengo un privilegio que muchas mujeres en el mundo no tienen en absoluto: el poder de priorizar lo que es importante para mí. Utilizaré ese precioso don lo mejor que pueda. No quiero presionarme hasta el punto de que se manifieste en una enfermedad física que me frene.

NOTAS

1 Sachs KV, Harnke B, Mehler PS, Krantz MJ. Cardiovascular complications of anorexia nervosa: A systematic review. *Int J Eat Disord.* 2016 March; 49(3): 238–248. doi: 10.1002/eat.22481.

2 Isner JM, Roberts WC, Heymsfield SB, Yager J. Anorexia nervosa and sudden death. *Ann Intern Med.* 1985 January; 102(1):49–52. PubMed PMID: 3966745.

3 Sabel AL, Gaudiani JL, Statland B, Mehler PS. Hematological abnormalities in severe anorexia nervosa. *Ann Hematol.* 2013 May; 92(5):605–613. doi: 10.1007/s00277-013-1672-x.

4 Bowers TK, Eckert E. Leukopenia in anorexia nervosa. Lack of increased risk of infection. Arch Intern Med. 1978 October; 138(10):1520–1523. PubMed PMID: 708174.

5 Rosen E, Bakshi N, Watters A, Rosen HR, Mehler PS. Hepatic complications of anorexia nervosa. *Dig Dis Sci.* 2017 November; 62(11):2977–2981. doi: 10.1007/s10620-017-4766-9.

6 Rosen E, Sabel AL, Brinton JT, Catanach B, Gaudiani JL, Mehler PS. Liver dysfunction in patients with severe anorexia nervosa. *Int J Eat Disord.* 2016 February; 49(2):151–158. doi: 10.1002/eat.22436.

7 Gaudiani JL, Sabel AL, Mascolo M, Mehler PS. Severe anorexia nervosa: outcomes from a medical stabilization unit. *Int J Eat Disord.* 2012 January; 45(1):85–92. doi: 10.1002/eat.20889.

8 Narayanan V, Gaudiani JL, Mehler PS. Serum albumin levels may not correlate with weight status in severe anorexia nervosa. *Eat Disord.* 2009 July–September; 17(4):322–326. doi: 10.1080/10640260902991202.

9 Tyler I, Wiseman MC, Crawford RI, Birmingham CL. Cutaneous manifestations of eating disorders. *J Cutan Med Surg.* 2002 July–August; 6(4):345–353. PubMed PMID: 11951131.

10 Strumia R. Eating disorders and the skin. *Clin Dermatol.* 2013 January–February; 31(1):80–85. doi: 10.1016/j.clindermatol.2011.11.011.

CAPÍTULO 5

SITUACIONES EXTREMAS

Un aviso importante antes de comenzar este capítulo: a fin de abarcar la mayor cantidad posible de complicaciones médicas de los trastornos alimentarios, en el capítulo 5 reviso los problemas que generalmente solo se presentan en pacientes con bajo peso severo por anorexia nerviosa. Estos pacientes, que a menudo no se consideran lo bastante enfermos como para recibir un tratamiento intensivo, también merecen que se cuenten sus historias. Sin embargo, si vas a leer este capítulo para convencerte de que no estás lo suficientemente mal porque no tienes ninguno de estos problemas médicos extremos y poco frecuentes, por favor, sáltatelo. Si quieres, vuelve a él más tarde, cuando te hayas recuperado un poco y tu situación haya mejorado. O ignóralo sin más. No tengo ningún interés en invalidar la lucha de nadie.

CASO: JESSICA

Jessica es una mujer caucásica cisgénero de 25 años con antecedentes de anorexia nerviosa restrictiva desde que tenía once años. Ha recorrido un largo camino. Ha pasado por innumerables ingresos en programas de hospitalización y residenciales, muchos de los cuales terminaban antes de que se recuperara del todo debido a que su seguro los cancelaba. Eso implicaba que tenía que volver a casa con el peso más o menos restaurado, pero en estado de pánico por no haber permanecido el tiempo suficiente como para desarrollar el trabajo psicológico necesario para tolerar los cambios de su cuerpo. Todas las veces intentaba trabajar con su equipo en casa, motivada por el deseo de progresar en los estudios y no quedarse rezagada con respecto a sus compañeros de clase. Sin embargo, las recaídas seguían produciéndose.

Con los 18 años ya cumplidos, la lucha se hizo aún más dura. Jessica se consideraba adulta y rechazó el tratamiento durante seis meses atroces.

Después pasó por múltiples ingresos breves que no lograron proporcionarle una recuperación duradera. A los 24 años, sus padres ganaron un pleito contra su compañía de seguros y Jessica pudo seguir en tratamiento durante seis meses. Recuperó su peso completamente y volvió a ser la hija que recordaban: inteligente, divertida, cariñosa, comprometida y atenta.

Después de estudiar mucha de su formación por internet, se matriculó en un colegio universitario cerca de su casa, donde vivía con sus padres, y estaba entusiasmada con la idea de volver a ser una estudiante "normal". Dos meses después, Jessica sufrió una agresión sexual en una fiesta. Apenas era capaz de hablar de lo sucedido y se veía superada por el miedo a que fuera culpa suya o a que su cuerpo recuperado fuera responsable de alguna manera. La mentalidad propia del trastorno alimentario se reactivó. La restricción y el ejercicio se convirtieron en sus únicos compañeros y se negó rotundamente a las súplicas cada vez más desesperadas de sus padres y de su equipo para que volviera al tratamiento.

La pérdida de peso de Jessica fue rápida y extrema, y esa situación se ha prolongado hasta la actualidad. Tras unos meses con el peso corporal más bajo que ha experimentado nunca, la voz de su trastorno alimentario es también la más alta. Ha empezado a vomitar casi todo lo que come a pesar de no haberse purgado nunca, lo que la asusta. Siente una sensación de saciedad dolorosa tras unos pocos bocados de comida y, a veces, el dolor se vuelve agudo, justo en el centro del estómago. Le pican los ojos y tiene una sensibilidad constante a la luz. A veces, tiene la sensación de oír su propia voz resonándole en los oídos y ha descubierto que si agacha la cabeza y la apoya en los brazos obtiene un alivio temporal. La ingesta de alimentos se ve aún más limitada por el hecho de que a veces siente que la comida se le atasca al intentar tragarla. Le entra una sensación de pánico cuando intenta tragar. Después de beber líquidos, a veces tiene que aclararse la garganta o toser. Su voz se ha vuelto más suave, aguda y nasal. Para su sorpresa, presenta una hemorragia vaginal leve y persistente a pesar de no haber tenido la regla en seis años. Se siente tan desolada y tan incapaz de resistir más que, temiendo finalmente por su vida, acepta ingresar en un hospital médico especializado en trastornos alimentarios.

CONTEXTO

Los pacientes deben recibir atención directamente en un hospital especializado cuando su estado médico sea lo suficientemente grave. Lo he comprobado de primera mano durante el largo período en el que he ayudado a dirigir el mejor programa médico para adultos de este tipo en el país. Hasta un excelente hospital universitario de renombre académico que no cuente con experiencia en trastornos alimentarios casi siempre fracasa con los adultos que padecen anorexia nerviosa grave. Sencillamente no están equipados con el equipo multidisciplinario necesario para ayudar a un paciente sensible, mentalmente enfermo y malnutrido a lidiar con todo al mismo tiempo: el pánico y el deseo constante de marcharse, la optimización de todos los impedimentos físicos para ingerir alimentos, la prevención de lesiones o daños, el arte de la realimentación y el delicado apoyo de alguien para hacer las dos cosas que más aborrecen, es decir, descansar y alimentarse. Los niños y adolescentes, por el contrario, suelen recibir una buena atención médica inicial en los mejores hospitales estándar, quizá porque los pediatras reciben formación en desnutrición infantil o porque los padres pueden exigir el tratamiento.

Para atender a adultos con problemas médicos relacionados con trastornos alimentarios, todos los miembros del personal del hospital deben poseer verdadera experiencia con esta población de pacientes: enfermeros, auxiliares, médicos, dietistas, psicólogos, fisioterapeutas, terapeutas ocupacionales, trabajadores sociales, profesionales de admisión y personal de apoyo. Es muy aconsejable presionar para ingresar o trasladar a un paciente a un programa especializado cuando el paciente tiene graves problemas desde el punto de vista médico, ya que se proporciona una atención de vanguardia y basada en la evidencia en todos los ámbitos. Los centros con experiencia han atendido a un volumen de pacientes tan alto que han introducido innumerables mejoras en la forma de prestar la asistencia. Un paciente considerado como un "enigma médico" a menudo puede recibir tratamiento sin problemas y de forma productiva en un lugar que atiende constantemente a pacientes con enfermedades similares[1].

Aunque todos los casos de anorexia nerviosa son graves en tanto en cuanto conllevan la tasa de mortalidad más alta de todos los diagnósticos de salud mental, para simplificar utilizaré el término "anorexia nerviosa grave" para describir a los pacientes de este capítulo.

DISFAGIA

Disfagia es el término que se utiliza para describir la dificultad para deglutir el contenido oral hacia el estómago, y puede ser mortal. La disfagia orofaríngea se refiere específicamente a la disfunción de la parte superior de la deglución, pero como el término es una especie de trabalenguas en sí mismo, me limitaré a llamarlo disfagia. En la anorexia nerviosa grave, todos los músculos del cuerpo se han encogido y debilitado. Esto incluye los músculos de la deglución, que ahora no pueden coordinarse adecuadamente para desplazar un bolo de comida o líquido de la boca al estómago. La enfermedad por reflujo gastroesofágico (ERGE) también puede causar disfagia o contribuir a ella.

Ya sea como parte de la negación de la gravedad de la enfermedad o porque la disfunción empeora lentamente con el tiempo, es posible que los pacientes no mencionen o ni siquiera reconozcan que padecen disfagia. Es recomendable hacer una serie de preguntas para averiguarlo:

> ¿Se te atascan en la garganta los alimentos, sobre todo los secos, o las pastillas? ¿Tienes que hacer varios intentos al tragar para poder deglutirlos? ¿Toses después de beber líquidos? ¿Se te ha debilitado la tos? ¿Has tenido neumonía recientemente?

La respuesta afirmativa a cualquiera de estas preguntas en una persona con anorexia nerviosa grave debería desencadenar una evaluación urgente por parte de un logopeda. Hasta una quinta parte de los pacientes ingresados en un programa especializado en trastornos alimentarios presentaban síntomas de disfagia, y tras la evaluación se descubrió que la mitad de ellos tenían problemas importantes para tragar[2].

La disfagia aumenta el riesgo de neumonía por aspiración, en la que el contenido oral acaba en los pulmones en lugar de en el estómago y provoca una infección pulmonar. Un bocado de comida, un sorbo de líquido o incluso un trago de saliva rica en bacterias pueden provocar una neumonía por aspiración. La neumonía por aspiración es una de las formas en que los pacientes con anorexia nerviosa pueden morir porque, incluso con potentes antibióticos o con soporte vital, puede que sus cuerpos debilitados y sus sistemas inmunitarios no sean capaces de salir adelante.

Un logopeda competente en el entorno hospitalario adecuado puede diagnosticar la disfagia a pie de cama, obtener más datos con una prueba de deglución por vídeo y recomendar texturas de alimentos y líquidos modificadas sin poner en peligro la ingesta calórica. Los logopedas también supervisan ejercicios específicos para reforzar los músculos relacionados con la deglución, y una buena supervisión de enfermería puede contribuir a reducir el riesgo de aspiración durante las comidas y la noche. En contadas ocasiones, a alguien que aún no puede tragar con seguridad se le puede pasar una fina sonda de alimentación a través de la nariz hasta el estómago. Tras un período de rehabilitación nutricional y ejercicios, el cuerpo se cura y el paciente puede volver a tragar.

Otros pacientes con trastornos de la alimentación que no revisten tanta gravedad también pueden tener la sensación de dificultad para tragar. Es apropiado derivar a estos pacientes a un logopeda para que los examine. Algunos descubren que la angustia psicológica se manifiesta físicamente en la dificultad para tragar. Los músculos son fuertes, pero su función se ve obstaculizada por un mecanismo que el paciente no puede controlar conscientemente. Esto no resulta menos aterrador e intrusivo para el paciente, pero la solución es principalmente psicológica, no médica. Una psicoterapia de calidad puede ayudar a los pacientes a identificar la angustia emocional y a trabajar técnicas de relajación que les ayuden a recuperar la función completa.

AUTOFONÍA Y LAGOFTALMOS

En la anorexia nerviosa grave aparecen con frecuencia dos problemas médicos junto con la disfagia: la autofonía y el lagoftalmos. La autofonía, también denominada trompa de Eustaquio patulosa, se refiere a la sensación de oír la propia voz como un eco en la cabeza o de tener la audición amortiguada. La trompa de Eustaquio es el "ecualizador del oído interno" que se abre cuando uno bosteza o traga al cambiar la presión en un ascensor o un avión. Cuando una persona pierde tanto peso que la trompa de Eustaquio permanece abierta todo el tiempo, su audición y la calidad de su voz cambian. Como el síntoma es tan incómodo, muchos pacientes descubren por su cuenta que, si agachan la cabeza y la apoyan en los brazos, el "silbido" desaparece. Esto se debe a que la gravedad puede cerrar temporalmente las trompas de Eustaquio. Aunque no es peligroso, no deja de ser un signo físico al que prestar atención y que sirve para motivar a los pacientes: "Has perdido tanto peso que ya ni siquiera tienes la pequeña almohadilla de grasa que necesita tu oído interno". La rehidratación (si procede) y el restablecimiento del peso resuelven la autofonía.

El otro hallazgo que suele acompañar a la autofonía y la disfagia es el lagoftalmos. Normalmente, una almohadilla de grasa situada detrás de los globos oculares mantiene la órbita en posición para que los párpados se deslicen sobre el ojo y se toquen al parpadear o durante el sueño nocturno. Cada vez que parpadeamos, dibujamos una capa de humedad sobre nuestros globos oculares y evitamos que las córneas se sequen. Los pacientes con anorexia nerviosa grave pueden perder la almohadilla de grasa que hay detrás de los globos oculares. Los ojos se hunden, de modo que los párpados no se cierran completamente durante un parpadeo o por la noche. El lagoftalmos se diagnostica pidiendo al paciente que cierre los ojos suavemente (sin apretar los párpados) y observando que todavía se puede ver la parte blanca del ojo.

Cuando las córneas están constantemente expuestas al aire, pueden resecarse mucho, lo que provoca picor y enrojecimiento de los ojos, que son fotofóbicos (sensibles a la luz). El mayor riesgo del lagoftalmos es la cicatrización corneal por sequedad crónica. Para evitar complicaciones permanentes, los pacientes deben utilizar colirios sin conservantes durante el día y una pomada ocular lubricante por la noche para humedecer los ojos y mejorar los síntomas. La restauración del peso restablece la dinámica adecuada de los párpados[3].

PANCREATITIS

Otra complicación médica potencialmente mortal de la anorexia nerviosa grave se relaciona con la aparición repentina de dolor abdominal y vómitos después de las comidas, aun cuando el paciente nunca se haya purgado deliberadamente en su vida. Las tres causas más probables son la gastroparesia grave, tal como vimos en el capítulo 2, la pancreatitis (una inflamación del páncreas) y el síndrome de la arteria mesentérica superior (AMS). Prácticamente todos los pacientes con anorexia nerviosa grave tienen gastroparesia. Sin embargo, en alguien tan desnutrido con estos síntomas, yo siempre evaluaría la pancreatitis y el síndrome de la arteria mesentérica superior antes de proceder con la rehabilitación nutricional.

El páncreas es un órgano que desempeña muchas funciones vitales en el organismo. Produce insulina y glucagón y los libera directamente en el torrente sanguíneo. Además, libera enzimas digestivas en el intestino delgado a través de un conducto llamado conducto pancreático. Estas enzimas digieren las grasas, los hidratos de carbono y las proteínas a medida que salen del estómago. Cuando este proceso se tuerce, las enzimas pancreáticas pueden retroceder y empezar a digerir el propio páncreas, causando mucho dolor e inflamación. Esto se denomina pancreatitis.

Hay muchas causas de pancreatitis. En general, las más comunes son el abuso de alcohol y los cálculos biliares. En pacientes con trastornos alimentarios, tanto la desnutrición grave como la rehabilitación nutricional pueden causarla, en particular el uso de nutrición parenteral total (NPT, alimentación a través de una vena profunda). Una sencilla prueba de lipasa en sangre basta para diagnosticar una pancreatitis. Debe tratarse en un hospital, ya que los pacientes no pueden comer con esta enfermedad porque pueden desencadenar una nueva oleada de producción de enzimas pancreáticas. La pancreatitis requiere una cuidadosa monitorización electrolítica, líquidos intravenosos y analgésicos.

SÍNDROME DE LA ARTERIA MESENTÉRICA SUPERIOR (AMS)

La otra etiología del dolor abdominal y los vómitos en la anorexia nerviosa que debe evaluarse urgentemente es el síndrome de la AMS. La aorta es la arteria más grande de nuestro cuerpo, y discurre justo por la mitad del torso tras salir del corazón, una gran autopista de la que se ramifican otras arterias. La arteria mesentérica superior es una de esas ramas y suministra sangre a los intestinos y al páncreas. La AMS emerge de la aorta en un ángulo de unos 45 grados. La grasa corporal normal entre las dos arterias mantiene ese ángulo. El intestino delgado (en concreto, la tercera porción del duodeno) discurre entre estas dos estructuras como un tubo blando que pasa entre las hojas romas de unas tijeras abiertas.

En la malnutrición grave, que en este caso se refiere a un peso corporal muy bajo o a una pérdida de peso muy rápida, la almohadilla de grasa se encoge sustancialmente. Como resultado, el ángulo AMS-aórtico se reduce a unos 10-25 grados, cerrando las dos arterias como las hojas de unas tijeras que se juntan. El duodeno queda mecánicamente atrapado entre las dos arterias. Como se encuentra comprimido desde el exterior, no puede dejar pasar normalmente los alimentos en la digestión. Los alimentos retroceden hasta el estómago, y se producen dolores y vómitos. A menudo, los líquidos pueden seguir pasando, a menos que la obstrucción sea total[4,5].

El síndrome de la AMS puede diagnosticarse mediante un TAC, que evalúa el ángulo AMS-aórtico, o mediante un estudio con bario y seguimiento del intestino delgado. En este último estudio, el paciente bebe un poco de bario y una cámara sigue su progreso a través del estómago y luego en el intestino delgado. El vídeo mostrará si el líquido espeso se atasca en la tercera porción del duodeno. La mayoría de los casos de síndrome de la AMS reflejan una obstrucción parcial, no completa. La cuestión de la obstrucción parcial o completa es una pregunta vital que hay que responder en los estudios radiográficos, ya que marca la diferencia en la forma de proceder con la rehabilitación nutricional.

TRATAMIENTO DEL SÍNDROME DE LA AMS

El tratamiento del síndrome de la AMS depende de la rehabilitación nutricional en la medida en que la almohadilla de grasa se recupere, lo que hace que aumente el ángulo entre las dos arterias y las "tijeras" se abran. Sin embargo, cuando el paciente tiene una obstrucción parcial del intestino con dolor y vómitos, lograr un aumento de peso puede resultar todo un reto.

La mejor forma (y la más segura) de alimentar a los pacientes es empezar solo con suplementos líquidos orales, sin sacrificar calorías. Normalmente, los líquidos aún pueden pasar a través de un intestino obstruido. La gastroparesia también debe tratarse agresivamente con metoclopramida, a menos que la obstrucción duodenal sea completa. Es vital eliminar todas las barreras fisiológicas posibles para el paciente que sufre. Desgraciadamente, consumir solo suplementos líquidos de alta densidad, helados y yogures desnatados durante un máximo de dos semanas puede desencadenar pensamientos propios del trastorno alimentario y hacer que los pacientes, ya de por sí ansiosos, se sientan aún más incómodos en el hospital. Sin embargo, es mucho más seguro y eficaz que cualquier otra opción de tratamiento.

En teoría, las sondas quirúrgicas de alimentación yeyunal colocadas a través de la pared abdominal en el intestino delgado funcionan muy bien para el síndrome de AMS. Proporcionan alimento más allá de la obstrucción mientras el paciente no toma nada por la boca. Por desgracia, estas sondas resultan dolorosas y complicadas en las personas con anorexia nerviosa grave.

Deben evitarse a toda costa otros tratamientos quirúrgicos, como el desvío de los intestinos alrededor de la obstrucción. A pesar de que un estudio muestra resultados positivos[6], los pacientes deben tener la oportunidad de recuperar todo su peso antes de plantearse la cirugía. El restablecimiento completo del peso antes de considerar la cirugía es imperativo, ya que las vidas de algunas personas se han visto arruinadas por estas cirugías. El lugar donde se cosió el intestino puede quedar cicatrizado y obstruirse, lo que obliga a realizar más operaciones.

En raras ocasiones, un paciente puede presentar obstrucción completa por síndrome de la AMS. En este caso, o cuando la gastroparesia es también demasiado grave para tolerar suficientes líquidos calóricos orales, puede utilizarse nutrición parenteral total (NPT) durante una o dos semanas para generar un aumento de peso inicial, y después el paciente puede pasar a líquidos orales.

DILATACIÓN GÁSTRICA AGUDA

Una complicación médica rara pero grave tanto de la gastroparesia severa como del síndrome de la AMS es la llamada dilatación gástrica aguda. El órgano estomacal se dilata excesivamente, ya que el contenido del estómago se ha acumulado con el tiempo sin ser liberado en el intestino delgado. Con este tipo de dilatación, existe riesgo de rotura.

La gastroparesia no tratada, así como el síndrome de la AMS grave, pueden provocar esta situación. Los pacientes con bulimia nerviosa y trastorno por atracón (TA) también pueden desarrollar dilatación gástrica por la cantidad de alimentos ingeridos. El estómago sobredilatado puede llenarse tanto que los esfuerzos por purgarse mediante el vómito resultan infructuosos. El dolor abdominal agudo requiere inmediatamente la realización de una radiografía simple del abdomen, ya que la dilatación gástrica aguda puede diagnosticarse con rapidez. El tratamiento consiste en descomprimir el estómago a través de una sonda grande que pasa por la nariz hasta el estómago, al tiempo que se prevé y se controla la hemorragia gástrica. Debe solicitarse consulta quirúrgica inmediata para evitar la rotura gástrica. La prevención es esencial. El uso temprano de metoclopramida al ingreso para prevenir las complicaciones de la gastroparesia, el diagnóstico precoz del síndrome de la AMS y el uso exclusivo de calorías líquidas son de gran ayuda.

SANGRADO VAGINAL ANORMAL

Como comenté en el capítulo 3, las pacientes con anorexia nerviosa pueden seguir teniendo períodos menstruales regulares o recuperarlos con pesos corporales muy bajos. Como ya sabes, la desnutrición grave suele provocar la reversión de las hormonas sexuales a niveles prepuberales y, en las mujeres, el útero y los ovarios se encogen. Sin estrógenos, el revestimiento uterino se vuelve más delgado, un estado llamado endometrio atrófico. Este revestimiento fino puede sangrar un poco a veces.

Si una paciente utiliza tampones para este manchado o sangrado, pueden llegar a formar una úlcera en la pared vaginal. Esencialmente, la cantidad de sangrado es demasiado baja para el uso de tampones, además de que la pared vaginal es frágil por la falta de estrógenos. La propia úlcera puede seguir sangrando, lo que lleva al uso persistente de tampones y agrava el problema. El diagnóstico se realiza mediante un examen pélvico en busca de ulceración vaginal. Afortunadamente, el tratamiento es bastante sencillo. La úlcera se curará cuando las pacientes interrumpan el uso de tampones. Un aplicador de crema de estrógenos en la vagina durante una semana aproximadamente también puede ayudar a cicatrizar el tejido vaginal[7].

He visto a pacientes a las que se les han recetado hormonas sistémicas, como píldoras anticonceptivas, en un esfuerzo por controlar el manchado persistente mientras tenían bajo peso. El conocimiento de su fisiología única habría evitado el uso de hormonas sistémicas (que no ayudan) y habría permitido un diagnóstico y un tratamiento rápidos.

DEBILIDAD FÍSICA Y RIESGO DE CAÍDAS

Los pacientes con anorexia nerviosa grave pueden no ser conscientes de su debilidad física. En los hospitales, las caídas pueden provocar fracturas óseas, hemorragias u otras lesiones. Sería fácil suponer que una paciente hospitalizada de unos 20 años, que ha estado haciendo ejercicio en exceso y que está deseando dar vueltas por la unidad, tendría un riesgo bajo de caerse. Sin embargo, hasta el 16% de los pacientes con anorexia nerviosa grave pueden tener un riesgo moderado o alto de caídas en el momento del ingreso[8]. Muchos de mis pacientes me cuentan que les han indicado reposo forzado en cama en otros programas de trastornos alimentarios, donde se les ordenaba consumir calorías y permanecer quietos todo el día. Esto aumenta potencialmente el riesgo de úlceras por presión en la piel, además de ser intolerable desde el punto de vista emocional. Una buena terapia física y ocupacional es un aspecto vital y a menudo descuidado de la atención de este grupo de pacientes.

RESOLUCIÓN DEL CASO: JESSICA

Jessica ingresa en un hospital especializado en trastornos alimentarios graves. Tiene una auxiliar de enfermería las 24 horas del día en su habitación para mantenerla físicamente segura, ayudarla y apoyarla con las comidas.

En los numerosos hospitales en los que ha estado se limitaban a enviarle bandejas de comida, y ella jugaba con la comida, pero comía muy poco, así que ahora se da cuenta de lo importante que es tener un asistente personal. Acude a un dietista todos los días de la semana para que le planifique las comidas y se reúne con un psicólogo la mayoría de los días de la semana para que la ayude en estos momentos tan difíciles. Los médicos saben enseguida cómo diagnosticar y mejorar sus problemas médicos. Aunque el resultado de la lipasa es negativo para pancreatitis, tiene síndrome de la AMS y acepta a regañadientes un plan temporal de comidas líquidas.

Jessica consulta a un fisioterapeuta y a un terapeuta ocupacional varias veces por semana. Está sorprendida de lo débil que se había vuelto en sus últimas semanas en casa. Trabajan juntos hasta que se siente segura en la ducha, puede realizar actividades de la vida diaria sin ayuda y puede volver a caminar sin problemas. Le ponen cojines especiales en la silla para que la piel dolorida sobre los huesos no se convierta en úlceras por presión. Al dejar de usar tampones, deja de sangrar por la vagina.

Sentir que su cuerpo se hace más fuerte y más independiente la motiva, e ingerir suficientes calorías mejora su estado de ánimo y su sueño. Sus enfermeras la ayudan a poner de relieve todas las reacciones positivas que su cuerpo le transmite al alimentarse. Su glucosa se estabiliza, su frecuencia cardiaca disminuye y su tensión arterial mejora. En unas tres semanas puede volver a comer alimentos sólidos.

En su primera semana de hospitalización, a pesar de comenzar con 1.600 calorías al día, su metabolismo se acelera tan rápidamente que no aumenta de peso. Unas semanas más tarde, cuando está lista para que le den el alta de un programa para pacientes hospitalizados con trastornos alimentarios, ha aumentado (sin que ella lo sepa) alrededor de un kilo por semana después de la primera semana, lo que está dentro de lo esperado para este entorno. No tiene edema, sus deposiciones son regulares, ingiere 3.200 calorías al día en comidas y refrigerios equilibrados, tiene valores de laboratorio normales y sus signos vitales han mejorado mucho; vuelve a recordar cuáles son sus valores y por qué quiere recuperarse. Los días no son fáciles, pero utiliza su experiencia cercana a la muerte para recordarse a sí misma que no quiere volver a estar en esa situación. Jessica está preparada para trabajar el aspecto psicológico de su trastorno alimentario desde el primer día de su próximo programa, ya que los problemas médicos se han abordado por completo.

LA PARÁBOLA DE LA FORTALEZA Y DEL DESIERTO NUCLEAR Y LA PARÁBOLA DEL PERFECCIONISTA Y EL TRIUNFADOR AGRADECIDO

He compartido estas dos parábolas con innumerables pacientes a lo largo de los años. Cuando la esperanza se desvanece, cuando el proceso de recuperación parece demasiado duro o cuando la voz del trastorno alimentario es tan fuerte y mezquina que los pacientes se preguntan si tienen fuerzas para seguir luchando, suelo recurrir a una de estas historias, o a las dos.

A menudo cuento la primera historia cuando mi paciente se encuentra en una crisis de ansiedad ante la idea de recuperar todo su peso o cuando la idea de la recuperación parece abrumadora. En esta historia, el castillo representa la recuperación y el desierto representa el trastorno alimentario.

Estoy en la muralla de un castillo, con el parapeto frente a mí. Estoy mirando un desierto nuclear, polvoriento, oscuro y lúgubre. Detrás de mí, entre los muros del castillo, hay un hermoso jardín. Los árboles son de un verde intenso y están repletos de frutos. Flores fragantes y coloridas crecen en abundancia. La luz es dorada y los senderos serpentean por el jardín. Mi paciente está escarbando en el suelo del desierto nuclear. Me pongo de pie en la muralla del castillo y la llamo: "¡Entra! Entra en este castillo y pasea conmigo por el jardín".

Ella dice desesperada: "¡Tengo miedo!". Sigo hablando, invitándola a seguir acercándose a la fortaleza. Le digo: "Ponte a mi lado. Mira cómo es el castillo comparado con tu tierra baldía, siente la luz del sol en tu cara en el jardín, y decide entonces dónde quieres estar". Muchos de mis pacientes se arrastran hasta las puertas del castillo y vuelven a esconderse en el polvo porque están demasiado asustados para pasar. Les recuerdo que la vida no es perfecta dentro de los muros del castillo, pero es mucho mejor que en el desierto.

La siguiente parábola es mi versión de una historia que cuenta un querido amigo mío, que escuchó la original de uno de sus profesores de Harvard, Tal Ben-Shahar, quien llegó a escribir libros sobre cómo aportar felicidad a la vida. Cuento esta historia cuando mis pacientes se resisten a la idea de descansar, recargar pilas o ser un poco más indulgentes consigo mismos. Les preocupa no lograr tantas cosas o no estar a la altura de sus propias expectativas si son más amables consigo mismos.

Dos excursionistas, el perfeccionista y el triunfador agradecido, se disponen a escalar una montaña. El perfeccionista llega a la cima lleno de insatisfacción. Dice: "No he escalado la montaña lo suficientemente rápido, no he entrenado lo suficiente, no he tomado la ruta óptima y mi equipo no ha funcionado tan bien como debería".

El triunfador agradecido llega a la misma cima, respira hondo y mira a su alrededor maravillado. Dice: "Qué vista tan bonita. Qué alegría haber utilizado mi fuerza para lograr esto. Qué suerte tengo de estar en la cima de esta montaña". Ambos excursionistas hicieron cumbre. Ambos consiguieron el mismo logro. Pero el perfeccionista no pudo celebrarlo y solo tuvo críticas para sí mismo y para la experiencia, mientras que el triunfador agradecido pudo vivir el momento y reflexionar con alegría sobre lo que había hecho.

Nuestras almas se doblan y, en última instancia, se rompen bajo la constante autocrítica. El autojuicio constante es un entorno tóxico en el que vivir. Tenemos que acordarnos de celebrar todas nuestras victorias, grandes y pequeñas. Esto no significa que nos volvamos complacientes o que dejemos de trabajar para mejorar. Significa que nuestras almas necesitan recibir reconocimiento cuando hemos hecho algo por lo que hemos trabajado mucho. Ese logro no tiene por qué ser grande o importante; solo necesita ser reconocido.

De lo contrario, cuando no paramos de repetirnos el mismo mensaje ("No vales, eres decepcionante"), nos desesperamos y nos quedamos sin energía. La enfermedad física, el dolor crónico o el agravamiento de una enfermedad mental nos pararán en seco y nos obligarán a desentendernos de la vida porque el alma no puede prosperar en esas circunstancias. Sé un triunfador agradecido, no un perfeccionista.

NOTAS

1 ACUTE Center for Eating Disorders at Denver Health. www.denverhealth.org/ acute.

2 Holmes SR, Sabel AL, Gaudiani JL, Gudridge T, Brinton JT, Mehler PS. Prevalence and management of oropharyngeal dysphagia in patients with severe anorexia nervosa: A large retrospective review. *Int J Eat Disord.* 2016 February; 49(2):159–166. doi: 10.1002/ eat.22441.

3 Gaudiani JL, Braverman JM, Mascolo M, Mehler PS. Lagophthalmos in severe anorexia nervosa: a case series. *Arch Ophthalmol.* 2012 July; 130(7):928–930. doi: 10.1001/ archophthalmol.2011.2515.

4 Mascolo M, Dee E, Townsend R, Brinton JT, Mehler PS. Severe gastric dilatation due to superior mesenteric artery syndrome in anorexia nervosa. *Int J Eat Disord.* 2015 July; 48(5):532–534. doi: 10.1002/eat.22385.

5 Neri S, Signorelli SS, Mondati E, Pulvirenti D, Campanile E, Di Pino L, Scuderi M, Giustolisi N, Di Prima P, Mauceri B, Abate G, Cilio D, Misseri M, Scuderi R. Ultrasound imaging in diagnosis of superior mesenteric artery syndrome. *J Intern Med.* 2005 April; 257(4):346–351. PubMed PMID: 15788004.

6 Pottorf BJ, Husain FA, Hollis HW Jr., Lin E. Laparoscopic management of duodenal obstruction resulting from superior mesenteric artery syndrome. *JAMA Surg.* 2014 December; 149(12):1319–1322. doi: 10.1001/jamasurg.2014.1409.

7 Gaudiani JL, Heinrichs G, Narayanan V, Mehler PS. Tampon use in patients with anorexia nervosa can cause persistent vaginal bleeding: a case series. *Int J Eat Disord.* 2011 December; 44(8):752–755. doi: 10.1002/eat.20861.

8 Laging MA, Brinton, JT, Sabel AL, Gaudiani JL, Mehler, PS. Baseline functional mobility in hospitalized persons with anorexia nervosa: a retrospective study of inpatient physical therapy during medical stabilization. *J Acute Care Phys Ther* 2017; 8(1):28–39. doi: 10.1097/JAT.0000000000000045.

CAPÍTULO 6

EMPEZAR A COMER DE NUEVO

CASO: TAYLOR

Taylor es una estudiante de posgrado estadounidense de ascendencia asiática, cisgénero y de 26 años, con anorexia nerviosa restrictiva. Su trastorno alimentario comenzó cuando tenía doce años, y en ese momento pasó por un período de hospitalización parcial y posteriormente tuvo un equipo ambulatorio. En secundaria, se sentía segura de su recuperación. Durante la universidad, mantuvo un peso algo bajo y se volvió cada vez más rígida en cuanto a la ingesta de alimentos y a los hábitos de ejercicio. Ahora, en su etapa de posgrado, las presiones académicas y un trabajo a tiempo parcial han agravado su estrés y su ansiedad, y en respuesta a ello se enreda en una gran cantidad de juicios y críticas hacia sí misma. Su ingesta calórica disminuye lentamente a medida que las normas alimentarias recuperan poder. Su peso se mantiene estable, lo que resulta confuso y bastante frustrante para ella.

A medida que la concentración y la energía de Taylor disminuyen y se aísla más para no comer socialmente, su familia empieza a preocuparse. Sus padres y su mejor amiga comentan con preocupación que la ven luchando de nuevo con su anorexia nerviosa. Taylor trata de ignorarlos y les dice que su peso es "bueno", por lo que no está tan enferma como para que se preocupen. Se siente avergonzada de llamar su atención, ya que lo que realmente quiere en este momento es ser invisible. Sus seres queridos no se inmutan porque ya lo han vivido. Dicen que no se trata de su aspecto, sino de cómo vuelve a controlar sus emociones mediante la restricción alimentaria. Ven la diferencia cuando se restringe porque está retraída, irritable, rígida e infeliz. Le piden que vuelva a consultar a un equipo de trastornos alimentarios ambulatorios y que se cuide.

En el fondo, Taylor está dispuesta a recuperarse. No le gusta la persona en la que se convierte cuando su anorexia nerviosa toma las riendas. No solo aleja a sus seres queridos, sino que además estudiar le lleva el triple de tiempo porque su cerebro carece de concentración y memoria. Sin embargo, la atormenta el temor de haber estropeado definitivamente su metabolismo. Sabe que cuando tenía doce años tenía que comer más de 3.000 calorías al día para recuperar peso lentamente, pero ahora tiene más del doble de esa edad. Le preocupa que, si empieza a comer más, nunca podrá parar. Se imagina ansiosamente que un dietista la somete a un plan de comidas que aumentará su peso corporal rápidamente y, sin embargo, no saciará su hambre. Teme que su cuerpo mejore más deprisa que su alma, y que muy pronto nadie se tome en serio sus necesidades emocionales. Sin embargo, Taylor encuentra un terapeuta, un dietista y un médico especializados en trastornos alimentarios, y comparte sus miedos.

CONTEXTO

Reintroducir la nutrición es clave para el proceso de recuperación del trastorno alimentario en pacientes desnutridos de todos los tamaños y formas. Por mucha terapia que reciban, no mejorarán a menos que también ingieran suficientes calorías para cubrir el déficit energético. Para algunos pacientes, este proceso no tiene nada que ver con el peso, sino con aprender a comer comidas satisfactorias y energizantes a intervalos regulares durante el día, sin preocuparse por las restricciones de grupos de alimentos. Para otros pacientes, se trata de aprender a abordar sus necesidades de forma holística, de modo que los atracones y las purgas no se conviertan en una forma de adormecer sus sentimientos y emociones. Y para otros, supone un laborioso proceso de transformación de un cuerpo hambriento y agotado en un cuerpo vibrante y más fuerte.

Un dietista titulado con experiencia en trastornos alimentarios es un activo vital en el proceso de rehabilitación nutricional. A los dietistas de este tipo se les identifica por la designación de dietista certificado en trastornos alimentarios (CEDRD), un título supervisado por la Asociación Internacional de Profesionales de los Trastornos Alimentarios (iaedp) que requiere amplia experiencia en trastornos alimentarios, aprendizaje continuo y contribución al campo. Los terapeutas, enfermeros, médicos y otros especialistas también pueden optar por la titulación CEDS. En el caso de los dietistas que aún no han conseguido el CEDRD, se puede obtener una orientación sobre su experiencia y compromiso con el campo consultando su sitio web y entrevistándolos. Los dietistas especializados en trastornos alimentarios no hacen publicidad de consejos para perder peso ni defienden afirmaciones pseudocientíficas como "el azúcar es malo" ni respaldan ninguna dieta de moda. Aunque se mantengan dentro del ámbito de la práctica, tienen una conciencia compasiva y muy fundamentada de la enfermedad mental y una actitud motivadora. Los dietistas especializados en trastornos alimentarios son receptivos a los miedos y ansiedades de los trastornos alimentarios y no se dejan abrumar por ellos.

Los conceptos tratados en este capítulo son ampliamente aplicables a las personas mal alimentadas de todo el espectro ponderal, aunque el riesgo de síndrome de realimentación parece aplicarse más a las personas con un peso corporal más bajo.

EL HIPERMETABOLISMO DE LA REHABILITACIÓN NUTRICIONAL

A estas alturas, ya sabes que la restricción de calorías ralentiza el metabolismo. El grado de ralentización depende del grado de restricción y de la variabilidad genética de la persona. Conozco pacientes que no pierden nada de peso a pesar de una restricción calórica severa porque su metabolismo se ralentiza para defender con virulencia su peso corporal. También conozco pacientes que no se ciñen a su plan de comidas de mantenimiento habitual de 3.000 calorías al día durante un par de días y pierden peso prácticamente de la noche a la mañana. En general, es algo que depende de la genética.

Actualmente, la comunidad científica de trastornos alimentarios ha alentado a las personas a utilizar el término "rehabilitación nutricional" en lugar de "realimentación". Considero que es razonable porque el primer término es más específico desde el punto de vista científico y, además, un poco menos paternalista que el segundo. Sin embargo, habrá ocasiones en este capítulo en las que los utilice de forma intercambiable, ya que la palabra "realimentación" sigue siendo de uso común.

Lo que mucha gente no sabe es que el acto de rehabilitarse nutricionalmente y recuperar el peso tras una desnutrición puede requerir un número notablemente elevado de calorías. A medida que el cerebro cavernícola pasa del modo de hibernación/conservación calórica al modo de reconstrucción del organismo, el metabolismo se acelera rápidamente. Tan solo tres semanas después de la realimentación, una persona que mantenía su peso con 800 calorías al día tras semanas o meses de restricción necesita consumir 3.500 calorías al día para recuperar solo un kilo de peso corporal a la semana.

Aún no sabemos por qué o cómo ocurre esto. El estado hipermetabólico que se produce casi universalmente en los pacientes que comienzan de nuevo a ingerir energía es una de las últimas "cajas negras" desde el punto de vista fisiológico. ¿Adónde van a parar las calorías adicionales? ¿Por qué algunos pacientes necesitan hasta 5.000 calorías al día para recuperar el peso de forma lenta y constante? Sigue siendo un enigma.

Lo que sí sabemos es que este estado hipermetabólico es una realidad para casi todos los pacientes, aunque el grado varía según la persona. A menos que uno sepa esto, la recuperación en casa sin un equipo de apoyo es imposible. Absolutamente nadie con anorexia nerviosa creería por su cuenta que necesita comer hasta estar dolorosamente lleno solo para empezar a recuperar el peso lentamente... no con una enfermedad que teme que te está diciendo que una cucharada extra de yogur helado puede causar un aumento de peso calamitoso.

Esto significa que el proceso de rehabilitación nutricional al principio casi nunca es intuitivo, sino más bien prescriptivo. Dado que los trastornos alimentarios son enfermedades mentales, las intuiciones de los pacientes sobre la comida ya van a estar sesgadas. Además, la realimentación se lleva a cabo, al menos al comienzo, en un cuerpo que ha sido reducido a niveles de hibernación por la inanición. Los estómagos se llenan después de unos pocos bocados. La hinchazón, el estreñimiento, el reflujo y las distorsiones de la imagen corporal pueden convertir las primeras semanas e incluso meses de este proceso en una "lucha callejera" física y emocional. Las familias, encantadas de ver que sus seres queridos por fin progresan en la recuperación, podrán ayudar mejor si muestran una compasión constante por lo difícil que es realmente el proceso.

Algunas personas reciben la recomendación incorrecta (de internet, no de dietistas expertos) de recurrir a planes de alimentación extremadamente calóricos de forma casi indefinida durante meses o años, a medida que el peso corporal aumenta a buen ritmo más allá de un punto de referencia previo e individualizado. Se les dice que el compromiso con esta estrategia dará como resultado la curación y el bienestar en el futuro, siempre y cuando sigan alimentándose a la fuerza. Esto no es científico y nunca se indica.

Comer lo suficiente cura el metabolismo ralentizado por la restricción calórica. Sin embargo, si un individuo comienza a restringir de nuevo, su metabolismo volverá a caer. En mi larga carrera en este campo, he visto a pacientes de todos los tamaños, formas, edades, géneros, razas, capacidades y etnias volverse hipermetabólicos durante la realimentación. Cuando hablo de esto, la incredulidad de mis pacientes se ve moderada por una chispa de esperanza de que quizás, después de todo, no son el único ser humano en la historia cuyo metabolismo se ralentiza de forma permanente.

EL SÍNDROME DE REALIMENTACIÓN: FÓSFORO Y EDEMA

Esto nos lleva a la primera complicación médica seria de la rehabilitación nutricional: el síndrome de realimentación. Este síndrome describe el desarrollo potencialmente mortal de niveles bajos de fósforo y otros electrolitos en la sangre y el desplazamiento de fluidos a los tejidos corporales que puede producirse cuando una persona malnutrida comienza a ingerir alimentos.

En el estado de inanición, una persona descompone el músculo y la grasa para crear glucosa, tal y como describí en el capítulo 4. Sin embargo, a pesar de los niveles normales de electrolitos en la sangre, las reservas corporales generales de electrolitos pueden ser bajas, ya que el cuerpo ha "extraído" las reservas de electrolitos de los tejidos corporales para tener acceso a los niveles normales en el torrente sanguíneo.

Los niveles de insulina comienzan siendo muy bajos durante la restricción calórica porque no se consumen los suficientes carbohidratos. Cuando los pacientes empiezan a comer más, los niveles de insulina se disparan para llevar la glucosa vital a las células hambrientas. La insulina también empuja los electrolitos hacia las células, especialmente el fósforo. Esto tiene sentido, ya que el fósforo es uno de los electrolitos clave en la respiración celular, el proceso por el que las células toman los nutrientes y los convierten en energía para alimentar la función celular. Al salir el fósforo del torrente sanguíneo y entrar en las células, y también al ser utilizado cuando estas vuelven a tener más energía, los niveles de fósforo en sangre pueden descender. Los niveles elevados de insulina también pueden hacer que los riñones retengan sal y agua, en lugar de excretarlas, como es habitual. Como resultado, puede producirse una retención de líquidos, denominada edema, desde los dedos de los pies hasta los pulmones.

Los niveles bajos de fósforo pueden causar debilidad y descomposición muscular, incluyendo debilidad en los músculos respiratorios y en el músculo cardíaco, así como convulsiones, descomposición de los glóbulos rojos y otros muchos problemas de gravedad. El síndrome de realimentación total se refiere a niveles catastróficamente bajos de fósforo y/o edemas peligrosos que se producen en pacientes que se nutren después de un período en estado de inanición. Esto no se limita a los que padecen trastornos alimentarios y puede darse en individuos sin techo, en personas con dependencia del alcohol o las drogas, en víctimas de un accidente grave a las que no han alimentado todavía en el hospital y en aquellos que han sufrido quemaduras graves, entre otros.

El síndrome de realimentación solo se produce en pacientes cuyo proceso de rehabilitación nutricional no ha sido supervisado médicamente de forma adecuada. Es totalmente prevenible. En primer lugar, los médicos deben conocer la existencia del síndrome de realimentación y, en segundo lugar, deben vigilar de cerca los niveles de fósforo en sangre y otros electrolitos durante el proceso de rehabilitación nutricional. Los niveles de fósforo que empiezan a descender pueden identificarse y recuperarse mediante la administración de suplementos de fósforo. Los niveles bajos de fósforo se denominan correctamente "hipofosfatemia de realimentación".

El síndrome de realimentación solo se diagnostica cuando los niveles de fósforo bajan lo suficiente y durante el tiempo suficiente como para causar daños fisiológicos. La prevalencia del síndrome de realimentación completo en un entorno experto es fugazmente baja. Incluso entre los pacientes con más complicaciones médicas, la hipofosfatemia de realimentación solo se produce en un 30-40%[1]. Si se identifica rápidamente a estos pacientes, se les puede prescribir un suplemento adecuado de fósforo por vía oral o, en casos extremos, también por vía intravenosa. Este rápido diagnóstico y tratamiento previene el síndrome de realimentación.

La gravedad del edema de realimentación, es decir, de la retención de sal y agua, va desde "desencadenante" (cuando los pacientes miran con asombro los pies, tobillos y barriga hinchados) a peligrosa. Los tejidos saturados de líquido pueden hacer que la piel suprayacente sea frágil y susceptible de romperse, partirse o formar una úlcera. Una vez más, es excepcionalmente raro que en un entorno experto un paciente desarrolle retención de líquidos en los pulmones como resultado de un edema por realimentación. Esto constituiría un síndrome de realimentación completo.

Las complicaciones respiratorias pueden producirse cuando un paciente con muy bajo peso tiene músculos respiratorios débiles, desarrolla debilidad del músculo cardiaco por bajo peso u otra causa (lo que se denomina insuficiencia cardiaca congestiva) o no recibe un tratamiento adecuado para la hipofosfatemia.

Los niveles bajos de albúmina, una proteína sintetizada por el hígado y analizada en el capítulo 4, predicen la formación de edema[2]. Cuando un paciente presenta un nivel bajo de albúmina, establezco expectativas con él sobre la probabilidad de que desarrolle un edema por realimentación. Lo tranquilizo acerca de los cambios corporales transitorios (pero atemorizantes) que probablemente ocurrirán y establezco un plan para manejar y minimizar el edema. El edema por realimentación es diferente del edema de rebote que se produce al dejar de purgarse, que abordo en el capítulo 9.

El edema nunca es un signo de curación, a pesar de que este mito se perpetúe en ciertos círculos. Sin embargo, puede ser inevitable durante unas pocas semanas (no más) del proceso de renutrición. El tratamiento consiste en mantener las piernas elevadas cuando se está sentado, utilizar medias de compresión durante el día si se tolera, disminuir la fracción de carbohidratos en el plan de comidas a cerca del 40% para reducir los niveles de insulina y esperar pacientemente a que el edema se resuelva, entre otras cosas. Los diuréticos solo deben utilizarse si la piel corre riesgo de ruptura debido al grado de edema, y luego durante el menor tiempo posible.

Así pues, dado que la hipofosfatemia por realimentación constituye la complicación médica más peligrosa del proceso de rehabilitación nutricional, ¿qué podemos hacer para prevenirla? ¿Quién la padece? No conocemos todas las respuestas a estas preguntas, pero sabemos muchas cosas. Numerosos estudios han demostrado que el bajo peso corporal es uno de los factores de riesgo independientes más importantes de las complicaciones de la realimentación[3].

Los riesgos de hipofosfatemia de realimentación incluyen períodos prolongados de desnutrición, pérdida de peso rápida y significativa, problemas médicos concurrentes, como cáncer o infecciones, y niveles de electrolitos anormales incluso antes de comenzar la realimentación[4]. Los estudios han demostrado que otros parámetros de laboratorio, como los niveles bajos de prealbúmina en sangre, pueden predecir de forma independiente tasas más elevadas de hipofosfatemia de realimentación en pacientes hospitalizados[5]. Antes se pensaba que empezar a suministrar calorías muy lentamente a los pacientes malnutridos evitaría las complicaciones de la realimentación. Por eso, en mis primeros años en este campo, empezábamos con un plan de comidas de solo 800 o 1.000 calorías al día. Resultó que estábamos equivocados. Lo único que hacíamos era provocar el síndrome de subalimentación.

EL SÍNDROME DE SUBALIMENTACIÓN

El síndrome de subalimentación se refiere al inicio de la ingesta de calorías a un nivel demasiado bajo en alguien que ha estado malnutrido. Estudios recientes han demostrado claramente que cuando estos pacientes no empiezan con un aporte calórico suficientemente alto, su peso sigue bajando, sus sistemas orgánicos siguen sufriendo y sus capacidades cognitivas permanecen rígidas y ansiosas[6]. De hecho, ahora sabemos que los riesgos del síndrome de subalimentación son mayores y más frecuentes que los del síndrome de realimentación.

Excelentes estudios demuestran que comenzar con 1.600 calorías al día o más, incluso en pacientes con muy bajo peso y médicamente comprometidos, es seguro desde el punto de vista de los niveles de fósforo[7,8,9]. Esto es válido para individuos de todas las edades, desde adultos hasta adolescentes. En esta última población, algunos centros recomiendan empezar hasta con 2.500 calorías al día[10]. Este mensaje ha tardado en calar en la comunidad de los trastornos alimentarios, tanto en el ámbito ambulatorio como en el residencial. Los proveedores siguen comenzando con calorías demasiado bajas para los pacientes, preocupados por el síndrome de realimentación. En parte, esto se debe a que los pacientes pueden no tener acceso a un médico que controle los niveles de fósforo una o dos veces por semana según las indicaciones del dietista. Sin embargo, empezar con muchas más calorías que en el pasado constituye la norma de cuidado basada en la evidencia.

Puedo oír el coro de pacientes ansiosos diciéndome: "Pero doctora G., eso es demasiada comida". Aseguro a todos y cada uno de los pacientes que, independientemente de lo que comieran durante su trastorno, su brillante cerebro cavernícola acelerará su metabolismo cuando se expongan a una alimentación adecuada. Les enseño que, en las dos primeras semanas de realimentación, es probable que su metabolismo supere incluso mis aumentos calóricos prescritos, y de hecho pueden perder peso. He observado este proceso innumerables veces, tanto en pacientes hospitalizados como ambulatorios.

En algún momento de la rehabilitación nutricional, muchos pacientes con anorexia nerviosa se convencen de que han engordado "cinco kilos de la noche a la mañana". Yo respondo con humildad y con datos en un intento de no participar en el estigma interiorizado de la talla: "Qué doloroso es que tu enfermedad mental te esté causando esas distorsiones. Sé que eso dificulta el proceso. Sin embargo, tu cuerpo es extraordinario y sabe exactamente lo que tiene que hacer. Cada bocado de comida en realidad está curando tu cuerpo". Sorprendentemente, al cabo de semanas o meses de ingesta calórica adecuada, incluso antes de que una persona con bajo peso haya alcanzado su peso objetivo, las células y los órganos del cuerpo funcionan correctamente.

EMPEZAR A RENACER

Pasemos a los detalles de la rehabilitación nutricional, tanto en el ámbito ambulatorio como en el hospitalario. Siempre trabajo en colaboración con dietistas expertos de todo el país, y he tenido la suerte de aprender de algunos de los mejores a lo largo de los años. Así que, aunque yo establezca el nivel calórico inicial con mis pacientes, confío en su dietista para crear y supervisar el plan de comidas en sí. En el ámbito ambulatorio, los pacientes deben comenzar con un mínimo de 1.600 calorías al día.

El equilibrio de macronutrientes debe contener aproximadamente un 50% de calorías procedentes de hidratos de carbono, un 30% de proteínas y un 20% de grasas. Las calorías en el ámbito ambulatorio pueden aumentarse unas 500 por semana. Aumentar más rápidamente es seguro, pero puede resultar difícil para un paciente que solo ve a los miembros de su equipo una vez a la semana. Las calorías deben aumentarse hasta que el paciente recupere de forma consistente entre 400 y 900 gramos a la semana de peso no edematoso en el ámbito ambulatorio.

Según mi experiencia, el edema por realimentación es menos frecuente en el ámbito ambulatorio que en el hospitalario. Por lo general, en los pacientes ambulatorios, el nivel de fósforo debe comprobarse con un panel metabólico básico de análisis de sangre una vez a la semana, y debe iniciarse la administración de suplementos de fósforo si el nivel de fósforo cae por debajo de 3 mg/dL. Existen múltiples preparados orales, la mayoría con receta, y pueden tomarse tres veces al día hasta la siguiente extracción de sangre, momento en el que puede modificarse la dosis. El efecto secundario de tomar fósforo puede ser náuseas leves o heces más blandas, por lo que los pacientes deben estar preparados para reducir su régimen intestinal mientras toman fósforo.

OPCIONES ALIMENTARIAS PARA TRATAR LA GASTROPARESIA

Hablemos del tratamiento nutricional de la gastroparesia, la ralentización del vaciado estomacal presentada en el capítulo 2, que tantos problemas puede plantear durante la rehabilitación nutricional temprana. Resulta que cuando la digestión es lenta debido a la inanición, los alimentos ricos en fibra empeoran la sensación de saciedad y la distensión abdominal. Muchos pacientes con alimentación restrictiva tienen listas de alimentos "seguros" que consideran aceptables y listas de alimentos "temidos". Los alimentos seguros y temidos pueden variar mucho de una persona a otra y, a menudo, los alimentos con fibra se encuentran entre los más seguros para muchos pacientes.

No obstante, una dieta baja en fibra es lo mejor durante las primeras cuatro a seis semanas de rehabilitación nutricional. Puede que este sea el único momento en que el médico inste al paciente a no comer casi nada de fruta ni verdura. Además de su contenido en fibra, las verduras tienen pocas calorías. Con un "espacio" gástrico limitado, tenemos que asegurarnos de que cada bocado sea lo más denso, nutritivo y calórico posible. Recuerdo a mis pacientes que estos retos son la razón por la que siempre trabajo en equipo con un terapeuta y un dietista, para que los tres podamos dar a los pacientes mucho apoyo.

Los líquidos y semisólidos se mueven a través de un estómago lento más fácilmente que los sólidos. Durante las primeras semanas de rehabilitación nutricional, para minimizar las molestias en el vientre, recomiendo que el paciente y su dietista elaboren un plan de comidas que contenga al menos un 30% de líquidos/semisólidos. Eso abarca los yogures, la leche con chocolate (mi favorita), los helados, etc. Esta recomendación es más difícil para los alérgicos o intolerantes a los lácteos, pero, aun así, hay formas de conseguirlo.

Tradicionalmente, se sabe que un mayor contenido de grasa en la dieta también empeora la gastroparesia. Sin embargo, me niego a seguir esta recomendación en el caso de las personas con trastornos alimentarios. Por un lado, a menudo ya existe tal fobia a la grasa nutricional que no voy a contribuir a ella con una recomendación de seguir una dieta baja en grasas. En segundo lugar, mi experiencia clínica trabajando con pacientes con gastroparesia grave me indica que es mucho más importante consumir alimentos bajos en fibra y más alimentos líquidos y calóricos que alimentos bajos en grasas. Y tercero, la grasa es un nutriente vital en el proceso de rehabilitación nutricional.

Tanto en el ámbito ambulatorio como en el hospitalario, los pacientes pueden sufrir sensación de saciedad y molestias abdominales a medida que aumentan las calorías. Muchos pacientes me dicen: "Doctora G., no puedo aumentar a 3.000 calorías al día. Ya me lleno demasiado con 2.600 al día". Simpatizo con el profundo malestar de la realimentación. Sin embargo, cuando el proceso de recuperación del peso se ha estancado debido a un metabolismo elevado, deben seguir aumentando las calorías.

Planteo la siguiente pregunta: ¿están optando por comer alimentos relativamente "seguros" para llegar a las 2.600 calorías diarias? Eso puede significar comidas de bastante volumen que contribuirán a una saciedad dolorosa. Aunque el aumento calórico prescrito no es negociable, el paciente puede controlar cómo ingiere esas calorías. Si tienen que comer una comida con un determinado número de calorías, pueden hacerlo con 16 boles de alimentos muy seguros o con un denso sándwich de mantequilla de cacahuete y mermelada y un vaso de leche entera con chocolate. En el primer caso, la barriga estará increíblemente incómoda, pero el trastorno alimentario se sentirá más seguro. En el segundo, la barriga estará más contenta, pero el trastorno alimentario podría estar algo inquieto. Entre las opciones neutras desde el punto de vista del volumen para aumentar las calorías se incluyen añadir más mantequilla de cacahuete a un sándwich, beber zumo o leche en lugar de agua o bebidas no calóricas, aumentar el contenido de grasa en los yogures, añadir algo más de grasas (como queso de untar) a las tostadas o el uso de suplementos líquidos ricos en calorías.

En general, dado que la gastroparesia puede llegar a ser peligrosa, insto a los pacientes a que elijan el plan de comidas de menor volumen y más calorías. Suele ser mejor comer seis comidas más pequeñas que tres más grandes cuando se trata de la gastroparesia. Cuanto menor sea el volumen que tenga que vaciar el estómago, mejor.

SONDAS NASOGÁSTRICAS Y CUIDADOS INICIALES EN UN ENTORNO HOSPITALARIO

Los pacientes que ingresan en hospitales no especializados en trastornos de la alimentación suelen tener una experiencia muy negativa con la nutrición. Las bandejas llegan a la habitación sin supervisión, los baños no están controlados para evitar las purgas y el personal del hospital, con buenas intenciones, comparte comentarios poco alentadores sobre el tamaño y la forma del cuerpo. Pero seamos realistas: muchos pacientes con trastornos alimentarios terminan en un entorno médico inexperto y, por la razón que sea, no es posible trasladarlos a un centro especializado. En ese caso, hago las siguientes recomendaciones.

Dado que las calorías no son negociables, debe preguntarse a los pacientes si desean consumirlas por vía oral o mediante alimentación por sonda. Algunos pacientes prefieren esta última opción, porque la alimentación por sonda "medicaliza" el proceso. Sin profesionales de salud mental altamente capacitados a su alrededor, la alimentación por sonda puede ser lo máximo a lo que los pacientes puedan comprometerse hasta llegar a un programa de tratamiento de trastornos alimentarios. Si eligen las calorías orales, el personal del hospital (a menudo con el apoyo de la familia) tiene que proporcionar un plan de comidas de 1.600 calorías e informar a los pacientes de que deben completar el 100% o tomar un suplemento nutricional para llegar al 100%.

En un plazo de 24 horas, al paciente que opte por ingerir alimentos pero no pueda o no lo consiga debe aplicársele una sonda de alimentación nasogástrica. En pacientes menores de 18 años, los padres pueden tomar esta decisión y hacerla cumplir. En los adultos, el rechazo de la sonda y de la comida debe llevar a los hospitales y a los familiares a aumentar la presión para que se les traslade a un centro especializado lo antes posible. He visto a pacientes permanecer en excelentes hospitales universitarios durante semanas, rechazando la comida, sin progresar y permaneciendo demasiado enfermos para un programa residencial. Cuando se les traslada a un entorno hospitalario altamente especializado, estas mismas personas de repente progresan nutricionalmente, sus órganos dañados se recuperan, recobran fuerzas y pueden avanzar rápidamente en su camino de recuperación.

Cuando a un paciente hospitalizado se le administra una sonda de alimentación nasogástrica, debe utilizarse una alimentación por sonda con bajo contenido en fibra. El aporte calórico continuo disminuye el riesgo de hipoglucemia y reduce el volumen por hora que se introduce en el estómago. El personal hospitalario suele estar habituado a iniciar la alimentación por sonda en pacientes posquirúrgicos a ritmos demasiado lentos para una persona con un trastorno alimentario. Un ritmo de alimentación por sonda inicial típico para la rehabilitación nutricional puede ser de unos 60 mL/h durante 22 horas al día. Esto puede parecer mucho para el personal de enfermería y los médicos. Respetuosamente, les recuerdo que se trata de muy poca cantidad. Un lactante puede tomar más en un biberón o cuando lo amamantan. Un café con leche mediano contiene 512 mL, y la mayoría de la gente no se pasa ocho horas bebiéndoselo a sorbitos. Si un paciente con un trastorno alimentario recibe alimentación por sonda al ritmo lento de un paciente posquirúrgico, se perderá tiempo y la insuficiencia orgánica seguirá avanzando.

En el ámbito hospitalario, la agudeza de la enfermedad requiere que las calorías se aumenten más rápidamente para evitar el síndrome de subalimentación. Las calorías deben aumentarse en 400 cada tres días hasta que el paciente aumente entre un kilo y un kilo y medio por semana. Los electrolitos deben comprobarse, dependiendo de los niveles de admisión, desde diariamente hasta una vez a la semana, sustituyendo el fósforo cuando caiga por debajo de 3 mg/dL. En el mejor de los casos, una vez que el cerebro esté algo nutrido, el paciente aceptará volver a ingerir alimentos y se podrá reducir la alimentación por sonda.

En los programas de trastornos alimentarios, la alimentación por sonda puede utilizarse de forma productiva para las calorías nocturnas cuando el plan de comidas se ha vuelto demasiado pesado o para recuperar las calorías perdidas durante el día. Una sonda nasogástrica puede permanecer colocada hasta seis semanas con buenos cuidados. Entre los riesgos se encuentran la infección sinusal, el reflujo, la neumonía por aspiración e irritación o la lesión de las cuerdas vocales. También existen sondas de alimentación más permanentes que se insertan a través de la pared abdominal y terminan en el estómago o en el intestino delgado.

SONDAS QUIRÚRGICAS DE ALIMENTACIÓN

Estos tubos más permanentes se denominan gastroscopia endoscópica percutánea (GEP) o yeyunostomía endoscópica percutánea (YEP). Las puede colocar un cirujano, un radiólogo intervencionista o un gastroenterólogo. Las sondas GEP terminan en el estómago, mientras que las sondas YEP terminan en el yeyuno, que forma parte del intestino delgado. Se utilizan en muchas poblaciones de pacientes diferentes, no solo en pacientes con trastornos alimentarios. Las sondas GEP solo deben utilizarse cuando existan impedimentos médicos significativos para recibir nutrición por *cualquier* otro medio.

Las sondas GEP nunca deben colocarse únicamente porque alguien no se alimente adecuadamente por vía oral. El hecho es que casi todos los pacientes con trastornos de la alimentación ya tienen una sonda funcional en el estómago: se llama esófago. Si los pacientes no ingieren las calorías adecuadas por vía oral debido a su grave enfermedad mental, también restringirán la alimentación por sonda. Comprendo el pensamiento mágico que pueden tener los pacientes y las familias al pensar que "solo con poner una sonda" se conseguirá una ingesta calórica adecuada. Sin embargo, he sido testigo una y otra vez de que los pacientes con una sonda de gastrostomía se subdosifican, diluyen la alimentación con agua para ingerir menos calorías o sabotean la propia sonda.

Además, las sondas de alimentación quirúrgicas no están exentas de riesgos. Su colocación puede ser bastante complicada, con dolores intensos y náuseas que, según mi experiencia clínica, duran más que en quienes no padecen un trastorno alimentario. Retirar una GEP antes de que cicatrice, entre seis y ocho semanas después de su colocación, puede causar infecciones abdominales catastróficas. Por lo tanto, la colocación de una GEP en un paciente con antecedentes de impulsividad está contraindicada. En última instancia, las sondas de alimentación quirúrgicas deben reservarse para los pacientes que realmente no pueden ingerir alimentos por vía oral. Los antecedentes de dificultad grave y persistente para tragar, la incapacidad médica para mantener los alimentos en el estómago debido a vómitos intratables o la obstrucción completa debida al síndrome de la AMS son indicaciones razonables para emplear una sonda percutánea[11].

NUTRICIÓN PARENTERAL TOTAL

La nutrición parenteral total (NPT) se refiere a la nutrición administrada a través de una vena profunda. Se coloca una vía o un catéter centrales de inserción periférica (catéter PICC), y el dietista o el médico prescribe una bolsa de nutrición que puede infundirse directamente en el torrente sanguíneo. Siempre que sea posible, es preferible utilizar el intestino al torrente sanguíneo para la nutrición. Mientras el intestino funcione, aunque sea un poco, recomiendo utilizar suplementos alimenticios o líquidos.

La NPT conlleva varios riesgos médicos importantes. Por ejemplo, la colocación del catéter central puede provocar la desinflamación de un pulmón, lo que se denomina neumotórax. Además, una bolsa de alimento puro directamente en la sangre no solo nutre al paciente, también puede nutrir a las bacterias. La NPT utilizada a lo largo del tiempo representa un "cuándo", no un "si", cuando se trata de infecciones graves del torrente sanguíneo, que pueden resultar mortales. La NPT puede utilizarse durante unas semanas si el paciente es absolutamente incapaz de ingerir alimentos por vía oral debido a problemas gastrointestinales relacionados con el bajo peso, como la gastroparesia grave o el síndrome de AMS, y si, por cualquier motivo, no puede tolerar una sonda de alimentación a través de la nariz. Sin embargo, una vez recuperado el peso corporal necesario, debe volver a utilizarse la sonda nasogástrica.

MICRONUTRIENTES: TIAMINA Y ZINC

Hay un pequeño número de vitaminas y minerales cuya administración durante la suplementación nutricional ha demostrado ser claramente beneficiosa. El más importante es la tiamina, o vitamina B1. La tiamina ayuda a varias enzimas vitales para el metabolismo, y es más necesaria en épocas de alto ritmo metabólico e ingesta de glucosa.

La insuficiencia aguda de tiamina, especialmente durante la realimentación temprana, puede causar un síndrome de delirio caracterizado por la combinación de confusión, marcha tambaleante y problemas oculares. Esto se denomina encefalopatía de Wernicke. Diagnosticada predominantemente en individuos con alcoholismo grave y desnutrición, también se ha descrito en pacientes con anorexia nerviosa y se considera un riesgo durante la realimentación[12,13].

Aunque la encefalopatía de Wernicke puede revertirse con la administración de tiamina, si no se trata puede evolucionar al síndrome amnésico de Korsakoff. El síndrome de Korsakoff causa amnesia irreversible y paramnesia (inventar cosas y creer que son verdad). La administración de 200 mg de tiamina oral al día durante al menos diez días es apropiada en la rehabilitación nutricional de todos los pacientes desnutridos, no solo los que padecen anorexia nerviosa.

El zinc es un micronutriente cuya deficiencia en la desnutrición crónica ha sido establecida por lo que se denomina "evidencia de nivel B". Eso significa que hay al menos un buen estudio, o varios estudios con limitaciones, que han llegado a esta conclusión. El zinc interviene en más de 300 enzimas humanas. Su deficiencia, de leve a grave, se asocia a numerosos hallazgos: restricción severa de estatura, fragilidad de la piel y el cabello, mal estado inmunitario, testosterona baja, anemia y deterioro cognitivo, entre otros[14]. No existe ninguna prueba sencilla y barata para detectar la carencia de zinc o de tiamina.

Dado que el zinc es barato e inocuo, suelo recomendar su administración al principio de la realimentación a todos mis pacientes externos, sobre todo a los que se quejan del mal estado de su pelo y su piel. Prefiero que mis pacientes tomen el zinc en forma de pastillas que se colocan entre la encía y la pared interior de la mejilla para que se absorban. Recomiendo pastillas de gluconato de zinc de 15 mg una vez al día durante uno o dos meses. La administración crónica de dosis elevadas de zinc puede interferir en la absorción del cobre, por lo que debe evitarse[15].

RANGO DE PESO OBJETIVO

Toda esta charla sobre rehabilitación nutricional me lleva al tema del rango de peso objetivo. Este tema no tiene nada que ver con la pérdida de peso en las personas con cuerpos más corpulentos y solo se refiere a las que están por debajo de su peso ideal. La mayoría de los pacientes con anorexia nerviosa temen ganar peso. Por ello, la pregunta "¿Cuánto peso me vais a hacer ganar?" es de sumo interés y preocupación. En última instancia, siempre tomo esta decisión junto al terapeuta de mis pacientes, al dietista y, de forma óptima, con los propios pacientes. No es un tema que deba discutirse hasta bien avanzado el proceso de realimentación. Con un cerebro cavernícola hambriento y paranoico y un miedo crítico a ganar incluso medio kilo, nadie debería atormentarse al principio de la recuperación por la idea de un rango numérico que se supone que deben alcanzar semanas o meses después.

Sin embargo, en algún momento es razonable saber a qué se aspira. Recuerdo a mis pacientes que no puedo "aterrizar un helicóptero en una moneda". Es decir, puede que digan: "Vale, doctora G. Me parece bien pesar x, pero ni un gramo más". Les explico que el peso de cada persona varía de forma natural y que un objetivo de peso es siempre un rango. Les insto a que no vuelvan a subirse a una báscula (en realidad, nadie necesita hacerlo) porque esto es algo que su equipo puede gestionar por ellos. El acto en sí de subirse a una báscula puede ser desencadenante y, dependiendo de la estabilidad de su recuperación, un solo momento en la báscula puede deshacer semanas de trabajo productivo. Una vez que se ha recuperado el peso y el paciente ha mantenido un peso estable durante un período satisfactorio, en mi opinión, no hay que volver a pesarlo.

En última instancia, tengo en cuenta varios factores a la hora de estimar un rango de peso objetivo inicial: la altura del paciente, las tablas de crecimiento infantil (¿estaban en el percentil 20 o en el 90 durante la infancia?), el rango de peso previo al trastorno alimentario y el tipo de cuerpo familiar. También creo que es útil conocer el peso en el que mis pacientes femeninas tuvieron por última vez períodos menstruales normales o pudieron quedarse embarazadas sin ayuda, o mis pacientes masculinos notaron una disminución significativa del deseo y la función sexuales. Estimar un rango de peso objetivo para los pacientes obliga a los médicos a examinar su propio estigma interiorizado sobre el peso. Los rangos de peso objetivo de algunos pacientes se sitúan en pesos corporales más elevados. No quiero aliarme con su trastorno alimentario ni con la gordofobia de la sociedad rechazando o resistiéndome a este hecho.

Es imposible conocer el "tipo de cuerpo" de un paciente cuando está demacrado. Las personas que desarrollaron el trastorno alimentario en la adolescencia pueden recordar un peso anterior al trastorno alimentario al que se aferran como objetivo para el futuro. Sin embargo, es posible que aún no hayan terminado de crecer y que ese objetivo sea demasiado bajo.

Dependiendo del paciente, su estado emocional, sus problemas médicos y la duración de la enfermedad, no siempre siento la necesidad de restaurar a los pacientes a su peso objetivo de forma lineal. A algunas personas (y a todos mis adolescentes) les va mejor llegar directamente a su peso objetivo, restaurando de forma constante todo el tiempo y nutriendo su cerebro y sus huesos sin demora. Otros, que pueden haber pasado por muchas rondas de tratamiento residencial con éxito variable y que están bastante estables desde el punto de vista médico, pueden volver a un rango de peso mínimo acordado por el equipo y mantenerse ahí durante unos meses. Esto permite que el trabajo psicológico se ponga al día con el cuerpo, y luego se puede seguir recuperando peso cuando se esté preparado.

Lo que es muy importante es que los proveedores no se alineen con el orden de los trastornos alimentarios e infraponderen a los pacientes a largo plazo. Todos los pacientes con anorexia nerviosa desean acercarse asintóticamente a su rango de peso objetivo ("¿Qué te parece dos kilos menos de lo que acabas de decir?") porque tienen una enfermedad mental. Esto no beneficia ni al cuerpo ni al alma. Por otro lado, muchos pacientes han experimentado una verdadera sobrerrestauración (a diferencia de la distorsión del trastorno alimentario o de la visión de la sociedad) a manos de programas de trastornos alimentarios bien intencionados. Esto genera una falta de confianza, más ansiedad y, a menudo, desencadena recaídas.

Los médicos podemos caer en la autocomplacencia con los llamados "pesos normales" porque tenemos nuestros propios prejuicios internos, incluido el estigma del tamaño y el peso. Por un lado, los pacientes pueden estar peligrosamente implicados en sus trastornos alimentarios y, sin embargo, aparentar un "peso normal". Esto puede hacer que el sistema médico no los tenga en cuenta. Por otro lado, las personas en entornos médicos pueden ser advertidas sobre un mayor peso corporal cuando esa medida no está afectando a su salud de ninguna manera, exponiéndolas a los riesgos de las dietas y los ciclos de peso que bien pueden tener un impacto negativo en su salud[16]. Siempre debemos resistirnos a nuestras propias tendencias aprendidas y basadas en el tamaño, y seguir considerando a la persona en su totalidad a la hora de evaluar su estado de salud.

RESOLUCIÓN DEL CASO: TAYLOR

Taylor empieza a ver a su terapeuta y a su dietista una vez a la semana y a su médico una o dos veces al mes. Trabaja con su dietista para crear un plan de comidas que empieza con 1.600 calorías al día y aumenta 500 calorías a la semana para conseguir un plan de comidas objetivo que satisfaga las necesidades diarias de su cuerpo. Incorporan alimentos que Taylor acepta, así como una serie de alimentos que ha evitado por completo durante meses. Taylor procesa estos miedos con su terapeuta y aprende de su dietista sobre la ciencia del metabolismo y la reintroducción de alimentos.

El médico le asegura desde su primera sesión que su metabolismo no está en absoluto "destrozado". Le explica que su "genética de superviviente" la ha protegido de la pérdida de peso a pesar de haber tenido comportamientos tan restrictivos, e identifica que el diagnóstico es anorexia nerviosa atípica, aclarando que, de hecho, no hay nada "atípico" en ella en absoluto. El enfoque será inclusivo con respecto al peso; es decir, una vez que Taylor consuma suficientes calorías para satisfacer las necesidades de su cuerpo, su peso puede disminuir, mantenerse o aumentar, y esta cifra no será el objetivo principal. En esa primera sesión, su médico también repasa los riesgos médicos de la rehabilitación nutricional y cómo optimizarán la experiencia para su salud y comodidad. Comienza a administrar a Taylor 200 mg de tiamina sin receta al día durante los diez primeros días de realimentación, y le recomienda pastillas de gluconato de zinc de 15 mg al día durante uno o dos meses.

Al cabo de dos semanas, Taylor ha empezado a tener problemas de saciedad al aumentar el plan de comidas. Su médico le receta metoclopramida para la gastroparesia. Tras una o dos semanas de somnolencia con esta medicación, Taylor se siente mucho mejor. Empieza a tomar una dosis diaria de polietilenglicol para el estreñimiento, que también la ayuda. Taylor utiliza una aplicación móvil con su dietista para hacer un seguimiento de lo que come y cómo se siente al respecto. Esto le da una sensación de responsabilidad en el proceso, y completa el 100% de su plan de comidas superando incluso su miedo. Promete mantenerse alejada de la báscula.

A las tres semanas del proceso, Taylor teme haber ganado "cinco kilos" y tiene serios problemas con su imagen corporal. Su médico aprovecha la ocasión para decirle objetivamente que, de hecho, ha mantenido su peso corporal. El equipo la tranquiliza, porque saben que está completando sus calorías, y que esto se debe a que su metabolismo es ahora muy rápido. Taylor se da cuenta de hasta qué punto las distorsiones de su imagen corporal son realmente parte de su enfermedad mental y de su estigma interiorizado sobre la talla, y lo poco que tienen que ver con su cuerpo real.

A las pocas semanas de empezar la rehabilitación nutricional, el equipo de Taylor le permite volver a realizar movimientos conscientes y agradables. Empezando con uno o dos días a la semana y haciendo un poco más cada semana (con días de descanso), Taylor hace yoga y va de excursión, y ambas actividades le gustan y la ayudan a centrarse. Empieza a ver su cuerpo como algo fuerte y capaz de llevarla a aventuras divertidas, en lugar de como algo que hay que domar y que no le gusta. Las relaciones de Taylor con sus compañeros de clase, su familia y sus amigos vuelven a ser cálidas. A medida que su cerebro se nutre, nota cómo mejora su función cognitiva. Estudiar es mucho más rápido y fácil, duerme mejor y la sensación de incomodidad, nerviosismo y ansiedad que solía experimentar desaparece.

Cuatro meses después de la intervención de su familia y amigos, Taylor está mucho mejor. Está deseando que llegue el día en que pueda intuir qué necesita comer y cuándo, pero emocionalmente aún no lo ha conseguido. Sigue viendo a su dietista y a su terapeuta semanalmente. En aspectos importantes, su trabajo con el terapeuta ahora es más intenso porque su cerebro se ha restablecido y está preparado para hacer el trabajo necesario para evitar otra recaída en el futuro. Aún tiene días difíciles por delante, pero es capaz de reconocer la voz del trastorno alimentario e ignorarla.

LA METÁFORA DEL GLOBO Y EL MIEDO A LOS ALIMENTOS

Cuando los pacientes comienzan el proceso de rehabilitación nutricional, pueden experimentar mucho malestar gastrointestinal. Este síntoma físico, ya se manifieste como hinchazón y distensión, saciedad, náuseas, estreñimiento, diarrea o alguna combinación de estos, puede ser fácilmente malinterpretado por el trastorno alimentario. Puede apresurarse a decir: "¿Ves? Te dije que esto no era seguro. Tenemos que volver a lo que hacíamos antes".

Esto es especialmente cierto porque muchas personas con anorexia nerviosa se centran mucho en la apariencia de su estómago y experimentan distorsiones de su imagen corporal. Cuando los pacientes tienen un peso inferior al normal o han perdido peso muy rápidamente, muchos tienen la experiencia desencadenante de "ver" su comida más reciente porque su estómago sobresale. El cerebro del trastorno alimentario puede interpretar esto como un aumento de peso e intentar sabotear el trabajo de recuperación. Me gusta contar la historia de la metáfora del globo en esta situación:

Imagina que inflo un globo, lo ato y lo pongo en la mesa delante de ti. Si cubro el globo con una sábana fina, verás todos los contornos. Si le echo por encima una manta gruesa, podrás ver que hay algo, pero será menos evidente. Por primera vez en mucho tiempo, ahora tienes alimentos en digestión, heces y gases en varias etapas en tu sistema digestivo. Son el "aire" metafórico que infla el "globo" de tu tracto gastrointestinal. Debido a la insuficiencia de grasa y músculo, la pared abdominal se extiende como una fina sábana sobre el globo. Tus músculos literalmente ya no son lo suficientemente fuertes como para contener el contenido de tu abdomen. Por lo tanto, puedes ver cada comida.

En cambio, yo tengo una bonita manta: mucha grasa y músculo. Por eso, coma lo que coma, mi barriga tiene el mismo aspecto. Te animo a que reencuadres y comprendas que solo las personas desnutridas y con bajo peso pueden "ver su comida". A medida que te pongas más fuerte y recuperes peso, esto se resolverá. Por ahora, entiende que este vientre protuberante es un signo de desnutrición, lo contrario de lo que temes.

Hacia el final de la rehabilitación nutricional, otro hallazgo relacionado con el vientre es que los pacientes a menudo se sienten proporcionalmente más gruesos alrededor de la cintura de lo que eran antes de enfermar, incluso si su peso está dentro de un rango adecuado. Cada persona tiene una constitución diferente. Algunos pacientes que enfermaron por primera vez durante la adolescencia no solo tienen que recuperarse de su anorexia nerviosa, sino que también tienen que pasar por la adolescencia... incluso a los 20 o 30 años. En particular, en el caso de las mujeres, se produce una feminización, con el desarrollo de curvas y un hábito corporal adulto que puede o no ser bienvenido. Además del desarrollo de un cuerpo adulto, los pacientes pueden aumentar aún más de peso en el abdomen.

Esto es completamente normal. El fondo nutricional de la Madre Naturaleza para los días de lluvia se almacena centralmente. Después de una larga hambruna, el cerebro cavernícola mantendrá deliberadamente algunas reservas de grasa allí por si la persona pasa por otra hambruna de inmediato. Sin embargo, al cabo de un año de mantener un peso adecuado, esto se redistribuirá de acuerdo con el plan genético inicial en lo que respecta a la forma y al tamaño del cuerpo adulto.

Esto nos lleva al asunto del miedo a ciertos alimentos. Prácticamente todos los pacientes con trastornos alimentarios tienen un conjunto de alimentos que están fuera de sus límites. He tenido innumerables pacientes que reaccionan con asombro cuando apoyo el plan de comidas que su dietista les ha trazado. "Pero doctora G., en este plan hay alimentos procesados/lácteos/trigo/grasas/azúcares. Todo el mundo sabe que son malos para la salud/causan cáncer/provocan inflamación/me harán ganar demasiado peso". En primer lugar, hago saber a mis pacientes que yo predico con el ejemplo: como de todo sin restricciones.

En segundo lugar, me gusta preguntarles: "¿Qué te parecería si creara para ti un plan de comidas que prácticamente te garantizara los siguientes problemas: hinchazón, saciedad, náuseas, estreñimiento, caída del cabello, piel arrugada, huesos frágiles, metabolismo lento, ansiedad, aislamiento social y daños cardíacos?". Intuyen lo que se les viene encima. Les digo: "Ese es el plan de alimentación que sigues actualmente, el que tu trastorno alimentario te ha dicho que es tan seguro. Nada es más peligroso para ti que la restricción". Por el contrario, les recuerdo que todo lo que les ha recomendado su dietista es mucho más saludable y científicamente más seguro.

NOTAS

1 Brown CA, Sabel AL, Gaudiani JL, Mehler PS. Predictors of hypophosphatemia during refeeding of patients with severe anorexia nervosa. *Int J Eat Disord.* 2015 November; 48(7):898–904. doi: 10.1002/eat.22406.

2 Gaudiani JL, Sabel AL, Mehler PS. Low prealbumin is a significant predictor of medical complications in severe anorexia nervosa. *Int J Eat Disord.* 2014 March; 47(2):148–156. doi: 10.1002/eat.22233.

3 O'Connor G, Nicholls D, Hudson L, Singhal A. Refeeding low weight hospitalized adolescents with anorexia nervosa: a multicenter randomized controlled trial. *Nutr Clin Pract.* 2016 October; 31(5):681–689. doi: 10.1177/0884533615627267.

4 National Institute for Health and Clinical Excellence (NICE Criteria). *Nutrition support for adults: oral nutrition support, enteral tube feeding and parenteral nutrition,* 2nd edition, NHS Foundation Trust, 2006, revised 2017. www.nice.org.uk/guidance/cg32. Consultada el 2 de febrero de 2018.

5 Gaudiani JL, Sabel AL, Mehler PS. Low prealbumin is a significant predictor of medical complications in severe anorexia nervosa. *Int J Eat Disord.* 2014 March; 47(2):148–156. doi: 10.1002/eat.22233.

6 Whitelaw M, Gilbertson H, Lam PY, Sawyer SM. Does aggressive refeeding in hospitalized adolescents with anorexia nervosa result in increased hypophosphatemia? *J Adolesc Health.* 2010 June; 46(6):577–582. doi: 10.1016/j.jadohealth.2009.11.207.

7 Peebles R, Lesser A, Park CC, Heckert K, Timko CA, Lantzouni E, Liebman R, Weaver L. Outcomes of an inpatient medical nutritional rehabilitation protocol in children and adolescents with eating disorders. *J Eat Disord.* 2017 March 1; 5:7. doi: 10.1186/s40337-017-0134-6.

8 Smith K, Lesser J, Brandenburg B, Lesser A, Cici J, Juenneman R, Beadle A, Eckhardt S, Lantz E, Lock J, Le Grange D. Outcomes of an inpatient refeeding protocol in youth with anorexia nervosa and atypical anorexia nervosa at children's hospitals and clinics of Minnesota. *J Eat Disord.* 2016 December 19; 4:35. doi: 10.1186/s40337-016-0124-0.

9 O'Connor G, Nicholls D, Hudson L, Singhal A. Refeeding low weight hospitalized adolescents with anorexia nervosa: a multicenter randomized controlled trial. *Nutr Clin Pract.* 2016 October; 31(5):681–689. doi: 10.1177/0884533615627267.

10 Kohn MR, Madden S, Clarke SD. Refeeding in anorexia nervosa: increased safety and efficiency through understanding the pathophysiology of protein calorie malnutrition. *Curr Opin Pediatr.* 2011 August; 23(4):390–394. doi: 10.1097/MOP.0b013e3283487591.

11 www.verywell.com/supplemental-feeding-to-treat-eating-disorders-4138109. Consultada el 2 de febrero de 2018.

12 Sharma S, Sumich PM, Francis IC, Kiernan MC, Spira PJ. Wernicke's encephalopathy presenting with upbeating nystagmus. *J Clin Neurosci.* 2002 July; 9(4): 476–478. PubMed PMID: 12217687.

13 Altinyazar V, Kiylioglu N, Salkin G. Anorexia nervosa and Wernicke Korsakoff 's syndrome: atypical presentation by acute psychosis. *Int J Eat Disord.* 2010 December; 43(8):766–769. doi: 10.1002/eat.20783.

14 Prasad AS. Discovery of human zinc deficiency: its impact on human health and disease. *Adv Nutr.* 2013 March 1; 4(2):176–190. doi: 10.3945/an.112. 003210.

15 Gropper SS, Smith JL, Carr TP. (2018) *Advanced nutrition and human metabolism,* 7th Ed. Boston: Cengage Learning. (pp. 500–509).

16 Madigan CD, Pavey T, Daley AJ, Jolly K, Brown WJ. Is weight cycling associated with adverse health outcomes? A cohort study. *Prev Med.* 2018 March; 108:47–52. doi:10.1016/j.ypmed.2017.12.010.

PARTE II

PURGAS

Aparcamos ahora los problemas médicos asociados a la restricción de calorías y pasamos a los problemas médicos asociados a la purga. Purgarse significa vaciarse físicamente. Los vómitos, el abuso de laxantes y el abuso de diuréticos son las tres formas más comunes de purgarse, y el ejercicio excesivo también puede considerarse un tipo de purga. A veces los atracones preceden a las purgas. Según el DSM-5, darse un atracón significa ingerir una gran cantidad de alimentos de forma rápida y sentirse después dolorosamente lleno y culpable. Algunos pacientes creen que se han dado un atracón porque la cantidad de comida es superior a la que ellos consumen habitualmente, aunque otras personas no la consideren objetivamente excesiva.

Según la definición del DSM-5, los pacientes con bulimia nerviosa se dan atracones y se purgan al menos una vez a la semana durante al menos tres meses y no suelen tener bajo peso, aunque pueden estar desnutridos desde el punto de vista médico. Con la anorexia nerviosa purgativa, los pacientes restringen las calorías y las purgan (con o sin atracones). Según la definición de anorexia nerviosa, los pacientes llegan a tener un peso significativamente bajo. La bulimia nerviosa atípica, que aparece en el DSM-5 con el epígrafe de otros trastornos específicos de la alimentación (OSFED), es el diagnóstico que se da a los pacientes que tienen conductas de atracón/purga con menos frecuencia que en el diagnóstico de bulimia nerviosa[1].

La prevalencia de la bulimia nerviosa se sitúa en torno al 1-1,5% cuando se cumplen todos los criterios del DSM-5, aunque hasta un 20% cumple criterios subumbrales[2]. Las mujeres superan a los varones en una proporción de 3-10:1[3]. El ejercicio excesivo puede considerarse un mecanismo de purga, pero no da lugar al tipo de fisiología descrito en este capítulo. La restricción de insulina en aquellos con diabetes mellitus tipo 1 también puede considerarse un medio de purga, y la abordo en el capítulo 13.

La purga conlleva tres categorías principales de riesgo médico: daño físico al organismo, alteraciones electrolíticas y deshidratación, y las complicaciones de dejar de purgarse. En el capítulo 7 ofrezco una visión general de por qué la purga causa problemas médicos. El capítulo 8 trata con más detalle lo que le ocurre al cuerpo físicamente como resultado de la purga, mientras que el capítulo 9 revisa los cambios electrolíticos de la sangre y las complicaciones médicas de dejar de purgarse.

NOTAS

1 American Psychiatric Association. (2013). *Diagnostic and statistical manual of mental disorders* (5th ed.). Arlington, VA: American Psychiatric Publishing.

2 Hail L, Le Grange D. Bulimia nervosa in adolescents: prevalence and treatment challenges. *Adolesc Health Med Ther.* 2018 January 4; 9:11–16. doi: 10.2147/AHMT.S135326.

3 www.nationaleatingdisorders.org/statistics-research-eating-disorders. Consultada el 24 de abril de 2018.

CAPÍTULO 7

¿QUÉ SON LAS PURGAS? ¿POR QUÉ CAUSAN PROBLEMAS MÉDICOS?

CONTEXTO

Las complicaciones médicas de las purgas se derivan de su tipo, de su frecuencia y de su duración. El cese de las purgas, también llamado "desintoxicación", puede ser igualmente peligroso desde el punto de vista médico. Los pacientes que se purgan se enfrentan a una serie de graves problemas. En primer lugar, independientemente del peso o el tamaño corporal, la purga puede hacer que una persona enferme peligrosamente con mucha rapidez. Como ya hemos visto en la parte I, en la restricción pura el cerebro cavernícola está diseñado para reconocer la inanición y adaptar prácticamente todos los sistemas corporales con el fin de emplear menos energía como protección. En consecuencia, el cambio fisiológico ocurre lentamente. Por el contrario, cuando hay purga, una persona puede estar bien por la mañana y muerta al atardecer. La purga puede cambiar bruscamente los niveles de electrolitos —el potasio en particular— así como el estado de hidratación; el cuerpo simplemente no puede adaptarse con la suficiente rapidez. La muerte puede producirse rápidamente y sin previo aviso.

Otro obstáculo al que se enfrentan los pacientes que se purgan es que el sistema médico suele causarles daños psicológicos o físicos. Los prejuicios sobre el tamaño generan en los médicos comentarios de este tipo: "¿Tienes un trastorno alimentario? Pues a mí me parece que estás bien. Ni siquiera estás por debajo de tu peso". Las compañías de seguros pueden denegar el acceso a un nivel de atención superior necesario basándose en el prejuicio del peso: el suyo propio o el que aparece en el DSM-5. O quizás pueden decidir que los electrolitos de un paciente no son "lo suficientemente anormales" como para precisar un tratamiento residencial que le salve la vida.

Estas interacciones pueden tener un efecto profundamente escalofriante en los pacientes. Refuerzan exactamente lo que la voz del trastorno alimentario les ha estado diciendo: "¿Ves? No estás lo bastante enfermo. Claramente tienes que estar peor para que alguien se tome esto en serio". Trágicamente, algunos pacientes también pueden tener estos mismos pensamientos reforzados por familiares, amigos e incluso extraños. Además, los pacientes que se purgan a menudo han recibido sin darse cuenta una atención médica deficiente o incluso peligrosa en los servicios de urgencias de hospitales, enfermerías escolares o en otros lugares.

¿POR QUÉ DARSE ATRACONES Y PURGARSE?

El acto de darse atracones y purgarse puede satisfacer ciertas necesidades psicológicas. Por ejemplo, purgarse puede servir para calmar la ira, la tristeza, la soledad o la frustración. Puede ayudar a alguien a insensibilizarse. Incluso puede provocar una sensación de euforia. La purga puede no tener nada que ver con las calorías. Puede tratarse de la necesidad de sentirse vacío, lo que ejemplifica el miedo de muchos pacientes a la saciedad, a estar dentro su cuerpo físico y a ser conscientes de él y de sus necesidades y respuestas emocionales. La purga también puede ser un modo de autolesión, de castigo a un cuerpo al que la enfermedad mental califica insistentemente de indigno e inaceptable. La recuperación no puede darse si los pacientes no encuentran una forma de satisfacer estas necesidades de otras maneras.

A menos que los médicos reconozcan estos aspectos de la enfermedad, pueden hacer suposiciones incorrectas sobre lo que la purga hace por el paciente, y al hacerlo causan invalidación, alienación y daño. Estas interacciones no solo tienen repercusiones psicológicas, sino también médicas, porque enseñan a los pacientes a evitar la atención médica. Esta es una de las muchas razones por las que siempre trabajo en estrecha colaboración con terapeutas y dietistas como parte del equipo de tratamiento de un paciente. La recuperación es mucho más compleja que "dejar de purgarse sin más".

VÓMITOS

Los estudios muestran una amplia gama de prevalencia de conductas purgativas específicas; el vómito es la modalidad más utilizada, seguida del abuso de laxantes y diuréticos. Muchas personas recurren a múltiples modalidades[1]. El vómito puede desencadenarse manualmente, cuando el dedo de la persona o un objeto como una cuchara desencadenan el reflejo nauseoso. En el primer caso, los pacientes pueden acabar con callosidades y abrasiones en el dorso de la mano por el roce con los dientes, un hallazgo físico denominado signo de Russell. Con el tiempo, el vómito puede llegar a producirse casi sin esfuerzo.

ABUSO DE LAXANTES

El abuso de laxantes puede comenzar en pacientes estreñidos a causa de un metabolismo ralentizado. Existen dos tipos principales de laxantes: los osmóticos (que llevan agua al intestino para facilitar la evacuación) y los estimulantes (que obligan a los músculos intestinales a contraerse y expulsar las heces). Los primeros son seguros y rara vez se abusa de ellos. Entre los segundos se encuentran el sen y el bisacodilo, que son los más peligrosos si se abusa de ellos. No te dejes engañar por las bonitas etiquetas de las cajas que compras en los supermercados ecológicos: las infusiones, por ejemplo, también pueden contener sen y contribuir al abuso de laxantes.

Con el abuso de laxantes no se pierden calorías. Más bien, los individuos desarrollan una necesidad compulsiva de no tener nada dentro, de estar "vacíos". Los pacientes pueden tomar laxantes hasta tener náuseas, calambres y diarrea. Puede desarrollarse una obsesión progresiva con el aspecto del estómago, junto con temores de estreñimiento. Los pacientes pueden perder el contacto con la función intestinal normal; les entra pánico y piensan que están estreñidos si no tienen diarrea cinco veces al día. Pueden empezar a planificar sus días no solo en torno al consumo de alimentos, sino también en torno a la proximidad de los baños. Pueden participar en menos interacciones sociales, ya que el abuso de laxantes también puede acarrear flatulencia, así como incontinencia. Los estudios han demostrado que las personas que abusan de los laxantes tienen mayores tasas de suicidio, autolesiones, sentimientos de vacío e ira[2].

ABUSO DE DIURÉTICOS

El tercer tipo principal de purga es el abuso de diuréticos, facilitado por la compra de diuréticos con receta en internet. Estos medicamentos obligan a los riñones a excretar sal y agua. Al igual que con los laxantes, el abuso de diuréticos no implica pérdida de calorías. Más bien, conduce a la pérdida de peso por deshidratación grave.

El último denominador común de los daños médicos de las purgas es que la deshidratación grave y las anomalías electrolíticas graves, especialmente el bajo nivel de potasio, pueden provocar un paro cardiaco. Esto puede ocurrir con cualquier peso o tamaño corporal y en cualquier momento. Algunos pacientes que se purgan mucho mantienen unos electrolitos relativamente normales durante más tiempo del que cabría esperar. Como siempre, esto se debe a la variabilidad genética. No existe una cantidad segura de purgas.

FACTORES TEMPERAMENTALES

Los pacientes que se purgan pueden tener temperamentos diferentes de los que se limitan a restringir. Aunque se trata de una generalización que no se aplica en absoluto a todos los pacientes, los individuos que restringen puramente la ingesta de alimentos suelen ser buenos estudiantes, diligentes y responsables. Rara vez hay que recordarles que terminen una tarea y suelen ser perfeccionistas, socialmente ansiosos o tímidos, sensibles a las críticas, serios y a menudo modestos. Por otro lado, los que se purgan pueden presentar algunos de estos rasgos (o todos), pero a menudo también tienden a tener algo de "niños rebeldes".

La mejor cita que he oído sobre los que se purgan (y no sé a quién atribuírsela) es que las personas que se purgan se sienten "atraídas por la complejidad y luego abrumadas por ella." Tal vez no sea sorprendente, como sugiere esta cita, que los pacientes que se purgan se vean fácilmente atrapados en relaciones sociales complicadas. Pueden ser apasionados, arriesgados, buscadores de emociones, extrovertidos y sexualmente más precoces. Pueden buscar la intimidad física como un medio de conexión y validación, no les importa destacar y con frecuencia tienen un trastorno por consumo de sustancias comórbido[3,4,5]. Al mismo tiempo, tienen toda la inteligencia, la ansiedad y la sensibilidad de los pacientes que solo restringen; pueden excederse y luego darse atracones y purgarse como mecanismo calmante o adormecedor.

SI EL POTASIO NO ESTÁ BAJO, NO PASA NADA

Muchos pacientes que se purgan creen que solo están lo bastante enfermos como para tratarse y abstenerse de ciertas conductas cuando sus electrolitos son anormales. Esto se perpetúa de muchas maneras. Por un lado, los sistemas familiares y las expectativas personales pueden contribuir sin querer al establecimiento de esta creencia. Un joven que desarrolla bulimia en un contexto de grandes expectativas personales y familiares en torno a los logros académicos y deportivos puede valerse hasta que se desmaya y lo llevan al hospital, donde las pruebas revelan que su potasio es muy bajo. Como hay un problema médico, todos insisten en que descanse y se recupere. Le apoyan y le cuidan de una forma que no recibe a diario, o que él suele rechazar porque es muy exigente consigo mismo y no se considera merecedor de tanta compasión y atención. Sin embargo, una vez que el potasio se normaliza y ha descansado unos días, la vida se reanuda. Puede ser hipersensible a cualquier mensaje de que ahora está "bien", y entonces el trastorno alimentario vuelve a apoderarse de él.

Sin duda, es un gran problema que los pacientes que se purgan no se tomen en serio su enfermedad a menos que sus análisis sean anormales. Para empezar, es difícil convencerles de que inicien un tratamiento. Además, una vez que el paciente ha empezado el tratamiento y ha abandonado las conductas, ya sea en régimen ambulatorio o de hospitalización, los electrolitos cambian con bastante rapidez. Esto significa que una semana después del inicio del tratamiento, cuando los resultados de las pruebas de laboratorio son normales, pueden llegar a la triste conclusión de que ya está "bien" y no necesita más ayuda. Significa que un médico que les diga alegremente que sus análisis de sangre son normales puede llevarlos a una escalada de conductas relacionadas con el trastorno alimentario porque la noticia lo invalida todo.

Por supuesto, todo esto forma parte de la enfermedad mental. Puede atormentar a los familiares preocupados que, cada vez más, andan con pies de plomo, no vaya a ser que un comentario positivo aislado se utilice como motivo para que el paciente vuelva a incurrir en conductas relacionadas con los trastornos alimentarios. En última instancia, los proveedores deben seguir transmitiendo el mensaje de que no existe una única medida —ni un valor de laboratorio ni un peso— que etiquete de manera correcta y única la gravedad de un trastorno alimentario o su necesidad de tratamiento.

LAS DOS CARAS DE LA MONEDA

La historia de las dos caras de la moneda surgió de innumerables conversaciones que he tenido con pacientes a lo largo de los años, cuando intentaban encontrar sentido a lo que su trastorno alimentario les estaba haciendo. Pongo la mano frente a mí, con la palma hacia arriba, y la señalo diciendo: "Esta es la cara dorada y brillante de tu moneda. Incluye todos los rasgos y logros que atraen la atención y los elogios de tus padres, entrenadores y profesores".

Luego le doy la vuelta a la mano y me señalo el reverso mientras le digo que todo el mundo tiene otra cara de la moneda. Le explico que lo que veo una y otra vez es que la cara dorada suele llevar aparejada una cara más oscura. No es un juicio moral. Se refiere a las vulnerabilidades que también pueden poseer estos pacientes: sensibilidad, ansiedad, gran necesidad de recargarse y rigidez.

Una sensibilidad intensa ante los elogios o las críticas, por ejemplo, puede ser dolorosa, especialmente en la infancia, cuando se tiene tan poca experiencia vital y tan pocas habilidades de afrontamiento para gestionarla. Una profunda necesidad —en comparación con sus amigos— de reafirmación, apoyo, conexión y autocuidado adicionales puede resultar vergonzosa. Nadie parece tener la necesidad de ponerse en contacto regularmente con sus seres queridos para preguntarles: "¿Todo bien? ¿Te has enfadado conmigo?". Nadie parece necesitar dormir más cada noche. Nadie parece necesitar más mimos. De hecho, mis pacientes han oído a menudo decir a sus seres queridos, también con buenas intenciones: «¿Por qué dejas que esto te afecte tanto? ¡Pasa de ello! Guárdate las lágrimas para las cosas importantes». Incluso me he preguntado si la magnitud de la sensibilidad y la necesidad de apoyo de mis pacientes les parece *grande* y acaba contribuyendo a la distorsión de que su cuerpo es demasiado grande y necesita un cambio.

Mientras que mis pacientes reciben mucha atención por la cara dorada de su moneda, a menudo no reciben mucho apoyo por su cara oscura. En parte, han trabajado mucho para aparentar que no tienen esa otra cara. Nunca desarrollaron las palabras para decir: "Me siento solo. Tengo miedo. Esto me supera". O si lo hicieron, sintieron que esos mensajes no se tomaban en serio y evitaron sentirse lo suficientemente dignos como para que realmente se les permitiera sentirse algo más que simplemente bien.

Muchos de mis pacientes carecen de una capacidad consistente para realizar las siguientes tareas psicológicas: "Sé cómo me siento. Soy amable con ese sentimiento. Puedo calmarme". Al no poder realizar estas tres tareas clave, pueden recurrir a las conductas de los trastornos alimentarios de pasar hambre, darse atracones, purgarse o hacer ejercicio en exceso para entumecerse y distraerse.

Me gusta destacar los puntos fuertes de mis pacientes para ayudarles a encontrar compasión por sus luchas. La historia de las dos caras de la moneda puede ayudarles a recordar que pueden ser ambas caras de su moneda y a respetarlas por igual. Esta historia también me ayuda a ser mejor médica y a apreciar lo que han vivido mis pacientes. Me recuerda que debo ser paciente, vigilar mis palabras —porque esos radares sensibles siguen encendidos— y ser amable. Me mantiene centrada en no invalidar a mis pacientes, porque a menudo hay una fuerte historia subyacente de falta de apoyo.

En mi rol de madre, la historia de la moneda me enfrenta a mi propia personalidad ansiosa y a la forma en que puedo responder a las necesidades de mis hijas. Antes, cuando alguna de las dos venía a decirme que le dolía la tripa, yo me ponía en modo "doctora Mami" y le hacía un diagnóstico diferencial. "¿Tienes hambre? ¿Quieres hacer caca?" Y luego —y me estremezco al recordarlo—, le aseguraba: "Ya se te pasará, cariño".

Ahora sé que mi hija no me estaba pidiendo que resolviera el misterio de su dolor de tripa, ni le preocupaba que le estuviera pasando algo realmente malo que requiriera que le dijera que se pondría bien. Lo que ocurría es que yo estaba respondiendo a mi propia necesidad en esos momentos. Aparentemente, necesitaba solucionar su problema con rapidez, asegurarme de que todo iba bien y dejar de preocuparme por ello. Lo que ella quería realmente era reconocimiento, apoyo y consuelo. Lo aprendí escuchando las historias de mis pacientes.

Ahora, cuando mis hijas acuden a mí con un problema, casi siempre les digo algo parecido a esto: "Ay, lo siento. Tiene que ser muy molesto. ¿Quieres que te abrace o que hablemos de ello?". Reconocimiento, apoyo, consuelo. Mi esperanza es que sus hermosas almas asimilen esta respuesta y que, cuando crezcan, hayan aprendido a ofrecerse a sí mismas la misma compasión en los momentos difíciles.

NOTAS

1 Forney KJ, Buchman-Schmitt JM, Keel PK, Frank GK. The medical complications associated with purging. *Int J Eat Disord.* 2016 March; 49(3):249–259. doi: 10.1002/eat.22504.

2 Tozzi F, Thornton LM, Mitchell J, Fichter MM, Klump KL, Lilenfeld LR, Reba L, Strober M, Kaye WH, Bulik CM; Price Foundation Collaborative Group. Features associated with laxative abuse in individuals with eating disorders. *Psychosom Med.* 2006 May–June; 68(3):470–477. PubMed PMID: 16738081.

3 Gat-Lazer S, Geva R, Gur E, Stein D. Reward dependence and harm avoidance among patients with binge-purge type eating disorders. *Eur Eat Disord Rev.* 2017 May; 25(3):205–213. doi: 10.1002/erv.2505.

4 Klump KL, Bulik CM, Pollice C, Halmi KA, Fichter MM, Berrettini WH, Devlin B, Strober M, Kaplan A, Woodside DB, Treasure J, Shabbout M, Lilenfeld LR, Plotnicov KH, Kaye WH. Temperament and character in women with anorexia nervosa. *J Nerv Ment Dis.* 2000 September; 188(9):559–567. PubMed PMID: 11009328.

5 Root TL, Pinheiro AP, Thornton L, Strober M, Fernández-Aranda F, Brandt H, Crawford S, Fichter MM, Halmi KA, Johnson C, Kaplan AS, Klump KL, La Via M, Mitchell J, Woodside DB, Rotondo A, Berrettini WH, Kaye WH, Bulik CM. Substance use disorders in women with anorexia nervosa. *Int J Eat Disord.* 2010 January; 43(1):14–21. doi: 10.1002/eat.20670.

CAPÍTULO 8

¿CÓMO AFECTA FÍSICAMENTE LA PURGA AL ORGANISMO?

CASO: CLAIRE

Claire es una mujer afroamericana cisgénero de 37 años que ha luchado de forma intermitente contra la bulimia nerviosa desde que tenía 16 años. Profesional extrovertida y dedicada, se siente una persona muy funcional y se pregunta por qué no puede abandonar sus conductas de trastorno alimentario. Al menos una vez a la semana, se levanta y sabe que va a ser "uno de esos días". Después del trabajo, conduce, casi en piloto automático, hasta la tienda. Compra comida para darse un atracón, vuelve a casa y se la come toda sistemáticamente. Durante esos episodios se desconecta y apenas saborea la comida. Cuando está tan llena que le duele, vomita una y otra vez hasta que se siente vacía. Después la invade una sensación de euforia y relajación, mezclada con el asco y la vergüenza de no haber podido resistirse una vez más.

Claire piensa mucho en la imagen corporal y en su peso. Pesarse a diario le da seguridad y le hace sentir que su vida no está fuera de control. Siempre desea pesar menos y compara su cuerpo con el de otras mujeres en su gimnasio. Casi nunca come comida basura si no es para darse un atracón. Como la acidez de estómago siempre ha sido un problema, Claire lleva antiácidos en el bolso. Sus dientes se han vuelto más sensibles y dolorosos con los años. Aunque es una persona organizada en todos los ámbitos de su vida, ha evitado ir al dentista porque sospecha que podría tener algún daño en el esmalte debido a la acidez estomacal y no quiere responder a ninguna pregunta. Un día, mirando fotos antiguas, se da cuenta de que su cara se ha redondeado con los años, sobre todo el ángulo de la mandíbula.

Claire nunca ha buscado tratamiento porque ni siquiera está segura de padecer un trastorno alimentario y no se siente tan mal como para buscar ayuda. Después de todo, no está baja de peso, le gusta la comida y come con bastante normalidad el resto del tiempo.

CONTEXTO

La purga puede ser físicamente perjudicial para el cuerpo de muchas maneras. El vómito puede dañar los dientes y provocar hemorragias en el tracto gastrointestinal superior debido a diversos mecanismos. El reflujo ácido suele afectar a quienes se purgan vomitando. Las glándulas parótidas y salivales pueden hincharse, a veces dolorosamente. El abuso de laxantes provoca una serie de graves complicaciones médicas, electrolíticas y relacionadas con la deshidratación. El abuso de la hormona tiroidea es poco frecuente, pero puede causar daños importantes. Este capítulo proporciona detalles sobre todos estos temas. También revisa la función tiroidea normal, la disfunción tiroidea autoinmune y un error médico común que resulta de un diagnóstico erróneo de tiroides hipoactiva en alguien con un trastorno alimentario.

DAÑOS DENTALES

El vómito expone el esófago y la boca al ácido del estómago, que corroe el esmalte de los dientes, normalmente en su cara interna. También puede provocar quemaduras químicas en la boca[1,2]. Como médica, he atendido a muchos pacientes cuyos dientes han quedado irreparablemente dañados por los vómitos, hasta el punto de requerir una intervención dental muy costosa. Además, los vómitos crónicos pueden contribuir a la aparición de llagas en las comisuras de la boca, denominadas queilitis angular. Se han descrito casos de pérdida de visión por purgas, en los que el aumento repentino de la presión durante el vómito provoca la rotura de los delicados vasos sanguíneos de la parte posterior del ojo o incluso provoca un desprendimiento de retina[3]. El cambio repentino de la visión es una emergencia que requiere atención médica urgente.

ESÓFAGO DE BARRETT Y ERGE

La exposición crónica al ácido estomacal puede provocar cambios celulares precancerosos en la parte inferior del esófago, una afección denominada esófago de Barrett[4]. Aunque no existe un riesgo elevado de transformación cancerosa, todo paciente con bulimia nerviosa que se haya purgado durante más de cinco años debe someterse a una endoscopia digestiva alta de cribado para detectar esófago de Barrett. En este cribado preventivo, un gastroenterólogo examina el esófago, el estómago y parte del intestino delgado con una cámara larga, delgada y flexible. Se toman biopsias para comprobar que las células estén sanas.

Normalmente, cuando los pacientes se han purgado durante mucho tiempo, cada vez les resulta más fácil vomitar. A diferencia de la mayoría de las personas, para las que vomitar es una experiencia desgarradora y miserable, el individuo que se purga crónicamente llega a poder vomitar con facilidad. Esto se debe a que el anillo muscular llamado esfínter esofágico inferior, que normalmente se tensa en la parte inferior del esófago, se estira y no puede retener el contenido del estómago.

Como consecuencia, los pacientes que se purgan crónicamente pueden desarrollar enfermedad por reflujo gastroesofágico o ERGE. La ERGE es muy frecuente en la población general, ya que el 44% de ella experimenta síntomas una vez al mes y el 7%, a diario[5]. La ERGE crónica también puede provocar esófago de Barrett.

La ERGE debe tratarse médicamente con una clase de medicamentos denominados inhibidores de la bomba de protones (IBP), ya que diversos estudios han demostrado que son sustancialmente más eficaces que la clase de medicamentos denominados bloqueantes H2[6]. Los inhibidores de la bomba de protones deben tomarse 30 minutos antes del desayuno o antes de la cena para que sean eficaces. Además, algunos cambios en el estilo de vida, como reducir el consumo de cafeína y alcohol, dejar de fumar y evitar las comidas copiosas antes de acostarse, ayudan a reducir la ERGE.

ENJUAGUE

Algunos pacientes adoptan un comportamiento llamado enjuague en el que, después de darse un atracón y purgarse, beben agua y vuelven a purgarse para "enjuagar" el estómago de cualquier alimento que no hayan ingerido. Esto puede provocar escalofríos intensos, ya que la temperatura corporal central desciende debido a la exposición repetida al agua fría en el estómago. En casos extremos, el paciente puede enfriarse hasta el punto de sufrir hipotermia, con temperaturas corporales que oscilan entre 32 y 35 °C; esto puede provocar arritmias cardiacas potencialmente letales.

RUMIACIÓN

Además del reflujo, algunas personas que se purgan desarrollan lo que se denomina rumiación. En este contexto, rumiar no significa pensar en algo una y otra vez. Más bien se refiere a la regurgitación de la comida en la boca para luego masticarla y volver a tragarla. Algunas personas eligen sus comidas en función de la facilidad y el gusto de rumiarlas después. Esto puede tranquilizarlas o distraerlas cuando están ansiosas. La vergüenza y el desconocimiento de este comportamiento por parte de los proveedores médicos impiden que muchos pacientes lo admitan[7].

Para algunos, la rumiación no es un acto deliberado. Con la pérdida de presión del esfínter esofágico inferior y un estómago que se ha acostumbrado al peristaltismo inverso (contracciones del músculo digestivo en dirección ascendente que provocan el vómito), un paciente puede sentirse perfectamente bien en un momento y de repente encontrarse con que la comida vuelve a subir a la boca. En casos extremos, pueden vomitar de forma repentina e involuntaria.

Además de una buena terapia para el aspecto emocional de la rumiación deliberada, existe un tratamiento con base empírica que ayuda físicamente a mantener la comida en el estómago: la respiración diafragmática[8]. Se lo enseño así a mis pacientes:

> Coloca una mano en el pecho y otra en el estómago. Respira hondo y probablemente verás que la mano del pecho se eleva, mientras que la del estómago se queda bastante quieta. Ahora respira profundamente con la mano del pecho quieta y haciendo que la del estómago se levante.

La respiración diafragmática cambia las presiones en el tórax y el abdomen de tal manera que los alimentos no pueden fluir hacia arriba con la misma facilidad. Practicar esto regularmente después de las comidas es la única forma científicamente probada de tratar la rumiación.

HEMORRAGIA DIGESTIVA ALTA

La purga mediante el vómito también puede provocar hemorragias en el tracto gastrointestinal superior. El revestimiento del estómago puede irritarse por el trauma de distenderse con un atracón y luego verse obligado a vomitar. Como resultado, puede producirse gastritis, o inflamación estomacal.

También pueden formarse úlceras, y tanto la gastritis como las úlceras pueden supurar sangre o sangrar enérgicamente. La infección del estómago por una bacteria llamada *Helicobacter pylori* ("H. Pylori") también puede contribuir a la aparición de úlceras e irritación estomacal.

El esófago también puede sangrar en caso de vómitos forzados repetidos. La causa más frecuente es un desgarro de espesor parcial del esófago, denominado desgarro de Mallory-Weiss. Los desgarros de Mallory-Weiss suelen sangrar más que la gastritis. Además, un desgarro completo del esófago puede ser mortal y se denomina síndrome de Boerhaave. Se ha descrito la rotura del propio estómago después de un gran atracón y, junto con el síndrome de Boerhaave, puede causar un dolor insoportable cuando la sangre y el contenido gástrico llenan el espacio pulmonar y el abdomen, donde no deben estar[9].

La sangre vomitada tendrá un color rojo brillante cuando esté fresca o un aspecto de posos de café negros y gruesos después de haber permanecido en el estómago durante un tiempo. En cualquier caso, cualquier vómito de sangre requiere atención médica inmediata. Dependiendo de la forma de presentación, puede recomendarse un tratamiento conservador o la derivación a un gastroenterólogo para una endoscopia digestiva alta. En todos los casos, salvo en los de rotura gástrica o esofágica, el problema suele resolverse con el cese de los vómitos y un tratamiento de un mes de duración con un IBP. Pero que quede claro: una hemorragia digestiva alta puede ser mortal. Cualquier evidencia de ella debe tomarse muy en serio y entenderse como una motivación importante para buscar la recuperación de un trastorno alimentario.

GLÁNDULAS PARÓTIDAS E HINCHAZÓN DE LA CARA

Las glándulas parótidas son glándulas salivares situadas justo delante de las orejas, en el ángulo de la mandíbula. La mayoría de las personas no pueden ver ni sentir las glándulas parótidas. Sin embargo, en quienes se purgan crónicamente y tienen una susceptibilidad genética, estas glándulas se agrandan, una afección denominada hipertrofia parotídea. Esto da a los pacientes un aspecto de mandíbula cuadrada que a veces puede parecer como si tuvieran mejillas de ardilla. Las glándulas salivales situadas bajo la mandíbula también pueden hincharse. En algunas personas, la hipertrofia parotídea no desaparece nunca o disminuye solo un poco, incluso después de la recuperación.

Aquellos pacientes que desarrollan hipertrofia parotídea descubren que dejar de purgarse puede hacer que las mejillas se hinchen aún más y se vuelvan dolorosas. Esto se denomina sialadenosis aguda. A veces la hinchazón es tan grave que los pacientes desarrollan dolor de garganta, dolor de oído y dolor de cabeza. Puede ser muy alarmante para los pacientes dejar de purgarse y despertar a la mañana siguiente con una cara que se ha duplicado en tamaño. Cualquier persona con hipertrofia parotídea debe prepararse para esto cuando pretenda detener la purga o incluso disminuirla.

Para prevenir o reducir este fenómeno, se pueden consumir caramelos de limón u otros caramelos ácidos cada pocas horas para mantener el flujo de saliva de las glándulas parótidas. También ayudarán las compresas calientes o frías y el ibuprofeno, dosificado tres o cuatro veces al día y administrado siempre con alimentos y abundante agua. Las molestias y el aspecto de la sialoadenosis aguda acabarán desapareciendo en una o dos semanas. Aunque a veces se menciona la cirugía como opción, yo no la recomiendo.

EFECTOS DEL ABUSO DE LAXANTES

Otro modo de purga es el abuso de laxantes, que también conlleva importantes riesgos médicos. Estoy segura de que los pacientes que abusan de los laxantes no dudarían en disuadir a cualquier otra persona de que empezara a tomarlos. Esta conducta puede comenzar de una forma no relacionada con un trastorno. El estreñimiento, ya sea debido a una restricción calórica o de origen natural, puede inducir a una persona a comprar laxantes estimulantes sin receta. Algunos pacientes se centran enormemente en sus hábitos intestinales, y la oportunidad de defecar a demanda después de tomar un medicamento puede llegar a ser demasiado tentadora como para resistirse. Posteriormente, tomar más laxantes para inducir pérdidas diarreicas puede dar a los pacientes la impresión (errónea) de que, de algún modo, están "más limpios y seguros" porque su sistema digestivo se siente más vacío. A medida que el trastorno alimentario se afianza, la capacidad del paciente para pensar racionalmente sobre el riesgo y las verdaderas necesidades del cuerpo se evapora, ya sea en relación con las conductas de restricción, atracones, vómitos, ejercicio o abuso de laxantes. Así, dos laxantes estimulantes al día pueden convertirse en diez al día... o en 50.

El 50% del peso del cuerpo humano se compone de agua. Los laxantes provocan pérdida de peso por deshidratación al excretar la diarrea. Sin embargo, no se pierden calorías; el cuerpo sigue absorbiéndolo todo a medida que pasa por nuestro largo sistema intestinal. Los pacientes que abusan de los laxantes son los más deshidratados de todos los que se purgan. Esto tiene importantes implicaciones para el cese del abuso de laxantes y los grandes aumentos de peso, como comentaré en el capítulo 9.

Abusar de los laxantes provoca náuseas y calambres intensos. Los pacientes con abuso crónico de laxantes que se someten a una colonoscopia pueden recibir el diagnóstico de "melanosis coli", que significa que aparece un pigmento marrón en todo el colon. La melanosis coli se refiere a pigmentos acumulados llamados lipofuscinas, que se consideran un signo de envejecimiento en los tejidos. Aún no se sabe con certeza si la melanosis coli es un marcador de daño tisular u otros problemas futuros, y no existe tratamiento para ella, pero sin duda es un hallazgo anormal[10]. El abuso de laxantes también puede causar pancreatitis y cálculos renales[11,12].

Los médicos han planteado la hipótesis de que el abuso prolongado de laxantes provoca un daño progresivo y permanente del músculo liso del colon creando un tubo flácido que nunca volverá a retorcerse por sí solo[13]. En realidad, los datos sobre esta asociación causal son contradictorios y es necesario investigar más. Ciertamente, he atendido a pacientes con colon flácido gravemente dañado (llamado "atónico"), para quienes el tratamiento del estreñimiento seguirá siendo una lucha de por vida. Sin embargo, podría tratarse del problema del huevo y la gallina. ¿Empezó esta persona con un colon flácido y más débil (debido a la restricción de calorías o a tejidos genéticamente más débiles) y, como resultado, buscó dosis cada vez más altas de laxantes estimulantes, o viceversa? Aún no lo sabemos. En cualquier caso, hay medicamentos mucho más seguros y suaves para el estreñimiento que los laxantes estimulantes, los cuales no recomiendo a casi nadie.

EFECTOS DEL ABUSO DE DIURÉTICOS

Aunque el abuso de diuréticos es menos frecuente que los vómitos o el abuso de laxantes, en casos extremos puede provocar una insuficiencia renal permanente que obligue a la persona a someterse a diálisis el resto de su vida o a un trasplante de riñón. El potencial de deshidratación grave y anomalías electrolíticas debidas al abuso de diuréticos es elevado.

VISIÓN GENERAL DE LA FUNCIÓN TIROIDEA

Incluyo unos comentarios sobre la función tiroidea y el abuso de la hormona tiroidea en este capítulo porque el abuso de la hormona tiroidea es otra forma en que los pacientes pueden purgarse, aunque más raramente.

Comencemos por entender cómo funciona normalmente la tiroides. La glándula tiroides se encuentra en la parte inferior de la parte delantera del cuello; cada uno de sus dos lóbulos tiene aproximadamente el tamaño de un gajo de clementina. La tiroides controla la forma en que el cuerpo utiliza la energía y responde a otras hormonas. La hormona estimulante de la tiroides (TSH) se produce en la hipófisis del cerebro y envía señales a la glándula tiroides para que produzca T3 y T4, que son las hormonas activas.

HIPOTIROIDISMO

En el hipotiroidismo verdadero, la glándula suele funcionar mal debido a un daño autoinmune denominado tiroiditis de Hashimoto. Los resultados de laboratorio incluyen una T4 baja y una TSH alta, ya que el cerebro produce más TSH para tratar de indicar a la glándula tiroides dañada que produzca más hormona activa. Entre los síntomas del hipotiroidismo se encuentran el aumento de peso, baja energía, depresión, caída del cabello y sensación de frío. Dado que se trata de un proceso autoinmune en el que el cuerpo se ataca a sí mismo, el anticuerpo antitiroideo llamado antitiroperoxidasa, o anticuerpo anti-TPO, tendrá valores anormalmente elevados en el 90% de los casos[14].

HIPERTIROIDISMO

En cambio, en el hipertiroidismo la glándula funciona en exceso, a menudo debido a la enfermedad de Grave, que también es un problema autoinmune. Las pruebas de laboratorio mostrarán una T4 alta y una TSH indetectablemente baja, ya que el cerebro dice: "¡Pero si aquí hay hormona tiroidea de sobra! No necesitamos más". Los síntomas incluyen pérdida de peso, un ritmo cardíaco muy rápido, temblores, ansiedad y la sensación de tener calor y sudar todo el tiempo.

SÍNDROME DEL EUTIROIDEO ENFERMO

En momentos de estrés fisiológico intenso, como un accidente de coche, una enfermedad crítica o desnutrición y pérdida de peso, las pruebas tiroideas pueden ser anormales. Esto se denomina síndrome del eutiroideo enfermo[15]. La glándula tiroides en sí está sana, pero los niveles de TSH pueden ser bajos, normales o ligeramente elevados, con una T3 baja. La T4 puede ser normal durante un tiempo, pero en casos más extremos puede descender.

Para entender cómo un paciente con un trastorno alimentario puede acabar recibiendo un diagnóstico incorrecto de un trastorno tiroideo, pensemos en un médico de atención primaria que atiende a una paciente que se queja de tener frío, estar deprimida y tener poco pelo. Es posible que no se le ocurra preguntar por un trastorno alimentario o que la paciente no cuente toda la historia para defender su enfermedad. Pide pruebas de tiroides y encuentra una TSH ligeramente elevada y una T4 baja. Le parece hipotiroidismo. Le receta un medicamento para la tiroides, de manera que a esta persona con un trastorno alimentario restrictivo y pérdida de peso, cuya tiroides está absolutamente bien, se le ha recetado un medicamento que puede causar daños significativos.

Cuando se receta a pacientes con hipotiroidismo autoinmune verdadero, el medicamento para la tiroides, también llamado levotiroxina, está indicado médicamente y es muy beneficioso. Sin embargo, cuando se administra a alguien que no lo necesita médicamente, especialmente alguien con un trastorno alimentario, puede ser peligroso. En primer lugar, la levotiroxina acelera el metabolismo hasta cierto punto. Como sabemos, el cerebro cavernícola ha disminuido el metabolismo de manera protectora ante la restricción calórica. Tomar un medicamento que deshace esa función protectora es peligroso en alguien con un trastorno alimentario.

En segundo lugar, un exceso de hormona tiroidea adelgaza los huesos. Como vimos en el capítulo 3, esto también es una mala noticia porque las personas con bajo peso y bajos niveles de hormonas sexuales ya pueden enfrentarse a una rápida pérdida de densidad ósea.

Por último, la levotiroxina en alguien sin hipotiroidismo puede causar un ritmo cardíaco acelerado, palpitaciones y ansiedad. Dado que los corazones hambrientos ya están estresados, tomar un exceso de hormona tiroidea puede ser desde incómodo hasta peligroso. ¡Y nadie con un trastorno alimentario debería tomar un medicamento que aumente la ansiedad!

ABUSO DE LA HORMONA TIROIDEA

Cuando todos estos peligros se agravan en pacientes que deliberadamente abusan de la hormona tiroidea, te das cuenta de la cantidad de problemas médicos que pueden padecer. He atendido a pacientes que se aprovecharon de un sistema médico desarticulado en su beneficio al conseguir que varios médicos les recetaran levotiroxina (cada uno pensando que era el único médico) y luego empleando las recetas en varias farmacias diferentes. También he visto a pacientes falsificar recetas u obtener diversos tipos de hormona tiroidea por internet. No es un medicamento del que se suela abusar, pero hacerlo puede ser mortal.

Recomiendo comprobar el nivel de anticuerpos anti-TPO en pacientes desnutridos y estresados diagnosticados de hipotiroidismo. Si el nivel de anticuerpos es negativo, lo más probable es que la persona nunca haya tenido hipotiroidismo. Se les debe retirar la levotiroxina, y los niveles tiroideos (TSH y T4) deben volver a comprobarse en seis semanas. Si el anticuerpo es positivo, se trata de una verdadera insuficiencia tiroidea autoinmune y se puede continuar con la levotiroxina. Los raros pacientes con resultados negativos a los anticuerpos pueden necesitar levotiroxina, pero esta decisión debe tomarla un endocrinólogo que también sea experto en trastornos alimentarios.

ABUSO DE PASTILLAS PARA ADELGAZAR

Una breve mención sobre las pastillas para adelgazar: me opongo enérgicamente a su uso en absolutamente todos los casos. Si realmente existiera un medicamento que pudiera regular de forma saludable la relación de una persona con la comida, que le permitiera nutrirse adecuadamente con una amplia variedad de alimentos, reconocer las señales del hambre y respetarlas, cuidarse compasivamente y mover su cuerpo para conseguir vitalidad y alegría, ese medicamento sería de los más vendidos del mundo. No existe tal medicamento. Las pastillas para adelgazar pueden causar daños cardíacos y aumentar la ansiedad; en definitiva, no funcionan.

RESOLUCIÓN DEL CASO: CLAIRE

Claire se enamora de una nueva pareja amable, compasiva y divertida. Sin embargo, las citas y las salidas espontáneas ponen nervioso a su trastorno alimentario. ¿Qué pasaría si comen en un lugar sin una opción "segura" para ella? ¿Y si la pillan en medio de una sesión de atracones y purgas? Se da cuenta de que su nueva relación se está volviendo lo suficientemente importante para ella como para estar dispuesta a buscar ayuda, por lo que encuentra un nuevo médico de atención primaria con el que puede abrirse. Le describe los comportamientos que ha estado teniendo todos estos años y descubre que cumple el diagnóstico de bulimia nerviosa. Claire se sorprende de que el médico no la pese, un elemento de la visita que había estado imaginando y temiendo. El médico señala que su peso no es un signo vital relevante, ya que no se puede saber si una persona está sana o enferma en función de su peso.

El médico de Claire describe todos los riesgos médicos de la bulimia nerviosa. Señala que la cara redondeada de Claire se debe a una hipertrofia parotídea, que podría curarse tras abstenerse de vomitar durante un tiempo. Remite a Claire a un buen dentista para que retome las revisiones periódicas. Receta a Claire un inhibidor de la bomba de protones para su ERGE y la remite a un gastroenterólogo para que le haga una endoscopia digestiva alta de cribado para descartar el esófago de Barrett.

Claire se hace análisis de sangre y un electrocardiograma en la consulta del médico. Afortunadamente, todos los resultados son normales. El médico le asegura amablemente que eso no significa que esté "bien". De hecho, el mero diagnóstico de bulimia nerviosa duplica su riesgo de muerte, y seguirá interfiriendo en los mejores aspectos de su vida. La deriva a un equipo multidisciplinar, en el que hay un terapeuta y un dietista expertos en trastornos alimentarios. Anima a Claire a recurrir a su equipo con regularidad y le confirma que, aunque el proceso de recuperación es difícil y puede llevar tiempo, merece la pena.

COMPARARSE CON EL PEOR DÍA DE LA ENFERMEDAD

A veces mis pacientes tienden a restar importancia a su estado actual comparándose con el peor día de su enfermedad. "Pero doctora G., una vez pesé x/tuve un potasio de x. No necesito cambiar nada de lo que estoy haciendo. No estoy lo suficientemente mal". Amablemente les hago ver lo que están haciendo al hablar así: se están comparando con el peor día de su enfermedad para restar importancia a la gravedad de su situación actual.

En su lugar, les pido que se centren en la brecha existente entre su estilo de vida dentro del trastorno alimentario y su visión de una vida deseada. Los invito a considerar su yo más real, el que está formado por sus valores y rasgos únicos. Esa brecha, esa distancia entre su vida actual y su capacidad real de vivir la versión sana de sí mismos, es lo que constituye estar "lo bastante enfermo" para recibir tratamiento.

De hecho, esa distancia valida la presencia de la enfermedad, define el trabajo que aún queda por hacer y establece la necesidad de un equipo experto y atento.

Esta misma mentalidad es válida cuando se trata de pacientes que necesitan pasar a un nivel superior de atención. Mi paciente puede decir: "Pero doctora G., no estoy tan enfermo como la última vez que pasé a un nivel de atención superior". Razonablemente, podrían argumentar que su trabajo, sus planes académicos, su familia, sus mascotas u otros compromisos son demasiado importantes para ellos como para abandonarlos y recurrir a un tratamiento más estricto. Comprendo que estos aspectos de sus vidas son verdaderamente importantes. Sin embargo, en lugar de llevar a cabo un trabajo de recuperación que les permita permanecer en conexión con estos valores, en la práctica no pueden dejar de actuar según los impulsos de su mortal enfermedad mental. Al instar a mis pacientes a que miren hacia el futuro, en lugar de compararse con el pasado, intento ayudarles a comprender que, en efecto, están lo bastante enfermos como para seguir avanzando.

NOTAS

1 Derchi G, Vano M, Peñarrocha D, Barone A, Covani U. Minimally invasive prosthetic procedures in the rehabilitation of a bulimic patient affected by dental erosion. *J Clin Exp Dent.* 2015 February 1; 7(1):e170–174. doi: 10.4317/jced.51732.

2 Uhlen MM, Tveit AB, Stenhagen KR, Mulic A. Self-induced vomiting and dental erosion–a clinical study. *BMC Oral Health.* 2014 July 29; 14:92. doi: 10.1186/1472-6831-14-92.

3 Zhang GS, Mathura JR Jr. Images in clinical medicine. Painless loss of vision after vomiting. *N Engl J Med.* 2005 April 28; 352(17):e16. PubMed PMID: 15858179.

4 Benini L, Todesco T, Frulloni L, Dalle Grave R, Campagnola P, Agugiaro F, Cusumano CD, Gabbrielli A, Vantini I. Esophageal motility and symptoms in restricting and binge-eating/purging anorexia. *Dig Liver Dis.* 2010 November; 42(11):767–772. doi: 10.1016/j.dld.2010.03.018.

5 Locke GR 3rd, Talley NJ, Fett SL, Zinsmeister AR, Melton LJ 3rd. Prevalence and clinical spectrum of gastroesophageal reflux: a population-based study in Olmsted County, Minnesota. *Gastroenterology.* 1997 May; 112(5):1448–1456. PubMed PMID: 9136821.

6 Sakurai K, Nagahara A, Inoue K, Akiyama J, Mabe K, Suzuki J, Habu Y, Araki A, Suzuki T, Satoh K, Nagami H, Harada R, Tano N, Kusaka M, Fujioka Y, Fujimura T, Shigeto N, Oumi T, Miwa J, Miwa H, Fujimoto K, Kinoshita Y, Haruma K. Efficacy of omeprazole, famotidine, mosapride and teprenone in patients with upper gastrointestinal symptoms: an omeprazole-controlled randomized study (J-FOCUS). *BMC Gastroenterol.* 2012 May 1; 12:42. doi: 10.1186/1471-230X-12-42.

7 Birmingham CL, Firoz T. Rumination in eating disorders: literature review. *Eat Weight Disord.* 2006 September;11(3):e85–89. PubMed PMID: 17075234.

8 Halland M, Parthasarathy G, Bharucha AE, Katzka DA. Diaphragmatic breathing for rumination syndrome: efficacy and mechanisms of action. *Neurogastroenterol Motil.* 2016 March; 28(3):384–391. doi: 10.1111/nmo.12737.

9 Dewangan M, Khare MK, Mishra S, Marhual JC. Binge eating leading to acute gastric dilatation, ischemic necrosis and rupture – A case report. *J Clin Diagn Res.* 2016 March; 10(3):PD06–7. doi: 10.7860/JCDR/2016/16530.7450.

10 Liu ZH, Foo DCC, Law WL, Chan FSY, Fan JKM, Peng JS. Melanosis coli: harmless pigmentation? A case-control retrospective study of 657 cases. *PLoS One.* 2017 October 31; 12(10):e0186668. doi: 10.1371/journal.pone.0186668.

11 Baker EH, Sandle GI. Complications of laxative abuse. *Annu Rev Med.* 1996; 47:127–134. PubMed PMID: 8712767.

12 Gennari FJ, Weise WJ. Acid-base disturbances in gastrointestinal disease. *Clin J Am Soc Nephrol.* 2008 November; 3(6):1861–1868. doi: 10.2215/CJN.02450508.

13 Mehler PS, Rylander M. Bulimia nervosa – medical complications. *J Eat Disord.* 2015 April 3; 3:12. doi: 10.1186/s40337-015-0044-4.

14 Rotondi M, de Martinis L, Coperchini F, Pignatti P, Pirali B, Ghilotti S, Fonte R, Magri F, Chiovato L. Serum negative autoimmune thyroiditis displays a milder clinical picture compared with classic Hashimoto's thyroiditis. *Eur J Endocrinol.* 2014 July; 171(1):31–36. doi: 10.1530/EJE-14-0147.

15 Lee S, Farwell AP. Euthyroid Sick Syndrome. *Compr Physiol.* 2016 March 15; 6(2):1071–1080. doi: 10.1002/cphy.c150017.

CAPÍTULO 9

ELECTROLITOS Y DETENCIÓN DE LA PURGA

CASO: MANUEL

Manuel es un estudiante universitario latino cisgénero de 21 años. Siempre ha vivido en un cuerpo grande, lo que le ha valido innumerables comentarios y miradas cada día. Tras haber probado muchas dietas que han acabado haciéndole ganar más peso, se propone cambiar las cosas en su último año de carrera. Empieza una dieta que prohíbe estrictamente varios grupos de alimentos y, como resultado, tiene hambre todo el tiempo. Una noche, se da un atracón de todos los alimentos que le apetecen y, totalmente avergonzado, vomita. Casi de la noche a la mañana, esa se convierte en su pauta: restringir las calorías durante el día y luego darse un atracón y purgarse por la noche. Mientras practica en secreto su trastorno alimentario y su peso desciende un poco, la gente que le rodea (incluido su médico) le felicita. Sabiendo que lo que está haciendo no puede ser bueno para él, Manuel se siente aún más decidido a seguir adelante. Empieza a pesarse compulsivamente varias veces al día. Cuando la báscula muestra un número ligeramente inferior, su ánimo se dispara. Cuando sube, se desespera. Para intentar vaciarse aún más, empieza a tomar laxantes. Al principio, uno o dos al día para superar el estreñimiento que sufre desde que empezó a perder peso. Luego aumenta el número de laxantes. Se pasa las tardes con náuseas, calambres y múltiples episodios de diarrea. Un día en que la báscula sube un poco, pide por internet un montón de diuréticos y empieza a tomarlos también.

Manuel se siente fatal, emocional y físicamente. Todos sus amigos han expresado su preocupación por el hecho de que su cálido y amable amigo parezca haber desaparecido de sus vidas. Su comunidad eclesiástica, que antes era una parte esencial de su vida social y espiritual, le echa de menos. Manuel racionaliza que debe de estar bien, porque sigue yendo a todas sus clases de la universidad y sacando notas razonablemente buenas. Sin embargo, se siente débil todo el tiempo. Cuando se levanta, se marea, suda y le duelen los músculos. Le duelen la garganta y la boca de tanto purgar, las mejillas se le han puesto firmes e hinchadas y tiene la mente confusa y desenfocada.

Un fin de semana, al darse cuenta de que está fuera de control, Manuel se deshace de todos sus laxantes y diuréticos y jura que "se ha acabado" y que va a intentar volver a comer con normalidad. Ni siquiera se sube a la báscula. El lunes por la mañana, Manuel se despierta con las manos, los pies y el abdomen hinchados. Presa del pánico, saca la báscula y se horroriza al ver que ha engordado cinco kilos. Ahora está seguro de que ha estropeado su metabolismo y su cuerpo, validado en su creencia de que su peso se disparará si no sigue a rajatabla las órdenes de su trastorno alimentario. Corre a la tienda a comprar más laxantes. El miércoles, después de clase, siente que le pesa el pecho, se levanta y se desmaya. Su profesor llama a urgencias y lo trasladan al hospital.

En urgencias, Manuel tiene un pulso en reposo de 90 y una tensión arterial de 100/60. Cuando se pone de pie, su pulso sube a 130, su tensión baja a 70/45 y se siente mareado. Los análisis muestran un nivel de potasio de 2,8 mEq/L (el valor normal oscila entre 3,6-5,1 mEq/L), un nivel de sodio de 125 mEq/L (el valor normal oscila entre 135-143 mEq/L), un nivel de bicarbonato de 36 mEq/L (el valor normal oscila entre 22-28 mEq/L) y un nivel de magnesio de 1,1 mEq/L (el valor normal oscila entre 1,5-2,5 mEq/L). Su electrocardiograma muestra un intervalo QTc de 505 mseg (el valor normal oscila entre 350-450 mseg). El médico que atiende a Manuel se sienta con él, revisa sus resultados y le dice que está gravemente enfermo y que debe ingresar inmediatamente en la unidad de cuidados intensivos (UCI).

CONTEXTO

Hace años, ingresé en el hospital a una maravillosa mujer de unos 30 años, profesora de escuela y con anorexia nerviosa purgativa. Sus resultados de laboratorio al ingreso eran aterradores: potasio peligrosamente bajo y signos de deshidratación grave. Cuando me senté con ella el día del ingreso y le expresé lo preocupada que estaba, le aseguré que trabajaríamos con cuidado para devolverle el equilibrio médico sin causarle complicaciones médicas significativas y peligrosas. Me miró perpleja, con lágrimas en los ojos.

> "Pero doctora G", dijo, "hace dos semanas me hicieron unas analíticas parecidas a estas, y la enfermera de mi consulta de atención primaria me llamó y me dijo que mis analíticas 'no estaban del todo bien' y me recomendó que me comiera unas patatas fritas y que bebiera agua. Casi no vengo al hospital porque pensaba que no estaba lo bastante enferma".

Este capítulo no pretende ser un texto médico árido sobre hallazgos de laboratorio y su tratamiento. Más bien, los pacientes y sus seres queridos tienen que convertirse en defensores bien informados en lo que se refiere a los electrolitos y al proceso de dejar de purgarse. El problema es que muchos profesionales médicos no saben interpretar los valores de laboratorio en pacientes que se purgan, y mucho menos tratarlos de forma adecuada y segura. Esto coloca a algunos terapeutas y dietistas en la incómoda posición de jugar a ser médicos de facto, ya que se encuentran fuera de su zona de confort tratando de responder a las preguntas de los pacientes sobre los resultados de laboratorio.

EL SERVICIO DE URGENCIAS SALVA VIDAS, PERO NO ES LO ÓPTIMO PARA LOS QUE SUFREN TRASTORNOS ALIMENTARIOS

Un terapeuta o un dietista pueden suplicar a un paciente que acuda al servicio de urgencias por el temor real a que su corazón pueda pararse esa noche. Aunque siempre es correcto buscar ayuda cuando se necesita, la experiencia del servicio de urgencias puede plantear muchos problemas a los pacientes que se purgan. Con demasiada frecuencia, incluso cuando el terapeuta o el dietista son lo bastante proactivos y valientes como para llamar antes y avisar a los médicos, son descartados por un sistema médico que, por desgracia, sigue siendo jerárquico.

El paciente, que se siente mal tanto por los síntomas de su trastorno alimentario como por el miedo que le produce la experiencia que va a vivir, llega al hospital. En primer lugar, es posible que tenga que soportar largas esperas mientras otras personas consideradas más enfermas son atendidas primero. Esto es necesario en una sala de urgencias que debe clasificar la atención. Sin embargo, los pacientes con trastornos alimentarios pueden ser clasificados de manera inapropiada, dada su tendencia a ser educados y pacientes y a no reivindicarse. Puede ser confuso que una terapeuta te ruegue que busques atención urgente porque teme por tu vida y que luego esperes seis horas en una sala de espera antes de que te vean.

Para entonces, puede que el paciente ya esté harto de esperas y molestias. El ajetreo y el caos de la sala de urgencias pueden resultar abrumadores. La angustia y la ansiedad aumentan, la tolerancia disminuye y lo único que la persona quiere hacer es escapar a casa para calmarse mediante conductas nocivas. Muchos pacientes se marchan incluso antes de que los atiendan. Si el paciente consigue quedarse, la colocación de una vía intravenosa puede suponer el siguiente reto, ya que la aplicación previa de muchas vías intravenosas puede dejar cicatrices. Es incómodo que te pinchen ocho veces para acabar con una vía intravenosa en el pie.

Durante las horas siguientes, los pacientes pueden oír comentarios del tipo: "Aquí dice que tienes un trastorno alimentario. No estás tan delgada. Ojalá tuviera yo también un trastorno alimentario. Me vendría fenomenal perder cinco kilos". O: "Aquí hay gente realmente enferma. Vete a casa, come plátanos y bebe agua". O: "Sí, tienes el potasio un poco bajo, pero una vez vi a alguien con un trastorno alimentario que sí que tenía el potasio bajo de verdad. Tú no estás tan mal".

Son comentarios bienintencionados. Al fin y al cabo, si una persona viniera con un brazo roto, este tipo de comparación le resultaría tranquilizadora y positiva. "¡Bien, mi fractura no es la peor que han visto!". Pero resulta muy embarazoso para alguien con un trastorno alimentario: "Ya sabía yo que no tenía que venir. Me siento muy avergonzada por haber malgastado el dinero/tiempo y haber hecho que mi familia se preocupe, por no hablar de que he impedido que esas personas realmente enfermas reciban atención de una forma más oportuna".

Por último, la naturaleza de la atención médica prestada no suele ser óptima: demasiado líquido infundido con demasiada rapidez, potasio intravenoso que quema la vena o una enorme dosis de potasio oral que provoca náuseas. Nadie pretende ofrecer una atención subóptima. Sencillamente, los médicos no están formados en medicina de los trastornos alimentarios y un servicio de urgencias muy concurrido no es un buen lugar para un alma muy sensible. Después de todo esto, el paciente recibe el alta con un mensaje de cálida seguridad: "Ya estás bien. Pide cita con tu médico en un par de días". Con un edema que ya empieza a desarrollarse y agotado hasta la médula, el paciente se escabulle a casa sabiendo lo mal que está en el fondo de su alma. Este encuentro puede salvar al paciente en el momento de un paro cardíaco debido a un bajo nivel de potasio, pero es una puerta giratoria. Ha experimentado un desencadenante y lo han devuelto directamente a los brazos de su trastorno alimentario.

POTASIO

Repasemos todos los electrolitos a los que afecta la purga. Aunque cada laboratorio tendrá sus propios parámetros para describir los valores normales, hay una regla útil que aprendí cuando era médica de primer año: la regla 2-3-4. En términos generales, el magnesio debe ser de unos 2 mg/dL, el fósforo debe ser de unos 3 mg/dL y el potasio debe ser de unos 4 mEq/L. Un nivel bajo de potasio se denomina hipopotasemia.

Los niveles de potasio descienden porque este electrolito vital se pierde en el vómito, la diarrea y la orina en quienes se purgan mediante vómitos, abuso de laxantes y/o diuréticos. Cualquiera de estas modalidades puede causar hipopotasemia, y mucho más si ocurren al mismo tiempo. El riesgo de complicaciones médicas aumenta especialmente cuando el potasio desciende por debajo de 3 mEq/L. En ese momento, el paciente corre el riesgo de sufrir debilidad muscular o descompensación muscular, incluida debilidad muscular respiratoria, disfunción intestinal (normalmente estreñimiento y calambres) y, lo más peligroso, paro cardiaco debido a una arritmia. Los pacientes que se purgan deben considerar siempre que corren el riesgo de que su corazón se detenga por un bajo nivel de potasio. No se puede predecir cuándo ocurrirá. Como comenté en el capítulo 4, esto se denomina paro cardíaco. A menos que este evento sea presenciado y gestionado por expertos mediante reanimación cardiopulmonar (RCP) casi de inmediato, conduce a daño neurológico permanente o a la muerte. El bajo nivel de potasio puede provocar un paro cardiaco a través de diversas arritmias; una de las más comunes es una taquicardia muy peligrosa denominada *torsades de pointes.*

El primer signo de que el corazón de un paciente corre el riesgo de sufrir una emergencia médica de *torsades de pointes* es un intervalo QTc prolongado en un electrocardiograma. El QTc es una medida en el electrocardiograma entre el inicio de la onda Q y el final de la onda T, corregida ("c") por la frecuencia cardiaca. Por lo general, se considera que la prolongación crítica (es decir, la longitud del intervalo QT) es superior a 500 mseg, aunque pueden producirse arritmias con niveles de QTc inferiores[1].

Cualquier persona con este tipo de prolongación del QTc debe ser ingresada inmediatamente en una planta de monitorización cardiaca de un hospital.

Los niveles bajos de potasio y los medicamentos (incluidos muchos medicamentos psiquiátricos) también pueden prolongar el QTc[2]. En la negación de su enfermedad mental, los pacientes pueden decir: "Claro, eso le puede pasar a otros, pero yo no estoy tan enfermo como para que me pase a mí. Yo estoy bien". Pregunta a los afligidos padres, parejas y hermanos de personas que también decían que estaban bien. El hecho científico es que el potasio bajo es potencialmente letal.

Que quede claro: no todos los pacientes que se purgan desarrollan valores de laboratorio anormales. Pueden sentirse terriblemente invalidados por este hecho. Con demasiada frecuencia, un proveedor bienintencionado se pregunta si el paciente tiene realmente el nivel de conductas purgativas que dice tener. Solo puedo remitir a los pacientes al concepto de variabilidad genética. Algunas personas deben de tener una respuesta electrolítica más protectora a las purgas que otras. En estos casos, no es el nivel de potasio lo que impulsa principalmente la recomendación de que el paciente busque ayuda. En su lugar, recomiendo un trabajo de recuperación basado en el grado en que el sufrimiento emocional de la enfermedad mental y los propios comportamientos están influyendo negativamente en la capacidad de la persona para vivir sus valores.

TRATAMIENTO DEL NIVEL DE POTASIO BAJO

El potasio puede administrarse de dos formas: por vía oral (comprimidos o líquido) o mediante infusión intravenosa. Los comprimidos de potasio son grandes y pueden resultar difíciles de tragar para algunas personas. El líquido tiene un sabor terrible. Ambas formas de potasio oral pueden provocar ardor de estómago, que puede estar ya en carne viva por las purgas. Incluso he tenido un paciente que pensó que estaba teniendo un ataque al corazón cuando tomó pastillas de potasio con el estómago irritado. Por eso, es mejor no tomar demasiado potasio de una vez y siempre es importante tomarlo con mucha agua y, a ser posible, con comida.

Este es el motivo por el que procuro no recetar más de dos pastillas de potasio a la vez, sobre todo porque puede administrarse varias veces al día. El potasio oral viene en miliequivalentes (mEq), y lo más frecuente es que se recete en pastillas de 20 mEq. Una regla general es que por cada 0,1 inferior a 4,0 mEq/L, el paciente necesita 10 mEq. Así, si el potasio es 3,2 mEq/L, el paciente necesitará al menos 80 mEq para recuperarlo, posiblemente durante un par de días (si no se producen más pérdidas). Para niveles de potasio gravemente bajos o cuando hay evidencia de QTc prolongado por niveles bajos de potasio, el potasio intravenoso es vital. Sin embargo, quema la vena y puede hacer que un acceso intravenoso previamente intacto deje de funcionar. Siempre que sea posible, el potasio debe reponerse por vía oral.

BICARBONATO Y CLORURO

El bicarbonato, que aparece como "CO2" en algunos informes de laboratorio, es una parte estándar del panel metabólico básico, también llamado a veces panel químico. El nivel de bicarbonato es una medida clave para determinar el equilibrio del pH sanguíneo de un paciente. Un nivel muy bajo de bicarbonato suele significar que la persona tiene sangre ácida, lo que puede ocurrir en diversas situaciones, como la diarrea crónica, algunas sobredosis de medicamentos, la degradación muscular por inanición o por una complicación de la diabetes, o la insuficiencia renal. En cambio, un bicarbonato muy alto suele ser señal de que el paciente tiene una sangre más alcalina. En los que se purgan, un bicarbonato alto es un marcador de deshidratación grave, llamada médicamente "depleción de volumen". El término oficial para un paciente que tiene un bicarbonato alto es "alcalosis metabólica por contracción".

Siempre que el bicarbonato supera los 30 mEq/L (lo normal es 22-28 mEq/L) en alguien que se purga, sé que su cuerpo está padeciendo depleción de volumen. Cuando el bicarbonato es superior a 40 mEq/L, remito al paciente urgentemente a un hospital porque su riesgo de convulsiones y de otras complicaciones médicas es extremadamente alto.

Los pacientes que abusan de los laxantes suelen presentar una deshidratación importante, pero, debido a las pérdidas diarreicas, el bicarbonato puede parecer normal. La acidez sanguínea de la diarrea (bicarbonato bajo) anula el estado alcalótico de la depleción de volumen (bicarbonato alto). Desafortunadamente, los proveedores pueden pasar esto por alto y asumir que los valores son normales cuando en realidad el paciente tiene dos anormalidades ácido-base serias ocurriendo al mismo tiempo. Más adelante en este capítulo, cuando hable sobre la prevención del edema de rebote y del cese de la purga, ahondaré en la implicación de un nivel alto de bicarbonato. El electrolito cloruro tiene poca importancia clínica independiente.

BAJO NIVEL DE SODIO Y ESTADO DEL VOLUMEN BAJO (DESHIDRATACIÓN)

El sodio sérico es un electrolito confuso debido a su nombre. La gente asume que, si su nivel de sodio es bajo, significa que tiene un bajo nivel de sal en la sangre. Sin embargo, el nivel de sodio en sangre es más bien una medida de la proporción entre la sal y el agua en sangre. Los niveles bajos de sodio pueden afectar a las personas con trastornos alimentarios de todo tipo, desde la anorexia nerviosa restrictiva hasta la bulimia nerviosa, y las causas son muy diversas.

Merece la pena empezar con un marco de referencia sobre cómo entender el sodio para que tenga más sentido en cualquier situación clínica. Cuando alguien tiene un nivel bajo de sodio en sangre, lo que se denomina hiponatremia, la primera evaluación debe ser su estado de hidratación. En medicina, utilizamos el término "estado del volumen", que refleja tanto los niveles de sal como de agua, en lugar de "deshidratación", que oficialmente se refiere solo a los niveles bajos de agua en sangre. Cuando alguien tiene un virus que causa vómitos y diarrea, una lesión con pérdida de sangre o suda copiosamente, pierde tanto sal como agua y se queda sin volumen.

Pongamos por caso que un paciente tiene un nivel bajo de sodio sérico. Si sabemos que se purga crónicamente, entendemos que su volumen se ha agotado. Por lo tanto, la solución será reponer tanto la sal como el agua. A veces esto puede hacerse bebiendo líquidos y comiendo alimentos salados, y a veces requiere fluidos intravenosos.

BAJO NIVEL DE SODIO Y ESTADO DEL VOLUMEN NORMAL

Cuando una persona restringe puramente las calorías, el sodio sérico también puede bajar. De nuevo, empezamos considerando el estado del volumen. En este caso, el volumen del paciente no se ha agotado. Sin embargo, nuestros riñones necesitan una cierta cantidad de comida al día para poder regular el agua que bebemos y excretarla en forma de orina. Las personas que ingieren una cantidad adecuada de alimentos cada día pueden beber más de quince litros de agua sin que se produzca ningún cambio apreciable en su nivel de sodio sérico. El organismo está exquisitamente sintonizado para mantener estable el sodio sérico.

Sin embargo, la restricción calórica puede dar lugar a una reducción de la capacidad para excretar el exceso de agua. Como resultado, los pacientes pueden desbordar su capacidad de eliminar agua incluso después de dos litros de ingesta de líquidos no calóricos al día. El nivel de agua corporal aumenta mientras que los niveles de sodio permanecen iguales y, como resultado, la prueba de laboratorio muestra hiponatremia. La solución consiste en evitar la ingesta excesiva de agua y aumentar las calorías. A menudo, beber no más de dos litros de líquido al día es suficiente para que el cuerpo elimine el exceso de agua.

Normalmente, la glándula pituitaria libera una hormona llamada vasopresina para retener el agua en la sangre. Cuando la secreción de vasopresina funciona correctamente, mantiene los niveles de agua corporal en perfecto equilibrio. En el síndrome de secreción inadecuada de hormona antidiurética (SIADH) se liberan niveles excesivamente altos de vasopresina. Como resultado, el nivel de agua en sangre aumenta y provoca hiponatremia. Los medicamentos psiquiátricos, los narcóticos y los traumatismos fisiológicos importantes pueden causar SIADH.

Además, los pacientes con un trastorno llamado polidipsia psicógena pueden desarrollar hiponatremia grave. La polidipsia psicógena se refiere a alguien con un ansia insaciable de beber agua. Pueden buscarla obsesivamente y luego negar haberlo hecho.

Una de mis pacientes negaba rotundamente haber bebido en exceso, a pesar de los ingresos recurrentes por hiponatremia grave. Entonces sus padres encontraron todo el maletero de su coche lleno de botellas de agua vacías. Cuando la expusieron a este hallazgo, siguió negando haberlo hecho.

Tanto en el SIADH como en la polidipsia psicógena, limitar la ingesta de agua a dos o tres litros al día resolverá el problema, siempre y cuando se ingieran calorías razonables.

BAJO NIVEL DE SODIO Y ESTADO DEL VOLUMEN ALTO

El tercer y último estado de volumen, el exceso de líquido en el organismo, es menos frecuente en las personas con trastornos alimentarios, al menos antes de que comience el tratamiento. Los pacientes con insuficiencia hepática, cardiaca o renal suelen tener un estado del volumen elevado. El organismo no puede deshacerse del líquido y la sal sobrantes, que se acumulan en la vasculatura y a veces también en los tejidos corporales en forma de edema. En esos casos, el exceso de agua en la sangre provoca hiponatremia.

TRATAMIENTO DEL SODIO BAJO

La corrección médica de la hiponatremia puede ser peligrosa. Una corrección demasiado rápida puede causar daños neurológicos irreversibles y catastróficos, denominados mielinólisis central pontina (MCP). Las mujeres y las personas que abusan del alcohol corren un riesgo aún mayor de sufrir MCP por una corrección rápida de la hiponatremia. Las directrices médicas actuales recomiendan que el sodio sérico no aumente más de 4-6 mEq/L cada 24 horas[3]. Es decir, si alguien tiene un sodio de 125 mEq/L al ingreso, a la mañana siguiente el nivel de sodio objetivo es de 129-131 mEq/L.

Por ese motivo, y porque los problemas de sodio pueden ser difíciles de tratar incluso para los médicos, los casos graves de hiponatremia deben tratarse generalmente en una UCI. Los pacientes que viven crónicamente con niveles bajos de sodio no suelen presentar síntomas. Sin embargo, aquellos cuyo sodio desciende rápidamente pueden volverse confusos, con dificultad para hablar, fatiga, agotamiento e incluso convulsiones.

SODIO ELEVADO Y DIABETES INSÍPIDA

El sodio sérico elevado, o hipernatremia, es menos frecuente que la hiponatremia en las personas con trastornos alimentarios. Normalmente, cuando nuestros niveles de sodio sérico aumentan, incluso hasta alrededor de 144 mEq/L, nuestro impulso por beber líquidos se vuelve intenso; nos entra muchísima sed y buscamos agua. Son pocos los individuos con trastornos alimentarios que no solo se resisten a las señales del hambre, sino también a las de la sed. Debido a la restricción de agua, su nivel de sodio sérico aumenta, aunque rara vez he visto que supere los 145 mEq/L. El simple hecho de beber líquidos soluciona el problema.

Como ya he comentado, el hipotálamo y la hipófisis del cerebro reaccionan ante la desnutrición y la pérdida de peso, por ejemplo, dejando de producir hormonas sexuales. En casos de desnutrición extrema, he sido testigo de cómo varios pacientes desarrollaban un problema llamado diabetes insípida (DI). Aunque parezca confuso, no tiene nada que ver con la diabetes mellitus (que es lo que la mayoría de la gente llama simplemente "diabetes"). La DI puede entenderse como lo contrario del SIADH. La DI se debe a que la hipófisis no produce suficiente hormona antidiurética o a que los riñones se resisten a ella. Lo primero se da en personas con malnutrición grave. La hormona antidiurética impide que orinemos el agua que la sangre necesita.

Los pacientes pueden tener una sed insaciable y beber más de siete litros de líquido al día, pero como el cerebro no está produciendo la hormona para retener esa agua, también orinan más de siete litros al día. Estos pacientes desarrollan un sodio elevado, que oscila entre 144-147 mEq/L. A veces es necesaria una intervención hormonal con un seguimiento médico muy cuidadoso. La mayoría de las veces, recomiendo seguir con la rehabilitación nutricional y, con el tiempo, el centro adecuado del cerebro volverá a activarse y a funcionar.

MAGNESIO

Los pacientes con trastornos alimentarios pueden tener una depleción general de sus niveles de magnesio, pero no es uno de los electrolitos en los que me centro demasiado porque no parece tener gran importancia clínica, excepto en pacientes hospitalizados por razones médicas. En mis días de hospital, había algunos pacientes que necesitaban suplementos de magnesio durante unos días al comienzo de la realimentación, pero el potasio y el fósforo son mucho más importantes. Vale la pena señalar que los suplementos orales de magnesio son casi inútiles para mejorar los niveles séricos de magnesio, ya que en la mayoría de los casos solo provocan diarrea. Para conseguir que aumenten los niveles de magnesio, realmente hay que utilizar sulfato de magnesio intravenoso.

CALCIO

El calcio sanguíneo está exquisitamente regulado por diversas hormonas, y gran parte está ligado a la proteína albúmina. Cada vez que el organismo necesita un poco más de calcio, dispone de todo el sistema esquelético para extraerlo, de modo que nuestra ingesta dietética diaria no repercute en el nivel de calcio en sangre. Una albúmina sérica baja, relativamente rara incluso en personas con trastornos alimentarios avanzados, puede hacer que el calcio sérico parezca bajo, pero una simple corrección matemática demuestra que el nivel efectivo de calcio es normal. Otros problemas como las anomalías de la hormona paratiroidea (PTH) y los niveles anormales de vitamina D también pueden influir en el calcio sérico.

FUNCIÓN RENAL: NITRÓGENO UREICO EN SANGRE Y CREATININA

El último componente del panel de laboratorio metabólico básico que hay que revisar es el nitrógeno ureico en sangre (NUS) y la creatinina (Cr). Son marcadores de la función renal y la digestión de proteínas. La Cr es el subproducto de la degradación muscular normal. Se utiliza clínicamente para ayudar a determinar el funcionamiento de los riñones.

Existe una diferencia entre el intervalo normal de un laboratorio para una prueba y lo que realmente se espera para un paciente determinado. Un nivel normal de Cr para cualquier individuo varía en función de su peso, musculatura, sexo y edad. En general, un hombre joven, corpulento y musculoso puede tener un nivel de Cr superior al normal hasta un nivel de 1,2 o 1,3 mg/dL. Por el contrario, una mujer mayor con bajo peso y escasa masa muscular podría tener una Cr máxima normal de 0,6 mg/dL.

Aunque el intervalo "normal" de laboratorio suele abarcar niveles de Cr de 0,5-1,2 mg/dL, se puede ver rápidamente que esta cifra debe individualizarse para su interpretación. Una regla básica es que cada vez que la Cr de una persona se duplica, su función renal disminuye en un 50%. Una mujer joven con anorexia nerviosa purgativa que sufre una depleción crónica de volumen podría presentar una Cr de 1,2 mg/dL. El informe de laboratorio muestra que está dentro del rango normal. Pero clínicamente, sé que, basándome en su edad y su bajo peso, no debería ser superior a 0,7 mg/dL. Por lo tanto, ya ha perdido la mitad de su función renal debido a la deshidratación crónica. Los médicos que no están familiarizados con los trastornos alimentarios pueden pasar esto por alto fácilmente. En este caso, la función renal no suele perderse de forma permanente. La lesión renal aguda de este tipo puede surgir de la deshidratación o de la presión arterial baja y, a menudo, aún puede normalizarse con un trabajo de recuperación, incluso después de haber estado anormal durante bastante tiempo.

El NUS es una medida de la degradación de las proteínas y de la función renal. Los valores normales se sitúan en torno a 7-20 mg/dL. La mayoría de las veces, si una persona padece insuficiencia renal, su NUS aumenta. Sin embargo, el NUS puede utilizarse para otras evaluaciones sutiles. Por ejemplo, cuando la relación NUS:Cr es superior a 20:1, puede indicar una depleción de volumen.

Una ingesta elevada de proteínas puede elevar el NUS de forma no patológica. Por ejemplo, cuando un paciente lleva varias semanas en rehabilitación nutricional e ingiere muchas calorías (y, por tanto, una buena cantidad de proteínas), su NUS puede aumentar. Esto significa simplemente que el organismo está descomponiendo esa proteína con normalidad. De forma similar, si alguien tiene una hemorragia digestiva alta, por ejemplo, del estómago o del intestino delgado, esta sangre se absorbe y digiere nutricionalmente como una comida proteica, y el NUS puede aumentar.

DETENER LA PURGA

Ahora llegamos a uno de mis temas favoritos: el edema de rebote severo que los pacientes pueden experimentar cuando dejan de purgarse. Es un problema que siempre aqueja a mis pacientes que se purgan: retrasa el trabajo de recuperación y los mantiene enfermos durante más tiempo. Les impulsa a continuar o reanudar conductas que pueden causar graves daños. Con conceptos médicos relativamente sencillos, es fácil marcar una gran diferencia desde el punto de vista médico, pero pocos médicos lo saben.

SÍNDROME DE PSEUDO-BARTTER

Como hemos visto una y otra vez, nuestro brillante cerebro cavernícola trabaja entre bastidores para mantenernos vivos. Cuando alguien se purga crónicamente, su cerebro cavernícola solo entiende que tiene un volumen crónico reducido e interpreta esto como: "Debemos de estar muriendo de deshidratación en el desierto". Escanea el cuerpo que sufre e interpreta que hay una deficiencia crónica y grave de sal y agua. Y concluye: "Si tengo la suerte de encontrar un oasis en este desierto, con acceso a sal y agua, será mejor que regule al alza cualquier hormona que me impida orinar esos recursos vitales". Esto es exactamente lo que hace nuestro cuerpo.

En concreto, el cerebro cavernícola regula al alza la producción de la hormona esteroide aldosterona en nuestras glándulas suprarrenales, que se asientan como pequeñas tapas encima de nuestros riñones. La aldosterona desempeña varias funciones vitales en este contexto clínico, algunas útiles y otras no tanto. En primer lugar, los niveles elevados de aldosterona hacen que nuestros riñones retengan casi todas las moléculas de sal y agua que ingerimos, ya sea por vía oral o mediante fluidos intravenosos. Conservar el agua y la sal es la principal razón por la que el cuerpo produce aldosterona en exceso. En segundo lugar, la aldosterona hace que los riñones expulsen el potasio de la sangre a la orina para su excreción.

Esta sobreproducción de hormona se denomina hiperaldosteronismo secundario. Lo de "secundario" significa que las glándulas lo están produciendo en respuesta a alguna otra afección, no principalmente por un tumor. El otro término para el hiperaldosteronismo secundario es síndrome de pseudo-Bartter. Como consecuencia del síndrome de pseudo-Bartter, los pacientes pueden acabar padeciendo una retención de líquidos dolorosa y desencadenante cuando dejan de purgarse y empiezan a hidratarse. Las glándulas suprarrenales tardan un par de semanas en recibir el mensaje de que su dueño está ahora a salvo y bien hidratado. Seguirán sobreproduciendo aldosterona todo el tiempo. Esta es la causa del edema de rebote en los que se purgan[4].

Sabemos que las personas que se purgan pueden acabar con niveles de potasio peligrosamente bajos. Por lo tanto, lo último que queremos en el mundo es desperdiciar potasio en la orina, pero eso es lo que ocurre en el síndrome de pseudo-Bartter. Mientras alguien esté deshidratado por las purgas, seguirá orinando potasio. No importa cuánto potasio le dé a un paciente: si sigue deshidratado por las continuas purgas, no podré normalizarlo fácilmente.

El diagnóstico del síndrome de pseudo-Bartter se realiza clínicamente. No hay análisis de sangre. Sin embargo, el nivel de bicarbonato en sangre es de gran ayuda. Recuerda que un nivel alto de bicarbonato, también llamado alcalosis metabólica de contracción, es un marcador de depleción de volumen. Cuando un paciente que se purga tiene un nivel de bicarbonato de 30 mEq/L o más, estoy segura de que tiene el síndrome de pseudo-Bartter. La única excepción se da en aquellos que se purgan mediante el abuso de laxantes, que, como se ha descrito anteriormente, pueden tener un nivel de bicarbonato normal debido a dos anomalías ácido-base concurrentes. Si toman suficientes laxantes con regularidad como para provocar diarrea, incluso sin un nivel elevado de bicarbonato, también padecen el síndrome de pseudo-Bartter.

TRATAMIENTO DEL SÍNDROME DE PSEUDO-BARTTER

La buena noticia es que el síndrome pseudo-Bartter puede tratarse médicamente, quizá no hasta el punto de prevenir por completo el edema, pero sí lo suficiente como para marcar una gran diferencia en comparación con la ausencia total de tratamiento. Con esta gestión médica, he ayudado a innumerables pacientes a "desintoxicarse" de las purgas, y han vuelto a tener fe en sus cuerpos.

Hay tres aspectos clave en el tratamiento médico. En primer lugar, el paciente debe dejar de purgarse por completo, lo cual no es fácil, lo sé. Pero si realmente quiere desintoxicarse de las purgas, tiene que dejarlas por completo. Cualquier purga sigue alimentando el mensaje del cerebro cavernícola a las glándulas suprarrenales: seguid produciendo esa aldosterona.

En segundo lugar, el paciente necesita una hidratación suave. Tenemos que apagar el sensor del cerebro que grita: "¡Deshidratación!". En el ámbito hospitalario, esto significa fluidos intravenosos a no más de 50-75 mL/h, y solo hasta que el bicarbonato esté por debajo de 30 y el sodio sérico se normalice. En el ámbito ambulatorio, esto podría significar entre dos y tres litros de líquidos orales al día y una ingesta de sodio sin restricciones. Esto *no* significa que los pacientes deban comenzar a "lavar sus sistemas" con litros de líquidos. Lo comparo con una bañera con el desagüe obstruido. No abriría los dos grifos al máximo cuando el desagüe de la bañera es lento, o la bañera se desbordaría. Del mismo modo, en el síndrome de pseudo-Bartter es una buena idea no inundar el cuerpo con líquidos durante un par de semanas.

En tercer lugar, y de vital importancia, hay que bloquear la propia aldosterona. Esto se consigue con un medicamento barato y muy eficaz llamado espironolactona. La espironolactona es un diurético débil que se emplea en problemas médicos tan diversos como el acné, la insuficiencia cardíaca congestiva y la hipertensión arterial. La espironolactona bloquea directamente la aldosterona. Además, ayuda a aumentar los niveles de potasio, cumpliendo así las dos tareas más necesarias.

Algunos de mis pacientes ponen cara de preocupación cuando menciono la espironolactona y dicen: "Doctora G., se supone que tengo un problema con los diuréticos y las purgas. ¿Por qué me das un diurético?". Les aseguro que la espironolactona es un diurético demasiado débil como para abusar de él. Prescribo desde 25 mg diarios de espironolactona hasta 100 mg diarios en los casos en que los pacientes han tenido edemas realmente graves en el pasado. Incluso los que tienen la tensión baja suelen tolerar bien la espironolactona, aunque les pido que estén atentos a los mareos. Por lo general, los pacientes necesitan solo dos o tres semanas de espironolactona si están siguiendo todas las reglas de desintoxicación de la purga.

Sin embargo, existe una excepción a esta regla en los pacientes que abusan de los laxantes. El abuso de laxantes expulsa una inmensa cantidad de agua corporal de las células, de la sangre y de la luz intestinal, donde se excreta en forma de diarrea. Se puede perder mucho más líquido a través del colon que a través de los vómitos o los diuréticos, simplemente porque el sistema intestinal tiene una superficie muy grande. Como resultado, los pacientes que abusan de los laxantes suelen ser los más deshidratados de todos los pacientes que se purgan. Tanto si un paciente padece anorexia nerviosa purgativa o bulimia nerviosa, una parte sustancial de la disminución de peso en los que abusan de laxantes puede proceder de la depleción de volumen más que de la pérdida real de peso corporal. Esto significa que su síndrome de pseudo-Bartter será especialmente grave.

Por desgracia, la espironolactona no funciona tan bien en quienes abusan de los laxantes. Por lo tanto, tengo conversaciones sinceras con los pacientes que lo hacen. Les hablo de lo vital que es detener el abuso y de que les daré una dosis más alta de espironolactona durante un período más largo de lo normal. Les pido que tiren la báscula que tienen en casa porque, incluso con el mejor tratamiento médico, su peso y su talla cambiarán rápidamente a medida que sus cuerpos desesperadamente deshidratados puedan por fin hidratarse. A menudo, utilizo 50-100 mg de espironolactona al día durante seis semanas, siempre y cuando hayan dejado de purgarse, y controlo el nivel de potasio en sangre del paciente una vez a la semana inicialmente para asegurarme de que no está subiendo demasiado. Les advierto de que, incluso aunque todos lo hagamos "bien", es probable que acaben con algún edema. Desaparecerá en unas semanas, pero será duro para la psique. Además, prometo hacerles un seguimiento médico muy estrecho para controlar su régimen intestinal. Los laxantes estimulantes deben suspenderse por completo y sustituirse por laxantes osmóticos más seguros. No hay ninguna razón médica para "disminuir" los laxantes estimulantes.

Incluso con una gran atención médica, la desintoxicación de las purgas puede suponer un inmenso desafío para los pacientes con trastornos alimentarios. El cambio en sí ya es un tema que asusta, y el cuerpo puede cambiar muy rápidamente durante el trabajo de recuperación temprana. Esto se debe a que pasar de un estado deshidratado a un estado hidratado, incluso sin edema, cambia el peso, el tamaño y la forma del cuerpo en el transcurso de unos pocos días. La mayoría de mis pacientes han oído a alguna persona bienintencionada en su vida decir: "Pero es solo peso líquido. No es peso real". Sin embargo, el peso líquido puede ser tan aterrador para mis pacientes que se purgan como si fuera peso "real". Cuando el trastorno alimentario se ha obsesionado con el vacío a toda costa, el simple hecho de vivir hidratado puede suponer un doloroso desafío.

Se necesitará mucho apoyo terapéutico y dietético durante este tiempo, así como el consuelo y la amabilidad de amigos y seres queridos. Por supuesto, los pacientes que se purgan menos, y algunos que tienen diferentes susceptibilidades genéticas, puede que nunca experimenten cambios de fluidos o valores de laboratorio sustancialmente anormales. Eso no significa que no estén lo bastante enfermos como para buscar la recuperación. Simplemente significa que tendrán menos complejidad médica durante el proceso de recuperación.

RESOLUCIÓN DEL CASO: MANUEL

En la UCI, los médicos están familiarizados con los trastornos alimentarios y hacen el diagnóstico de bulimia nerviosa. El equipo evalúa que Manuel tiene una profunda depleción de volumen y conocen los riesgos del síndrome de pseudo-Bartter. Comienzan con solución salina normal que tiene un poco de potasio a 75 mL/h y le dan a Manuel 50 mg de espironolactona al día desde el principio, incluso cuando tiene presión arterial baja. Controlan el sodio sérico de Manuel cada cuatro horas porque saben que no debe subir más de 4-6 mEq en 24 horas. El equipo de la UCI le administra 60 mEq de potasio por vía oral a su llegada, y luego le prescribe 40 mEq dos veces al día, a sabiendas de que una dosis superior solo lo provocará dolor de estómago. Se le administra magnesio por vía intravenosa hasta que sus niveles se mantienen por encima de 2 mEq/L. Dos días después, Manuel tiene un nivel normal de sodio sérico, un nivel de potasio normal, un nivel de bicarbonato normal, un nivel de magnesio normal, unas constantes vitales normales y el intervalo QTc de su electrocardiograma también se ha normalizado.

Trasladan a Manuel de la UCI a la sala médica y se siente fatal. Siente que su cuerpo está diferente porque ya no está deshidratado, aunque no tiene edema. Sabe que tiene que hacer progresos significativos hacia la recuperación, come los alimentos que le dan y no se purga, pero es una lucha enorme, sobre todo sin apoyo psicológico. El trabajador social se ofrece a ponerlo en contacto con programas residenciales para trastornos alimentarios y él acepta estas derivaciones a regañadientes. Su trastorno alimentario le dice que se niegue, que simplemente puede irse a casa y "hacer esto solo", pero en el fondo, sabe que necesita un nivel de atención superior. Le preocupa que el hecho de estar en un cuerpo más grande signifique que no está lo bastante enfermo como para ingresar en un centro residencial, pero al completar la admisión se entera de que, efectivamente, cumple las directrices. Pasa del hospital a la residencia y completa el tratamiento. Cuando llega el momento de que le den el alta, el personal se asegura de que le remitan a un buen terapeuta especializado en trastornos alimentarios, a un dietista y a un médico.

LA METÁFORA DE LA ESPONJA Y LA AUTOCOMPASIÓN

Cuando hablo de deshidratación, rehidratación y edema, les cuento a los pacientes la historia de la esponja. Hay tres tipos de esponjas. Por un lado, está la esponja dura y seca que lleva una semana en la encimera. En el otro lado del espectro, está la esponja empapada y goteante que se obtiene después de pasarla por debajo del agua. En medio, está la esponja suave y flexible que no tiene ni una gota de agua de más.

Les digo a mis pacientes que se purgan que actualmente son como la esponja seca y dura. Quiero evitar que sean como la esponja empapada. En su lugar, quiero que sean la esponja intermedia. Para ello, tenemos que hacer lo equivalente a poner la esponja seca en el fregadero y gotear agua lentamente sobre ella mientras la comprobamos regularmente... no inundarla con el grifo completamente abierto.

Recomiendo la ingesta oral de alimentos, dos o tres litros de líquidos al día y líquidos intravenosos si el paciente presenta síntomas de mareo o signos vitales ortostáticos que no responden al cese de la purga. Los pacientes con niveles de bicarbonato superiores a 35 mEq/L y niveles de sodio sérico inferiores a 130 mEq/L casi siempre necesitan líquidos intravenosos. Los pacientes con análisis de sangre algo mejores y que no tienen síntomas que exigen líquidos intravenosos a menudo pueden mejorar con un buen apoyo del equipo multidisciplinario, la atención posterior a la purga y la mejora de la ingesta oral.

Muchas personas con trastornos alimentarios descubren que la voz del trastorno alimentario las hace reaccionar ante sus propios pensamientos, acciones, logros y necesidades con una mezquindad que nunca expresarían a un ser querido. Una vez vi a mi amiga, la brillante psiquiatra Kimberli McCallum, dar una conferencia sobre atención plena. La enseñanza que ofreció sobre la autocompasión me afectó profundamente, y desde entonces he transmitido una versión de ella a mis pacientes.

Les pido que imaginen una experiencia reciente en la que se hayan juzgado a sí mismos de forma poco amable. Puede que se hayan dicho a sí mismos: "Eso ha sido una estupidez por mi parte", "No me merezco nada" o "Soy un fracaso". Aunque todo el mundo puede aprender de las situaciones difíciles y estar dispuesto a hacerlo mejor la próxima vez, ninguna de estas reacciones es especialmente constructiva. Solo nos hacen sentir pequeños y vacíos.

Primero debemos reconocer cuándo estamos siendo autocríticos. Entonces, podemos replantear la situación y decir: "Ha sido una experiencia dolorosa", en lugar de juzgar. En el momento en que volvemos a calificar lo ocurrido de "doloroso" en lugar de reaccionar con un juicio severo, algo cambia. Surge nuestra compasión interior, plenamente operativa y capaz de calmar a los niños, a los amigos y a las mascotas, si no a uno mismo, y de hecho puede ofrecer consuelo. Reconocemos que, por la razón que sea, la experiencia nos ha resultado dolorosa. Podemos ofrecer compasión por ese hecho. Entonces, en lugar de seguir rumiándolo, lo soltamos y seguimos adelante.

NOTAS

1 Al-Khatib SM, LaPointe NM, Kramer JM, Califf RM. What clinicians should know about the QT interval. *JAMA*. 2003 April 23–30; 289(16):2120–2127. PubMed PMID: 12709470.

2 Arunachalam K, Lakshmanan S, Maan A, Kumar N, Dominic P. Impact of drug induced long QT syndrome: a systematic review. *J Clin Med Res*. 2018 May; 10(5):384–390. doi: 10.14740/jocmr3338w.

3 Verbalis JG, Goldsmith SR, Greenberg A, Korzelius C, Schrier RW, Sterns RH, Thompson CJ. Diagnosis, evaluation, and treatment of hyponatremia: expert panel recommendations. *Am J Med*. 2013 October; 126(10 Suppl. 1):S1–42. doi: 10.1016/j.amjmed.2013.07.006.

4 Bahia A, Mascolo M, Gaudiani JL, Mehler PS. PseudoBartter syndrome in eating disorders. *Int J Eat Disord*. 2012 January; 45(1):150–153. doi: 10.1002/eat.20906.

PARTE III

PACIENTES CON CUERPOS MÁS GRANDES

Ya hemos analizado en detalle las complicaciones médicas de la restricción calórica y de las purgas, las cuales pueden darse en individuos con cuerpos de todas las formas y tamaños. La parte III se centra en los pacientes con cuerpos más grandes, específicamente en los problemas médicos del estigma del peso y del trastorno por atracón (TA), el trastorno alimentario más común, y quizás del que menos se habla. No todas las personas con trastorno por atracón tienen un cuerpo corpulento y no todas las personas con un cuerpo corpulento padecen trastorno por atracón. De hecho, la mayoría de las personas de talla grande no cumplen los criterios del TA[1]. No se puede saber quién padece un trastorno alimentario o quién está sano o enfermo con solo mirarlo.

Quizá te hayas percatado de que no he utilizado las palabras "sobrepeso" u "obesidad". Es algo deliberado; de hecho, apenas las he empleado en este libro. Un capítulo sobre TA debe exponer algunos conceptos de vital importancia que tienen que ver con el estigma del peso, la vergüenza, la cultura de las dietas y la justicia social. También cuestionaré, con pruebas médicas, algunas suposiciones fundamentales que la gente (incluidos los médicos) tiene sobre las personas con cuerpos más corpulentos. En este capítulo me centraré sobre todo en los pacientes con TA de talla grande, así como en algunas de las implicaciones superpuestas para cualquier individuo de talla grande. La razón de ello no es excluir a los pacientes de talla pequeña con TA, sino llamar la atención sobre los problemas de justicia social y las implicaciones médicas del estigma de la talla.

Al acabar mi formación médica, creía saber bastante sobre el aumento de peso. Mi formación se centró en el papel del aumento de peso en el desarrollo de ciertos problemas médicos y en el papel de la pérdida de peso en la mitigación de esos problemas. Por desgracia, mi formación no solo era drásticamente incompleta, sino que me enseñó a causar daño. No hubo ningún debate sobre el estigma del peso, la justicia social, los privilegios o la diversidad de tallas. Mi objetivo en este capítulo es abogar por un lenguaje diferente, una conciencia diferente de los datos y una visión totalmente distinta de la atención a los pacientes con cuerpos más grandes. Me basaré en las enseñanzas escritas y orales de los líderes en el campo del TA y de la defensa de los pacientes, reconociendo que el campo, y mi conocimiento del mismo, sigue ampliándose.

En el DSM-5, el trastorno por atracón se caracteriza por episodios recurrentes de atracones, definidos como la ingesta de una gran cantidad de alimentos en un período relativamente corto, asociada a una sensación de falta de control y angustia por la cantidad o el ritmo de la ingesta o el tipo de alimentos consumidos. Los atracones se asocian con al menos tres de los siguientes criterios: comer rápidamente, comer hasta estar incómodamente lleno, comer grandes cantidades a pesar de no sentir hambre física, comer solo debido a la vergüenza por la naturaleza del atracón, o sentirse disgustado, deprimido o culpable después del atracón. Los atracones deben producirse una vez a la semana durante una media de tres meses, y no se dan purgas ni otras conductas compensatorias[2]. Normalmente, las personas con TA también restringen las calorías o grupos específicos de alimentos en el curso de su trastorno. El ciclo de privación y atracón es bien conocido tanto por las personas que cumplen los criterios formales del TA como por cualquiera que haya hecho dieta alguna vez.

El TA no se añadió formalmente al DSM-5 hasta 2013, lo que significa que la investigación médica sobre el TA va a la zaga de la realizada sobre la anorexia nerviosa y la bulimia nerviosa. Sin embargo, los médicos lo conocen desde hace años. Las estimaciones de prevalencia para el TA son que entre el 2 y el 4% de la población probablemente cumpla los criterios para el TA en algún momento de sus vidas, y las personas de todos los géneros se ven afectadas por igual[3]. Esto significa, por ejemplo, que solo en Estados Unidos entre seis y doce millones de personas pueden cumplir los criterios del trastorno.

Estos datos pueden infrarrepresentar sustancialmente la prevalencia real. Los nuevos datos muestran que todos los trastornos alimentarios pueden ser mucho más comunes de lo que se pensaba en individuos de los estratos socioeconómicos más bajos, que rara vez están representados en este tipo de estudios. Las personas con inseguridad alimentaria, por ejemplo, dependen de los bancos de alimentos para alimentarse y alimentar a sus familias. Experimentan hambre y privación no principalmente por miedo a engordar, sino por falta de acceso a los alimentos.

Una investigación pionera estudió a personas que acudían a un banco de alimentos, accedían a ser entrevistadas sobre sus patrones alimentarios y respondían a preguntas relacionadas con conductas de trastornos alimentarios. Este estudio de vital importancia demostró que cuanto mayor era la inseguridad alimentaria de las personas, mayor era la probabilidad de que presentaran conductas relacionadas con los trastornos alimentarios[4]. Independientemente de la causa de la privación de alimentos, el cerebro cavernícola responde. No conoce el origen de la desnutrición. Solo sabe que tiene un impulso por la comida, una necesidad de proteger el peso corporal y un cerebro hambriento que reacciona de formas inesperadas en torno a la comida, como hicieron los hombres del experimento de Minnesota (ver capítulo 2). Este es un ejemplo sorprendente de que los trastornos alimentarios no solo afectan a las chicas jóvenes, delgadas, ricas y blancas, y nos recuerda de forma contundente cuántas personas carecen de acceso al diagnóstico y al tratamiento de su trastorno alimentario.

Hablemos de los términos que utilizaré en este capítulo y de los que no. He excluido las palabras que patologizan un mayor peso corporal. A estas alturas, ya sabes que no lo hago porque reniegue de las tradiciones médicas y de la ciencia occidentales, nada más lejos de la realidad. Sin embargo, las palabras patologizantes hacen que los médicos pasen por alto realidades vitales sobre la salud de sus pacientes y los avergüencen. En su lugar, usaré la expresión "personas con cuerpos más grandes" o "individuos de mayor peso". Los activistas han recuperado la palabra "gordo" para desestigmatizarla, para recordarnos que es simplemente un descriptor, no un juicio. Yo pregunto a mis pacientes con cuerpos más grandes: "¿Qué palabras te gustaría que utilizara para referirme a tu talla, cuando sea necesario?".

La sociedad y gran parte de la medicina consideran que un peso corporal superior no solo es peligroso desde el punto de vista médico, sino también moralmente laxo. Las tablas de IMC suelen empapelar las paredes de las consultas médicas. Los muebles de las consultas médicas no se adaptan a los pacientes con cuerpos más corpulentos, ya sea porque tienen reposabrazos restrictivamente estrechos que impiden sentarse cómodamente o reposapiés endebles que pueden ceder. La bata de exploración puede ser demasiado pequeña, lo que hace que un encuentro ya de por sí incómodo resulte indigno y aumente aún más la vergüenza. Es posible que los manguitos de la tensión arterial no encajen, lo que no solo arrojaría datos deficientes, sino también una prueba más de que este paciente no es aceptable en la consulta del médico. Los pacientes que (a regañadientes) acuden al médico por un dolor de garganta pueden acabar recibiendo recomendaciones dietéticas y advertencias sobre su peso antes incluso de que se aborde su problema principal.

NOTAS

1 www.nationaleatingdisorders.org/learn/by-eating-disorder/bed. Consultada el 3 de agosto de 2018.

2 American Psychiatric Association. Diagnostic and statistical manual of mental disorders (5th ed.) Arlington, VA: American Psychiatric Publishing; 2013.

3 www.nationaleatingdisorders.org/statistics-research-eating-disorders. Consultada el 15 abril de 2018.

4 Becker CB, Middlemass K, Taylor B, Johnson C, Gomez F. Food insecurity and eating disorder pathology. *Int J Eat Disord.* 2017 September; 50(9):1031–1040. doi: 10.1002/eat.22735.

CAPÍTULO 10

EL TRASTORNO POR ATRACÓN Y EL ESTIGMA DEL PESO

CASO: JANET

Janet es una ejecutiva caucásica cisgénero de 41 años que ha tenido un cuerpo grande toda su vida. Cuando tenía seis años, su hermana mayor y sus amigos del colegio empezaron a burlarse de ella por su peso. A los once años, su madre y ella hicieron juntas su primera dieta. Perdió unos cuantos kilos en el transcurso de unos meses en los que se sintió desgraciada todo el tiempo, muy acomplejada por cada bocado que comía y con una sensación cada vez mayor de que su cuerpo estaba "mal". Una vez acabada la dieta, Janet creció y ganó peso, un hecho que su experimentado pediatra señaló que era absolutamente apropiado durante la adolescencia, pero que Janet entendió como un fracaso. En su familia, su madre y ella eran las "grandes" que siempre estaban a dieta, mientras que su padre y su hermana siempre tuvieron cuerpos más pequeños que podían "comer de todo". Janet sentía profundamente los mensajes, tanto hablados como tácitos, que su padre y su hermana le enviaban: "Si pudieras controlar lo que comes, serías delgada como nosotros".

Durante las siguientes décadas, Janet probó prácticamente todas las dietas imaginables. Adelgazaba para volver a engordar. Siempre había sido atlética, y practicó dos deportes de equipo en el instituto y también en la universidad. Allá donde iba, sentía que la gente la miraba y juzgaba su talla.

A los 20 años, Janet empezó a trabajar a tiempo completo y ascendió rápidamente en la empresa. Desarrolló un patrón algunas veces a la semana de no comer nada en todo el día después de despertarse sintiéndose decidida a "darle la vuelta a todo". Por la noche, estaba tan agotada y hambrienta que pedía mucha comida y se la comía casi sin probarla, hasta que se sentía incómodamente llena, profundamente avergonzada y muy aislada. Otros días, especialmente cuando tenía que asistir a eventos de trabajo durante las comidas, comía con más regularidad y no acababa dándose un atracón por la noche. Su peso siguió subiendo y bajando a lo largo de los años, pero siempre acababa siendo un poco más alto cada año.

Janet no fue al médico en la treintena porque estaba sana y porque le daban pavor las experiencias de sus 20 años de ver a médicos que solo se centraban en su peso, que la aconsejaban severamente sobre su "obesidad" y que la advertían acerca de futuros problemas médicos o de una muerte prematura. Le daban consejos como "Come menos y muévete más", como si nunca se le hubiera ocurrido. La sociedad le transmitía mensajes constantes de que era inaceptable por su mayor peso corporal, como si no hubiera hecho dietas desde que tenía uso de razón.

Cerca de su 40 cumpleaños, Janet se sintió enferma y débil, mentalmente confusa y deshidratada, y empezó a perder peso rápidamente. Unos meses más tarde, después de desmayarse en el trabajo, acabó en urgencias y le diagnosticaron diabetes de tipo 2. El dietista de diabetes le aconsejó severamente que adelgazara "de inmediato" si no quería acabar sufriendo una amputación, insuficiencia renal o un infarto de miocardio. Janet redobló sus esfuerzos para restringir las calorías y los carbohidratos. Ya solo se daba atracones una vez a la semana, a pesar del hambre constante y feroz, porque estaba muy preocupada por su salud. A pesar de haber sido físicamente activa toda su vida, empezó a dolerle la rodilla derecha. Su nuevo médico de cabecera la derivó a un traumatólogo que apenas miró su radiografía ni la examinó antes de decirle que más le valía adelgazar porque ningún cirujano se plantearía operarla en el futuro a menos que perdiera entre el 10 y el 20% de su peso corporal.

Janet empezó a sentirse desesperada. Se planteó la cirugía bariátrica. Entonces empezó a seguir algunos blogs y podcasts que hablaban de Health At Every Size®[1]. Se enteró de que había un trastorno alimentario que describía perfectamente lo que ella estaba experimentando y descubrió un movimiento que fomentaba la aceptación del cuerpo. Buscó un dietista, un terapeuta y un médico expertos en trastornos alimentarios con la esperanza de que pudieran ayudarla a encontrar un nuevo camino.

CONTEXTO

El estigma del peso es un problema grave y generalizado en Estados Unidos[2]. Los médicos se encuentran entre los peores infractores en lo que respecta a los prejuicios sobre el peso[3,4]. Eso significa que se apresuran a concluir que las personas con cuerpos más corpulentos también tienen atribuciones negativas como la pereza o la falta de fuerza de voluntad y, en consecuencia, pueden prestar una atención peor. Cuando hablo de este tema con los médicos, me preguntan: "Bueno, ¿no es esta 'epidemia' del sobrepeso igual de generalizada y grave? ¿No deberíamos recomendar profesionalmente una dieta a todos nuestros pacientes con un IMC elevado?". La respuesta completa es complicada y llena de matices, pero, por resumirla en una palabra: no. Está claro que todo lo que este país está haciendo —socialmente, médicamente, con comunicados sobre salud pública— no funciona. La salud no ha mejorado. Necesitamos otro enfoque.

Las dietas no funcionan. La maquinaria comercial multimillonaria que intenta vender a la gente la promesa de la delgadez (por salud, por autoestima, por confianza en uno mismo) es una industria falsa y a menudo perjudicial. Prácticamente todos los estudios demuestran que las personas que se someten a una dieta (lo que suele significar una restricción de calorías por debajo de lo que el cuerpo necesita a diario, a menudo con categorías nutricionales fuera de los límites) pueden perder peso temporalmente solo para volver a ganarlo, e incluso aumentar de peso[5]. Ahora ya sabes por qué esto tiene sentido desde el punto de vista científico. Nuestros cerebros cavernícolas no saben si estamos consumiendo calorías insuficientes debido a la falta de acceso a los alimentos o debido a una restricción intencionada. Simplemente registran "hambruna" y proceden a bajar el metabolismo, a aumentar la ansiedad y las obsesiones alimentarias y a defender el peso corporal. Tras una privación prolongada, sentir voracidad e ingerir más calorías de las que el cuerpo necesita para obtener energía es algo biológico, no un fallo de la fuerza de voluntad.

SALUD Y TAMAÑO

También es fundamental cuestionar la idea de que un mayor peso corporal significa necesariamente menos salud.

Un estudio de 29.000 hombres y mujeres diversos descubrió que la reducción de la capacidad de ejercicio era un potente factor predictivo de la mortalidad, mientras que el IMC tenía una importancia limitada[6]. Este estudio corroboró los hallazgos del Veterans Exercise Testing Study, que demostró que las tasas de mortalidad *más bajas* de 12.000 veteranos de mediana edad se observaron en los "hombres obesos con una gran capacidad de ejercicio"[7].

Cada vez hay más pruebas de que las personas sanas con un cuerpo más corpulento y una buena forma física cardiovascular pueden vivir más que las que tienen un cuerpo más delgado[8]. Además, la práctica regular de ejercicio aeróbico y/o entrenamiento de resistencia provoca cambios que prolongan la vida en una serie de factores de riesgo cardiovascular, independientemente de cualquier cambio en el peso corporal[9]. Solo se observan cambios significativos en la mortalidad en los dos extremos de peso[10]. Cuando los estudios epidemiológicos que evalúan la relación entre el peso corporal y la mortalidad controlan la forma física, el ejercicio, la calidad de la dieta, los ciclos de peso, el consumo de fármacos dietéticos, la situación económica y los antecedentes familiares, el mayor peso desaparece como factor de riesgo independiente de mayor mortalidad[11].

Cito estos sólidos estudios porque en este país sigue existiendo la creencia abrumadora (y errónea) de que estar delgado significa estar sano y conduce a una vida más larga. Las personas con un amplio espectro de tamaños y formas corporales pueden estar sanas o enfermas. Sin embargo, los médicos siguen llevando a la consulta sus propios prejuicios, a menudo incorrectos, sobre el peso y la salud[12].

ATENCIÓN MÉDICA Y QUIRÚRGICA DEFICIENTE

Esto me lleva a una declaración que suena un tanto radical: la complicación médica número uno en las personas con TA y/o cuerpos más grandes es la deficiente atención médica y quirúrgica general que reciben a manos de los médicos. No se trata de diabetes, hipertensión o colesterol alto. Es el daño —tanto psicológico como médico— que proviene de profesionales médicos a menudo bienintencionados. Se ha demostrado que las personas con cuerpos más grandes evitan los entornos sanitarios debido a experiencias previas de daño y vergüenza con respecto al cuerpo. El estrés de ir al médico les impide buscar atención médica con regularidad[13].

Un buen ejemplo de que el estigma del peso es la causa de los malos resultados de la atención sanitaria es cuando a los pacientes se les dice que pierdan peso si no quieren que se les deniegue una intervención quirúrgica en el futuro. Los prejuicios pueden empezar en la sala de exploración. Suponer de un vistazo que el peso corporal de una persona es la causa de su dolor de rodilla no suele reflejar las mejores prácticas. Además, mientras que a una persona delgada con dolor de rodilla se la puede remitir a fisioterapia, yoga o masajes, el paciente con un cuerpo más corpulento puede recibir solo la recomendación de hacer dieta.

Perder una gran cantidad de peso y mantenerlo es muy raro. Sin embargo, podemos imaginarnos a una paciente desesperada con fuertes dolores de rodilla que limita drásticamente la ingesta calórica durante un período prolongado para intentar optar a una operación de prótesis de rodilla. El día de la operación, se presentará desnutrida, independientemente de su peso, lo que no augura nada bueno para su capacidad de tolerar y curarse de la intervención. De hecho, no está demostrado que la pérdida de peso antes de una operación de rodilla mejore los resultados[14].

Los médicos citan estudios que demuestran que un peso corporal elevado puede estar relacionado con complicaciones médicas como la diabetes, la apnea obstructiva del sueño y una peor cicatrización de las heridas. Sabiendo que estas afecciones pueden correlacionarse con peores resultados quirúrgicos, prescriben la pérdida de peso. Sin embargo, un amplio estudio examinó el efecto de una disminución del 5% del peso corporal sobre la infección postoperatoria y el reingreso hospitalario en casi 11.000 casos de cirugía de prótesis de rodilla. Solo el 12% de los pacientes "alcanzaron" esa pérdida de peso en el año anterior a la intervención, y los resultados fueron idénticos a los de los que no adelgazaron[15].

Otro estudio señalaba que acudir desnutrido a una intervención quirúrgica por ingerir muy pocas calorías y descomponer el tejido corporal (es decir, perder peso) puede provocar en sí mismo una mala cicatrización de las heridas e infecciones, las mismas complicaciones que se supone que la pérdida de peso debe prevenir[16]. De hecho, un estudio de casi 78.000 pacientes sometidos a prótesis de rodilla demostró que un IMC elevado no se asociaba de forma independiente con la mayoría de las complicaciones quirúrgicas. En cambio, un nivel bajo de albúmina en sangre (una proteína en la sangre que puede correlacionarse con la inflamación, así como con una nutrición deficiente) se asoció con mayores tasas de mortalidad y otras complicaciones[17].

Así que, una vez más, el sesgo de peso y la falta de conocimiento de la literatura médica pueden hacer que los médicos hagan recomendaciones que pueden ser imposibles de seguir para un paciente o que impiden que un paciente reciba una atención óptima, como la cirugía de rodilla cuando es necesaria. Un cirujano puede argumentar que no va a proceder a una intervención quirúrgica si después va a haber riesgos significativos de complicaciones. Pero si es realmente imposible perder ese peso de forma segura, mantenerlo y presentarse a la operación adecuadamente alimentado, entonces el trabajo del cirujano es hacerlo lo mejor que pueda tras informar plenamente al paciente de los riesgos. El paciente decide entonces si los beneficios compensan los riesgos.

El juego de la vergüenza y la culpa está en plena vigencia, aunque no se pretenda. En los sistemas de estigmatización, sin embargo, uno no se puede conformar con que los médicos digan: "No era mi intención causar daño. Esto es lo que aprendí en mi formación". Tenemos que pedir más a los médicos e invitarles a considerar el tema desde otro ángulo. No se puede esperar que los pacientes aboguen por sí mismos —aunque algunas almas valientes lo harán— porque están en el otro extremo de la diferencia de poder con los médicos, y años de microagresiones y vergüenza acumuladas pueden silenciarlos en la consulta médica.

MEJORES PRÁCTICAS

Entonces, ¿cuál es la forma correcta de atender a los pacientes con TA? El campo y mis conocimientos sobre él evolucionan cada día. Actualmente, la respuesta empieza por lo siguiente: no se trata del peso. Los médicos deben avanzar hacia un enfoque no presuntivo y preguntar a los pacientes sobre su relación con la comida y el movimiento, porque de lo contrario se perderá la oportunidad de diagnosticar y tratar el TA en pacientes de todos los tamaños corporales. Mi política es no controlar nunca el peso corporal de ninguno de mis pacientes a menos que esté supervisando el restablecimiento del peso planificado en el contexto de la rehabilitación nutricional. Digo a mis pacientes que su peso no es un resultado primario y no predice su salud. Una vez más, la susceptibilidad genética desempeña un papel en los resultados de salud de las personas en relación con las exposiciones ambientales. Algunos desarrollarán problemas médicos graves —convencionalmente asociados a un mayor peso corporal— con un peso relativamente "normal". Otros no tienen ningún problema médico en el contexto de cuerpos mucho más corpulentos. La variabilidad genética (no la fuerza de voluntad) desempeña un papel fundamental. Esto me lleva al movimiento global que guía la mejor atención con basa empírica para todos los pacientes: la filosofía de Health At Every Size (HAES®).

SALUD EN TODAS LAS TALLAS

El HAES es un modelo que surgió de las comunidades contrarias a las dietas y a la aceptación de la gordura a finales de los 80 y principios de los 90 del siglo XX. Surgió de las conversaciones entre profesionales que veían el fracaso de la pérdida de peso intencionada y se daban cuenta de que era una intervención poco ética, especialistas en trastornos alimentarios que relacionaban los problemas de todo el espectro ponderal con el estigma del peso y activistas que querían una mejor atención médica[18]. El movimiento HAES anima a las personas a aceptar y respetar la diversidad natural de tamaños y formas corporales, a comer de una manera flexible que valore el placer y respete las señales internas de hambre y a moverse por placer y para tener más vitalidad física. Defiende el acceso a una atención sanitaria respetuosa y a políticas sanitarias que reconozcan la importancia de los temas de justicia social[19]. Fomenta la atención a la salud emocional y la recepción de validación ante las microagresiones y los daños infligidos a las personas y las poblaciones oprimidas en una sociedad sesgada por el tamaño.

El modelo HAES no significa que "todas las personas de todas las tallas estén sanas", como algunos piensan erróneamente. Esa afirmación es científicamente falsa. El mensaje del HAES es más sutil y, al mismo tiempo, maravillosamente inclusivo para las personas de cualquier condición, sexo, talla y otros espacios de marginación.

Trabajar en sintonía con el propio cuerpo y comer y moverse de forma flexible en la medida que uno elija puede mejorar la salud independientemente del cambio de peso. El enfoque HAES tiene en cuenta el peso y puede implicar la aceptación de un aumento de peso, una pérdida de peso o ningún cambio de peso. Aunque los principios HAES se incorporen a la vida de los pacientes a lo largo del tiempo, los médicos pueden ayudar a optimizar los problemas médicos de los pacientes mediante un diagnóstico y un tratamiento meditados. Los pacientes no deben ser rehenes de las recomendaciones de adelgazamiento de los médicos.

Así pues, imaginemos a una persona que ha sido estigmatizada por su tamaño corporal, empezando en el hogar de su infancia, donde los niños necesitan sentirse seguros y queridos incondicionalmente. Han pasado por innumerables dietas y ciclos de peso, haciendo que su metabolismo se ralentice y vuelva a acelerarse. La mejor manera de ofrecerles una salud médica óptima es invitarles a no volver a hacer dieta, a comer de manera que respeten la cultura, el compromiso social, las papilas gustativas y las necesidades energéticas. No existen los alimentos "malos", "prohibidos" o "trampa".

No se trata de una invitación a comer "pura comida basura", como algunos interpretan erróneamente. En nuestra sociedad, la gente piensa que la ausencia de normas alimentarias estrictas (y a menudo acientíficas) debe significar libertad para todos. Una vez más, vuelvo a mi mensaje de moderación. Recomiendo a mis pacientes (y comulgo con el ejemplo) comer alimentos frescos y coloridos, con mucha fruta y verdura, cocinados en casa cuando sea posible, consumidos con atención, generalmente no delante del televisor ni en el coche. El equilibrio de carbohidratos, grasas, proteínas y fibra no necesita contarse mentalmente ni ser demasiado exacto. No hay lugar para el miedo o la culpa a la hora de disfrutar de dulces, alimentos procesados y todo lo que se considere "comida poco saludable" en un momento dado, con moderación. En general, los "alimentos de verdad" saben mejor y son más satisfactorios. Me refiero, por ejemplo, al helado, el pan y el queso de verdad, y no a sus versiones bajas en grasa o calorías.

La alimentación intuitiva es una poderosa filosofía nutricional que rechaza las dietas y que enseñan muchos dietistas especializados en trastornos alimentarios[20]. Para los pacientes que han pasado toda su vida a dieta y se han avergonzado de su cuerpo y de la comida, la intuición sobre qué y cuánto comer puede resultar inicialmente inalcanzable. Los dietistas que siguen el modelo HAES pueden ir al encuentro de los pacientes allá donde estén, sugiriéndoles inicialmente comidas y raciones y recordándoles que no pospongan la comida. Con el tiempo, el paciente es capaz de sintonizar con el hambre, la satisfacción y una relación con la comida independiente de la forma y el tamaño de su cuerpo.

Se puede animar a las personas a moverse de formas que mejoren su experiencia en el mundo, dentro de su nivel de capacidad y deseo: jugar con sus hijos, explorar la belleza de las rutas de senderismo que temían no volver a ver y hacer recados y obligaciones profesionales con menos agotamiento y dolor. Moverse con alegría abarca opciones casi infinitas, centradas en última instancia en las preferencias, el acceso y la capacidad del paciente. A algunos les alegra poder desplazarse por su casa con más facilidad. Otros experimentan la alegría del rendimiento deportivo de élite. La cuestión es que el movimiento no se realiza para compensar calorías (ni para permitir su consumo), sino para celebrar el cuerpo y vivir los propios valores.

Existen muchos obstáculos para poner en práctica el modelo HAES, aunque no se trata de problemas del propio modelo. Uno de ellos es que solo una pequeña fracción de la población tiene acceso a especialistas con formación HAES, ya sea por razones geográficas o por limitaciones económicas. Incluso cuando alguien tiene la seguridad de contar con un buen seguro médico, este no suele cubrir los servicios para trastornos alimentarios. Además, está muy bien recomendar a alguien que se mueva para disfrutar, pero su cuerpo puede no estar literalmente seguro en los espacios en los que se lleva a cabo el movimiento. Puede faltar ropa que se ajuste cómoda y adecuadamente para hacer ejercicio. La hostilidad en los gimnasios (donde no hay opción de moverse al aire libre) o en lugares donde no es seguro caminar solo por la calle pueden suponer grandes impedimentos. Y la discriminación basada en la afiliación religiosa, la orientación sexual, la presentación de género y la raza puede hacer que los cuerpos sean literalmente inseguros. Estas son algunas de las razones por las que la comunidad TA está tan estrechamente vinculada a los movimientos por la justicia social.

Es posible que los médicos que lean este capítulo pongan cara de incredulidad. "¿Me estás diciendo que cuando te llega un paciente con diabetes, hígado graso y apnea obstructiva del sueño, no le recomiendas que pierda peso, a pesar de que los estudios demuestran que la pérdida de peso mejora significativamente estos problemas?". Pues sí, es justo lo que estoy diciendo. No me centro en el peso como resultado principal, sino en el cambio de comportamiento. Tengo en cuenta mi propio estigma interiorizado sobre el tamaño cuando intento dar cabida a la angustia de los pacientes por su tamaño corporal, al tiempo que fomento un enfoque que incluya el peso. Si bien puede ser cierto que una persona determinada gozaría de mejor salud con un peso corporal más bajo debido a la mejora o incluso la resolución de problemas médicos, me encuentro de nuevo con la realidad de que las dietas no funcionan. En conciencia, no puedo prescribir una a un paciente cuando puede causarle daño y no le producirá el resultado deseado.

También oigo a menudo: "Pero tengo un amigo que sí perdió peso y lo mantuvo". En casi todas las experiencias humanas hay valores atípicos. Las recomendaciones políticas y médicas no pueden basarse en datos atípicos. Cuando hablo o escribo en un blog sobre este tema, surge un notable número de troles que cuestionan mordazmente mis credenciales y desestiman la ciencia que cito. En mi fuero interno, intento comprender que estas personas también son víctimas de una sociedad centrada en las tallas. Es posible que lancen las mismas palabras equivocadas y tendenciosas con las que se criaron y que les han perjudicado.

La falacia de que todo depende de la fuerza de voluntad o del acceso a cocineros y entrenadores es precisamente eso: una falsa narrativa que perpetúa la vergüenza y no produce cambios ni salud. Se ha lavado el cerebro a la sociedad para que piense que la salud es una cuestión de fuerza de voluntad y valía individual, oprimiendo a generaciones enteras de personas en el proceso y ganando miles de millones de dólares a costa de su vergüenza. Los médicos suelen disfrutar de lo que se denomina "privilegio de la delgadez", lo que significa que, en comparación con la población general, los profesionales de la medicina tienen cuerpos más delgados y socialmente más aceptables. Puede que no seamos conscientes de que nuestras vidas son mucho más fáciles que las de quienes tienen cuerpos más corpulentos, porque damos por sentado nuestro privilegio e incluso la mera idea de que exista desigualdad nos pone a la defensiva. Eso, y nuestra formación médica, nos hace menos compasivos y conscientes de las experiencias vividas por nuestros pacientes. A menudo ni siquiera preguntamos.

CIRUGÍA BARIÁTRICA

¿Y qué hay de la cirugía bariátrica, también llamada cirugía de bypass gástrico? Se realizaron casi medio millón de cirugías de bypass gástrico en todo el mundo en 2013, la última vez que se realizó una encuesta de este tipo[21]. Respeto que para algunas personas la cirugía haya sido una experiencia positiva. De ninguna manera pretendo avergonzar a las personas que se han sometido a ella debido a las experiencias vividas con sus cuerpos. Sin embargo, en la comunidad activista del TA y de la grasa recibe el nombre de amputación de estómago.

A menudo, la bolsa estomacal que queda después de la operación solo puede contener unos 60 gramos de alimentos o líquidos, y el tracto intestinal se desvía deliberadamente, lo que causa una mala absorción de nutrientes. He visto a muchos pacientes que se han sometido a un bypass gástrico acabar con una calidad de vida mucho peor. Tienen náuseas constantes y dolor abdominal, diarrea y pérdida de peso hasta el punto de la desnutrición clínica. Se trata de pacientes que aún no cumplen la definición formal de "bajo peso" para la estatura; sin embargo, muestran precisamente la misma disfunción fisiológica que los pacientes con anorexia nerviosa. Pueden perder la capacidad de comer socialmente porque el tamaño de las comidas y la selección de los alimentos tienen que elegirse con mucha cautela y su volumen es mínimo. El trastorno por consumo de alcohol se dispara[22].

La preselección psicológica para la cirugía bariátrica no ha sido validada y es incoherente. Esto significa que las personas que no solo tienen un cuerpo más grande, sino que también padecen la enfermedad mental del TA, se ven abocadas a una cirugía que no se puede deshacer. En el postoperatorio, las relaciones caóticas con la comida y el cuerpo permanecen, pero el cuerpo puede quedar permanentemente alterado. Esto puede resultar catastrófico para el paciente. La idea, a menudo publicitada, de que la cirugía bariátrica es sencillamente la mejor dieta, la más permanente y la que más éxito ha tenido es engañosa y errónea. Es un procedimiento potencialmente irreversible que puede causar sufrimiento de por vida, y desde mi punto de vista debería reservarse —si alguna vez se recomienda— solo para aquellos que han intentado un enfoque HAES completo durante mucho tiempo y que tienen problemas médicos tan críticos que los beneficios potenciales son mucho mayores que los riesgos.

AUTODEFENSA

Los pacientes que acuden a la consulta médica siempre pueden negarse a que los pesen. Las aseguradoras gubernamentales como Medicare pueden exigir la documentación de un peso. Esta exigencia se cumple si el médico documenta "el paciente se negó". Una posible razón para ser pesado es determinar correctamente la dosis de medicamentos importantes, como la quimioterapia o la anestesia. Los pacientes pueden entonces pedir que se les pese a ciegas y que no se les diga su peso.

¿Y los niños? El pesaje público y las discusiones sobre el IMC en las escuelas deberían terminar. Mucha gente tiene recuerdos claros (normalmente teñidos de vergüenza o de una sensación de cómo la sociedad sobrevalora la talla) de cuando les pesaban en el colegio. Yo siempre deniego este permiso a mis hijos. Esto es algo entre mis hijos, su pediatra y yo.

Es apropiado centrar los esfuerzos de las políticas públicas en los sistemas de opresión que pueden contribuir a una mala salud. Pero tenemos que conseguir que los profesionales con mentalidad HAES estén en las salas donde se toman las decisiones de salud pública, porque es inútil e inapropiado avergonzar sistemáticamente a los niños por tallas corporales sobre las que tienen poco o ningún poder de decisión. Estos niños siguen inmersos en sistemas que reducen el acceso a la atención sanitaria, no les proporcionan una variedad de alimentos frescos y rentables, desestabilizan los sistemas familiares e interfieren en una sensación de seguridad constante.

Creo fundamentalmente que, cuando uno sigue los principios HAES, el cuerpo adopta un tamaño y una forma que están determinados genéticamente. En un artículo reciente se animaba a los profesionales a:

> oponer el problema de la vergüenza de la gordura en la sociedad al cuerpo de la persona individual y proporcionar a los individuos herramientas para identificar y resistir el estigma y la opresión de la gordura, en lugar de proporcionarles herramientas para remodelar sus cuerpos[23].

No puedo estar más de acuerdo.

RESOLUCIÓN DEL CASO: JANET

El nuevo equipo de Janet, formado por un dietista, un terapeuta y un médico, cuenta con conocimiento sobre el modelo HAES. Primero acude al médico y, dadas sus experiencias recientes, tiene muchas dudas sobre si entrar por la puerta de la consulta. A pesar de ser una profesional de éxito con buenos amigos, se encoge al entrar en la consulta del médico. Sin embargo, nota inmediatamente que el mobiliario de la consulta es robusto, cómodo y sin reposabrazos, por lo que se sienta sin molestias. No hay fotos de personas delgadas en las paredes ni infografías sobre los peligros del sobrepeso. La enfermera le asegura amablemente que no se comprobará su peso, ya que no es un signo vital que se siga en la consulta. El manguito de la tensión arterial le queda bien, al igual que la bata de exploración.

El médico se toma el tiempo necesario para escuchar toda la historia de Janet, le pregunta cuáles son sus objetivos y valores para el tratamiento y dedica tiempo a hablar de la filosofía HAES. Se refiere al TA como una enfermedad mental que debe tratarse como tal. Señala que nunca recomendará hacer dieta y asegura a una incrédula Janet que seguir los preceptos del HAES sin centrarse en el peso ha mejorado con éxito la calidad de vida de otros pacientes, así como sus problemas médicos. Janet señala que le gustaría volver a su pasado deportista porque siempre le ha gustado la actividad física. Después de analizar varias opciones para ello, Janet decide empezar con un entrenador en línea al que puede acceder desde casa y que es respetuoso con las tallas. Disfruta volviendo a trabajar la fuerza y empieza a dar paseos por su barrio. Cuando sufre calambres en las piernas y dolor de pies al empezar a ser más activa, su médico le aconseja que se compre unas zapatillas que le queden bien y le recomienda masajes para los músculos tensos de las piernas y los pies. Eso resuelve el problema.

Janet empieza a trabajar con su nueva dietista y al principio le pide recomendaciones específicas porque la idea de la alimentación intuitiva le resulta extraña e incluso prohibida. Ni siquiera está totalmente segura de cuáles son sus señales de hambre porque las ha ignorado o reprimido a lo largo de los años. La dietista apoya compasivamente a Janet en la enseñanza de una nueva forma de interactuar con la comida que pretende ser sostenible a lo largo de toda la vida. Hablan de los alimentos que le gustan a Janet y crean una estrategia nutricional pensada para cubrir sus necesidades, satisfacer sus papilas gustativas y asegurarse de que coma cada pocas horas para no pasar demasiada hambre. Al principio es difícil, porque desayunar, comer y tomar tentempiés le resulta muy extraño. Sin embargo, Janet se da cuenta de que llega a la hora de cenar satisfecha, no hambrienta, por lo que sus atracones disminuyen drásticamente. Tiene mucha más energía y se concentra mejor en el trabajo.

Janet descubre que tiene mucho de que hablar con su terapeuta. Juntas, identifican y analizan las dinámicas familiares, los prejuicios sociales y las formas en que Janet puede utilizar su voz con autenticidad. Trabajan sobre la aceptación del cuerpo y la confianza en sí misma. Juntas idean algunas formas de incorporar el aumento de comidas y tentempiés a su ya apretada agenda e identifican las cosas que desencadenan el deseo de darse un atracón. En los meses siguientes, Janet empieza a disfrutar de la vida como no lo había hecho en años.

Además, su diabetes mejora radicalmente. Sus necesidades de insulina se reducen a la mitad, lo que refleja una mayor sensibilidad a la insulina. Su resistencia aumenta y vuelve a conectar con su cuerpo atlético. Su dolor de rodilla mejora a medida que se hace más fuerte. A veces, siente la tentación de subirse a una báscula o de comer menos para "intentar perder algo de peso". Su equipo da cabida a este deseo, teniendo en cuenta sus antecedentes y la insistencia de la sociedad en ello, pero le recuerda que la privación nutricional solo la hará más propensa a los atracones.

A veces resulta agotador acudir a las citas y tener que pensar tanto en estos temas, sobre todo sin el "subidón" que solía sentir con las dietas rápidas al ver que su peso cambiaba drásticamente y que la gente le hacía cumplidos. El equipo valida el agotamiento del tratamiento y sigue instándola a que mire a largo plazo. No se trata de cambios a corto plazo (y que se pierden pronto), sino de un proceso de recuperación sostenible, científica y psicológicamente sólido.

PONER NOMBRE A LOS PRIVILEGIOS Y CUESTIONAR LA NARRATIVA

Hace poco tuve el privilegio de compartir tiempo y conocimientos con algunos colegas del campo del TA. Expresaron su frustración con la profesión médica por todo el daño que ha hecho a los pacientes con cuerpos más grandes: patologizando el tamaño corporal, contribuyendo a la construcción de "una epidemia" y fomentando el típico consejo médico de "limitarse a comer menos de lo que se quema". Siento decir que, en el pasado, yo también participé en este tipo de pensamiento y de consejos a los pacientes. Nunca pensé en mi propio privilegio de delgadez. No se me ocurrió considerar que el hecho de haber crecido siendo blanca, cisgénero, con seguridad económica, con dos padres cariñosos y educados, tiempo y recursos para las cenas familiares, generaciones de antepasados italianos dedicados al arte de la comida deliciosa y nutritiva servida en un entorno emocionalmente comprometido y un cuerpo capaz podría haber contribuido a mi propia facilidad con el cuerpo y la comida.

Hay al menos dos grandes problemas con el consejo de "consumir menos energía de la que quemas". El primero es que, en realidad, no tiene fundamento científico. Ya vimos en capítulos anteriores que los pacientes con anorexia nerviosa que se someten a rehabilitación nutricional a menudo tienen que ingerir muchas más calorías de las previstas debido al hipermetabolismo. Otros pacientes de todo el espectro de trastornos alimentarios y tallas corporales han aprendido que no importa cuánto restrinjan las calorías: su peso corporal simplemente no cambia. Sus cerebros cavernícolas defienden su peso corporal a través de la desaceleración metabólica, tal como fueron diseñados para hacerlo.

He recibido preguntas de médicos escépticos que me preguntan: "Vale, dices que las dietas no funcionan. Si es así, ¿por qué no hay prisioneros de guerra cuyo peso corporal haya resistido a la inanición? Están todos demacrados". Hay muchas cosas erróneas en esta pregunta, pero me la han hecho muchas veces en alguna versión.

La respuesta es que la gente en la sociedad no vive en prisiones literales. Estamos programados genéticamente para buscar comida cuando estamos hambrientos y, a diferencia de los prisioneros de guerra, la mayoría de la gente tiene cierto grado de acceso a los alimentos. Incluso si no se consume el llamado exceso de comida tras la privación, la ralentización metabólica hará que el cuerpo necesite menos energía y almacene la que sobre. Piénsalo desde la perspectiva de una persona privada de agua. Su impulso de sed aumentará y aumentará. Si hay agua disponible, en algún momento beberá. No es fuerza de voluntad; es biología.

En segundo lugar, el desarrollo de la actual demografía de tallas de la sociedad no surge de una falta de fuerza de voluntad o de una dedicación inadecuada a la dieta, como pueden dar a entender los médicos en sus consejos. Surge de una construcción social de políticas e ideologías racistas, sexistas y clasistas promovidas por una industria alimentaria muy rentable y una industria de dietas y suplementos en auge.

Los alimentos más sabrosos y menos nutritivos se comercializan sistemáticamente más en las comunidades pobres racializadas que en los barrios blancos de clase alta. La industria alimentaria vende a los negros y latinos donuts extragrandes en la gasolinera y hamburguesas de tres pisos por solo un dólar más, y luego coloca vallas publicitarias de programas comerciales de dieta e inserciones en revistas de la píldora mágica que quema grasa mientras duermes. Emite anuncios de mujeres delgadas y de piel clara que retozan por ahí como si se sintieran dignas y seguras de sí mismas.

La industria saca a relucir las inseguridades de la gente para venderles la solución. Las mismas empresas que fabrican cremas blanqueadoras de la piel en la India, anunciándolas con fotografías de mujeres de piel clara que parecen económicamente seguras, venden cremas que oscurecen la piel en Norteamérica, donde las resplandecientes bellezas de la playa demuestran que la piel pálida es para los perdedores. Estas son las razones por las que los defensores de la justicia social y los activistas relacionados con el TA se han aliado tan armoniosamente para hacerse escuchar.

Una de mis colegas en el campo del TA comentaba su frustración por tener que educar a los médicos sobre todo esto, ya que se muestran muy reticentes y han sido responsables de mucho dolor y sufrimiento en pacientes de talla grande. Le dije: "Pero no todos los médicos son así. Muchos son realmente abiertos y les gustaría saber de estas cosas". Acto seguido, me hizo ver lo egoísta de mi respuesta.

Me di cuenta de que lo que había pasado por alto en mi respuesta era mi reconocimiento de que, aunque personalmente no defienda opiniones basadas en la talla, sigo siendo médica. Soy representante de una clase que tradicionalmente ha desempeñado un papel opresor, aunque sea involuntariamente. Para que la sociedad cambie, tiene que ser consciente de ello y de los privilegios que conlleva. La mejor idea es: "No se trata de mí en concreto. Se trata del panorama general". Esto requiere que nombre ese privilegio y reconozca la delicadeza de la posición de poder que ostento. Requiere que piense en cómo puedo contribuir a desmantelar el potencial de daño futuro que mi profesión causará a los pacientes con cuerpos más grandes. Todos los que tenemos privilegios debemos plantearnos cómo podemos cuestionar la narrativa y cambiar el sistema.

NOTAS

1 Health At Every Size y HAES son marcas registradas de la Association for Size Diversity and Health y se utilizan con autorización.

2 Phelan SM, Burgess DJ, Yeazel MW, Hellerstedt WL, Griffin JM, van Ryn M. Impact of weight bias and stigma on quality of care and outcomes for patients with obesity. *Obes Rev.* 2015 April; 16(4):319–326. doi: 10.1111/obr.12266.

3 Puhl RM, Luedicke J, Grilo CM. Obesity bias in training: attitudes, beliefs, and observations among advanced trainees in professional health disciplines. *Obesity (Silver Spring).* 2014 April; 22(4):1008–1015. doi: 10.1002/oby.20637.

4 Phelan SM, Dovidio JF, Puhl RM, Burgess DJ, Nelson DB, Yeazel MW, Hardeman R, Perry S, van Ryn M. Implicit and explicit weight bias in a national sample of 4,732 medical students: the medical student CHANGES study. *Obesity (Silver Spring).* 2014 April; 22(4):1201–1208. doi: 10.1002/oby.20687.

5 Mann T, Tomiyama AJ, Westling E, Lew AM, Samuels B, Chatman J. Medicare's search for effective obesity treatments: diets are not the answer. *Am Psychol.* 2007 April; 62(3):220–233. Review. PubMed PMID: 17469900.

6 McAuley PA, Blaha MJ, Keteyian SJ, Brawner CA, Al Rifai M, Dardari ZA, Ehrman JK, Al-Mallah MH. Fitness, Fatness, and Mortality: the FIT (Henry Ford Exercise Testing) Project. *Am J Med.* 2016 September; 129(9):960–965.e1. doi: 10.1016/j.amjmed.2016.04.007.

7 McAuley PA, Kokkinos PF, Oliveira RB, Emerson BT, Myers JN. Obesity paradox and cardiorespiratory fitness in 12,417 male veterans aged 40 to 70 years. *Mayo Clin Proc.* 2010 February; 85(2):115–121. doi: 10.4065/mcp.2009.0562.

8 Lavie CJ, De Schutter A, Milani RV. Healthy obese versus unhealthy lean: the obesity paradox. *Nat Rev Endocrinol.* 2015 January; 11(1):55–62. doi: 10.1038/nrendo.2014.165.

9 Balducci S, Zanuso S, Cardelli P, Salvi L, Mazzitelli G, Bazuro A, Iacobini C, Nicolucci A, Pugliese G; Italian Diabetes Exercise Study (IDES) Investigators. Changes in physical fitness predict improvements in modifiable cardiovascular risk factors independently of body weight loss in subjects with type 2 diabetes participating in the Italian Diabetes and Exercise Study (IDES). *Diabetes Care.* 2012 June; 35(6):1347–1354. doi: 10.2337/dc11-1859.

10 Durazo-Arvizu RA, McGee DL, Cooper RS, Liao Y, Luke A. Mortality and optimal body mass index in a sample of the US population. *Am J Epidemiol.* 1998 April 15; 147(8):739–749. PubMed PMID: 9554415.

11 Campos P, Saguy A, Ernsberger P, Oliver E, Gaesser G. The epidemiology of overweight and obesity: public health crisis or moral panic? *Int J Epidemiol.* 2006 February; 35(1):55–60. PubMed PMID: 16339599.

12 Bombak AE, McPhail D, Ward P. Reproducing stigma: interpreting "overweight" and "obese" women's experiences of weight-based discrimination in reproductive healthcare. *Soc Sci Med.* 2016 October; 166:94–101. doi: 10.1016/j.socscimed.2016.08.015.

13 Mensinger JL, Tylka TL, Calamari ME. Mechanisms underlying weight status and healthcare avoidance in women: a study of weight stigma, body-related shame and guilt, and healthcare stress. *Body Image.* 2018 March 22; 25:139–147. doi: 10.1016/j.bodyim.2018.03.001.

14 Martin JR, Jennings JM, Dennis DA. Morbid obesity and total knee arthroplasty: a growing problem. *J Am Acad Orthop Surg.* 2017 March; 25(3):188–194. doi: 10.5435/JAAOS-D-15-00684.

15 Inacio MC, Kritz-Silverstein D, Raman R, Macera CA, Nichols JF, Shaffer RA, Fithian DC. The impact of pre-operative weight loss on incidence of surgical site infection and readmission rates after total joint arthroplasty. *J Arthroplasty.* 2014 March; 29(3):458–464.e1. doi: 10.1016/j.arth.2013.07.030.

16 Schricker T, Wykes L, Meterissian S, Hatzakorzian R, Eberhart L, Carvalho G, Meguerditchian A, Nitschmann E, Lattermann R. The anabolic effect of perioperative nutrition depends on the patient's catabolic state before surgery. *Ann Surg.* 2013 January; 257(1):155–159. doi: 10.1097/SLA.0b013e31825ffc1f.

17 Nelson CL, Elkassabany NM, Kamath AF, Liu J. Low albumin levels, more than morbid obesity, are associated with complications after TKA. *Clin Orthop Relat Res.* 2015 October; 473(10):3163–3172. doi: 10.1007/s11999-015-4333-7.

18 Agradezco las conversaciones y comunicaciones con Deb Burgard (Doctora), Hilary Kinavey (MS, LPC) y Carmen Cool (MA, LPC).

19 www.sizediversityandhealth.org/content.asp?id=152. Consultada el 3 de agosto de 2018.

20 www.intuitiveeating.org/ Consultada el 15 de abril de 2018.

21 Angrisani L, Santonicola A, Iovino P, Formisano G, Buchwald H, Scopinaro N. Bariatric Surgery Worldwide 2013. *Obes Surg.* 2015 October; 25(10):1822–1832. doi: 10.1007/s11695-015-1657-z.

22 Steffen KJ, Engel SG, Wonderlich JA, Pollert GA, Sondag C. Alcohol and other addictive disorders following bariatric surgery: prevalence, risk factors and possible etiologies. *Eur Eat Disord Rev.* 2015 November; 23(6):442–450. doi: 10.1002/erv.2399.

23 Brown-Bowers A, Ward A, Cormier N. Treating the binge or the (fat) body? Representations of fatness in a gold standard psychological treatment manual for binge eating disorder. *Health (London).* 2017 January; 21(1):21–37. doi: 10.1177/1363459316674788.

PARTE IV

LOS INCONMENSURABLES
(ESOS PROBLEMAS REALMENTE MÉDICOS QUE LA MEDICINA MODERNA NO PUEDE MEDIR)

En mi búsqueda por utilizar pruebas objetivas del sufrimiento corporal para romper con la negación de los pacientes y motivarlos a buscar tratamiento para los trastornos alimentarios, me he topado con muchos problemas médicos que no se pueden medir. Consideremos las migrañas, por ejemplo. Las migrañas son un tipo particular de dolor de cabeza que suele comenzar con un aura en la que la visión u otros sentidos se vuelven anormales, y luego progresa a un dolor de cabeza dividido que puede durar desde varias horas hasta días. La gravedad puede oscilar entre una molestia que se produce una vez al año y una discapacidad que altera la vida. No hay duda de que las migrañas son reales, pero no hay forma de medirlas. No puedo hacer una biopsia de las células cerebrales para encontrar el problema, ni puedo realizar un TAC o una resonancia magnética durante un episodio de migraña para establecer la gravedad o demostrar que se está produciendo. Los análisis de sangre tampoco sirven. Los médicos no pueden hacer otra cosa que aceptar la palabra del paciente y la narración de los síntomas como la suma total de los datos que se pueden recopilar y, posteriormente, elaborar planes de tratamiento a partir de ahí.

Resulta que muchas de estas enfermedades no medibles afectan a los pacientes con trastornos alimentarios. Es posible que no sean una consecuencia específica del trastorno, pero aparecen junto a él y complican el tratamiento, quizás porque los pacientes con trastornos alimentarios tienen conexiones mente-cuerpo muy fuertes. Muchos de estos trastornos empeoran con el estrés, que abarca el estrés de un trastorno alimentario, por lo que, al menos hasta cierto punto, pueden considerarse una manifestación física del sufrimiento emocional. La parte IV se centra en el síndrome del intestino irritable (SII) y las afecciones asociadas con él (capítulo 11) y en el síndrome de taquicardia postural ortostática (POTS) y las afecciones asociadas con él (capítulo 12).

Todos los problemas no medibles que analizaré en la parte IV obstruyen directamente el proceso de rehabilitación nutricional o el trabajo de recuperación del trastorno alimentario. Por supuesto, una gran cantidad de problemas médicos pueden coincidir con el diagnóstico de un trastorno alimentario, pero los que describo en esta sección pueden hacer que la terapia, el trabajo nutricional y la vida se detengan por completo debido a que los síntomas corporales pueden volverse muy intrusivos. El tratamiento inadecuado de estos problemas médicos puede prolongar aún más el trastorno alimentario, así como el alejamiento total de los pacientes de la medicina occidental.

Debo señalar que no tengo ninguna formación en medicina alternativa. Estoy segura de que esta disciplina cuenta con grandes profesionales y con otros muy malos, al igual que ocurre en la medicina occidental. Sin embargo, he visto a demasiados pacientes con trastornos alimentarios que se sienten invisibles ante los médicos occidentales. Como resultado, pueden recurrir a proveedores alternativos que los someten a "dietas de eliminación" muy restrictivas o los alimentan con cantidades ínfimas de caldo de huesos durante semanas mientras les venden un montón de suplementos carísimos de su propia marca cuya calidad no ha sido controlada. El trastorno alimentario se vuelve loco, la cuenta bancaria se reduce... y el síntoma original sigue sin remitir.

Un concepto importante que puede entrelazarse con todos los síntomas corporales físicos, ya sean medibles o no, es el trastorno de síntomas somáticos. Este trastorno se define en el DSM-5 como síntomas corporales (somáticos) que duran al menos seis meses y que han sido angustiosos o han provocado una alteración significativa de la función, así como pensamientos, sentimientos y comportamientos intrusivamente intensos[1]. Este diagnóstico puede aportar gran claridad y alivio a los pacientes, o resultar frustrante e invalidante, dependiendo de cómo se comunique.

Así es como lo comento con los pacientes: la conexión mente-cuerpo es real y no siempre puede explicarse o medirse perfectamente. Nuestro estado emocional afecta a nuestros síntomas físicos. Cuando el estrés psicológico es elevado y no puede mejorarse lo suficiente mediante la terapia y el autocuidado, puede manifestarse físicamente. Normalmente, el estrés se manifiesta físicamente a través de sistemas corporales que ya presentan alguna disfunción. Un antiguo deportista universitario que tuviera problemas de espalda en el pasado puede encontrarse con un dolor de espalda insoportable en momentos de estrés. Alguien con problemas digestivos toda la vida puede retorcerse de dolor abdominal y náuseas cuando se siente abrumado. Las convulsiones que no se correlacionan con anomalías de las ondas cerebrales en las pruebas (llamadas convulsiones no epilépticas) pueden desarrollarse durante experiencias agotadoras o llenas de conflictos.

Ninguno de estos síntomas es inventado, y decir que "están todos en tu cabeza" es inútil y falso. Los pacientes pueden encontrarse profundamente angustiados por los síntomas físicos, especialmente por aquellos que aparentemente no tienen una causa médica obvia. La clave es que el trastorno por síntomas somáticos suele acompañar a diagnósticos médicos complicados, a menudo no medibles, y es necesario un enfoque holístico que haga hincapié en la persona en su totalidad, no "solo" en lo médico o psicológico.

Esto me lleva a la aleccionadora realidad de la mayoría de los diagnósticos que voy a describir. Son persistentes y puede que no desaparezcan del todo, incluso con el mejor tratamiento. Intento que los pacientes tengan expectativas sobre esta realidad. Casi todas las enfermedades no medibles descritas en la parte IV pueden mejorar gradualmente con el tiempo, con retrocesos, pero es posible que no desaparezcan del todo. Algunos de los momentos en mi clínica ambulatoria que más me han enseñado a ser humilde han surgido de mi incapacidad para hacer avances significativos en algunas de estas cuestiones, después de que el paciente y yo hayamos hecho todo lo humanamente posible para ayudarlo.

NOTA

1 American Psychiatric Association. (2013). *Diagnostic and statistical manual of mental disorders* (5th ed.). Arlington, VA: American Psychiatric Publishing.

CAPÍTULO 11

SÍNDROME DEL INTESTINO IRRITABLE (SII) Y AFECCIONES ASOCIADAS

CASO: EMILY

Emily es una mujer caucásica cisgénero de 24 años que lleva dos años recuperada de su trastorno alimentario. Uno de los primeros desencadenantes importantes de su trastorno alimentario fue un estómago muy sensible. Desde la adolescencia, experimentaba varios episodios de diarrea por semana y un vientre distendido e incómodo que empeoraba después de comer. En épocas especialmente estresantes en el colegio, esto iba acompañado de náuseas y vómitos ocasionales, y la diarrea empeoraba.

Emily fue a su pediatra, que le hizo unos análisis de sangre y la envió a un gastroenterólogo. El gastroenterólogo fue amable, pero solo pasó diez minutos con ella. Al final le dijo: "Buenas noticias. Es el síndrome del intestino irritable. Solo tienes que trabajar tu ansiedad". Se sintió como si le hubieran dicho que se lo estaba inventando o que todo estaba en su cabeza. Como los síntomas seguían siendo importantes, a los quince años acudió con sus padres a un naturópata, que le recomendó eliminar el gluten y los lácteos de su dieta.

Emily lo intentó y su estómago mejoró un poco. Ahora tenía la idea de que los síntomas estomacales se debían a la comida, así que empezó a leer blogs en internet. Esa lectura fue suficiente para que eliminara muchos carbohidratos de su dieta, así como grasas y azúcares. Decidió probar a ser vegetariana y luego vegana. Sus padres la observaban con relativamente poca preocupación porque su hija siempre había sido sensata y, después de todo, la sugerencia del naturópata de eliminar el gluten y los lácteos había marcado una diferencia importante. Sabían que llevaba años con molestias en el estómago y supusieron que intentaba comer de forma más sana.

Las elecciones alimentarias cada vez más restrictivas de Emily le hicieron perder algo de peso, lo que le granjeó comentarios positivos de sus amigos e incluso de sus profesores. Esto la sorprendió porque nunca había tenido una imagen corporal negativa y ahora se preguntaba si todos se habían dado cuenta de algún problema que ella no había notado. A medida que bajaba de peso, la diarrea disminuía, aunque le seguía doliendo el estómago después de comer. Su humor se volvió sombrío y se alejó de sus amigos. Dormía mal y se sentía ansiosa y agotada todo el tiempo. Su rendimiento escolar seguía siendo excelente, por lo que su familia atribuyó sus diversos síntomas a ser "la típica adolescente".

Emily se sentía constantemente privada de muchas de sus comidas favoritas. Una noche, después de que todo el mundo se hubiera ido a la cama, fue a la cocina y, casi sin saber lo que estaba haciendo, empezó a devorar las sobras. Con el estómago dolorido, se fue a la cama y durmió bien por primera vez en meses. A lo largo de los años siguientes, esto se convirtió en un ciclo: restricción de grupos de alimentos, pérdida de peso y, a continuación, atracones como si nunca pudiera saciarse, mientras su peso volvía a aumentar. Cuando a los 20 años se dio cuenta de que podía vomitar después de un atracón, sus patrones alimentarios se volvieron aún más caóticos y, al cabo de dos años, se dio cuenta de que padecía un trastorno alimentario. Antes de eso, siempre había pensado que reaccionaba a su sensible barriga y el hecho de que su peso no fuera anormal le hizo pensar que no "cumplía los requisitos" para padecer un trastorno alimentario.

Emily se sinceró con sus padres, que la apoyaron, aunque se mostraron algo escépticos sobre los trastornos alimentarios en general. Estableció un equipo formado por un terapeuta y un dietista y, en el transcurso de dos años, sintió que había dejado atrás su trastorno alimentario. Sin embargo, los síntomas de su vientre persistían. Aunque intentaba gestionar los días difíciles sin actuar según los impulsos del trastorno alimentario, seguía teniendo distensión abdominal dolorosa varias veces al día después de comer y períodos de diarrea intercalados con nuevos síntomas de estreñimiento doloroso. A Emily le costaba expulsar las heces, aunque cuando salían solían ser blandas. Sentía que no se vaciaba del todo después de ir al baño y pasaba largas horas en el retrete. Varias veces, después de no defecar durante días, tenía que introducirse un dedo en el recto para eliminar manualmente las heces duras, y sangraba después. Estos síntomas, que precedieron al trastorno alimentario y persistieron después de la recuperación, la llevaron finalmente a recurrir de nuevo a un médico.

CONTEXTO

Históricamente, ha habido dos grandes categorías de problemas gastrointestinales: los orgánicos y los funcionales. Este uso de "orgánico" no se refiere a productos sin pesticidas. Más bien, se refiere a un tipo de problema que es estructural y visible. Los problemas orgánicos hacen que las células y los órganos se vuelvan anormales físicamente. Las anomalías se pueden ver en una biopsia o en una radiografía. Por el contrario, los problemas funcionales se refieren a cuestiones en las que las células y las estructuras son perfectamente normales, pero la forma en que funcionan es anormal. Por lo tanto, en una biopsia, un análisis de sangre o una radiografía no aparecen. Esto no significa que sean menos graves, sino que son más difíciles de diagnosticar y potencialmente más difíciles de estudiar para encontrar tratamientos. Recientemente, las publicaciones en este campo han pasado a referirse a los problemas gastrointestinales funcionales como "trastornos de la interacción intestino-cerebro"[1]. Se trata de una construcción organizativa mucho mejor y más precisa desde el punto de vista científico.

La Fundación Roma establece criterios para diagnosticar los trastornos de la interacción intestino-cerebro. Cada nuevo conjunto de criterios toma un número romano; el último conjunto de criterios, publicado en 2016, se denomina criterios Roma IV[2]. El síndrome del intestino irritable (SII) se diagnostica cuando una persona presenta dolor abdominal recurrente asociado a la defecación o un cambio en los hábitos intestinales con una media de al menos un día a la semana durante el mes anterior.

El SII se presenta en tres subtipos: estreñimiento, diarrea o mixto. Mi experiencia en el tratamiento del SII es que estos pacientes tienen una fuerte conexión mente-cuerpo. Es decir, cuando están estresados o ansiosos, sus síntomas abdominales empeoran. Sin embargo, esto no significa que los pacientes "imaginen" su SII ni que puedan desear sin más que desaparezcan los síntomas. Tomemos de nuevo el ejemplo de una migraña, que puede desencadenarse por estrés. Una vez que ha empezado, la persona no puede decir: "Uy, voy a poner los pies en alto y descansar. Paso de esta migraña". Una vez que empieza, ya está ahí. Lo mismo ocurre con el SII.

El SII no es un problema benigno. No es "solo SII". El SII puede ser extraordinariamente grave y debilitante, ya que puede provocar una desnutrición profunda cuando alguien tiene náuseas, vómitos y diarrea incesantes, por ejemplo. Se ha comprobado que el SII causa entre ocho y 22 días de baja laboral al año[3]. También puede ser una molestia relativamente leve. Sin embargo, como es difícil hacer que los síntomas desaparezcan por completo, independientemente de su gravedad, los pacientes pueden sentirse frustrados y sintomáticos. En lugar de responder con compasión, los médicos (ansiosos y perfeccionistas de por sí) pueden sentir la necesidad de minimizar los síntomas como algo que "no supone una amenaza vital", lo que les permite gestionar sus propios sentimientos de inadecuación y frustración por no poder borrar el malestar de su paciente.

TRATAMIENTO DEL SII

El tratamiento del SII tiene muchos niveles. El tema general más importante es la atención holística, es decir, el cuidado de la persona en su totalidad. Puedo recetar todos los medicamentos "adecuados" para el SII de una persona, pero, a menos que al mismo tiempo se esfuerce por conseguir una nutrición y un descanso buenos y constantes, aplique técnicas de gestión del estrés, busque el autocuidado regular y satisfaga sus necesidades emocionales, el medicamento no funcionará de forma óptima. Sería como intentar apagar una hoguera mientras se le esparce gasolina por encima. Cuidar a alguien con SII me da la oportunidad de recordarle la importancia de su equipo multidisciplinar, validar el tiempo y la energía que está dedicando a su trabajo de recuperación y animarle a que cuide de sí mismo y no solo de los demás.

Existen algunos medicamentos para el subtipo del SII que cursa con estreñimiento (SII-E). Mi experiencia es que cada paciente responde de forma diferente a cada uno, y puede que tenga que probar varios medicamentos hasta dar con el más adecuado. Estos tres medicamentos están aprobados: lubiprostona 8 o 24 mcg por vía oral dos veces al día con las comidas, linaclotida 145 o 290 mcg al día al menos 30 minutos antes de la primera comida o plecanitida 3 mg a cualquier hora del día. El objetivo de cada uno de ellos es mejorar la frecuencia de las deposiciones.

El SII de tipo diarreico (SII-D) puede empeorar por un exceso de ácidos biliares producidos en el hígado y almacenados en la vesícula biliar. Estos ácidos biliares pueden arrastrar fluido a la luz intestinal, de forma parecida a lo que provocaría un laxante como el polietilenglicol, y empeorar la diarrea. El tratamiento de primera línea para el SII-D, por tanto, es un aglutinante de ácidos biliares llamado colestipol que se presenta en forma de píldora. Dado que es más agradable al paladar que un medicamento similar solo disponible en polvo llamado colestiramina, suelo comenzar recetando un gramo de colestipol una o dos veces al día, 30 minutos antes de una comida. Dado que el colestipol es también un potente aglutinante de medicamentos, debe tomarse varias horas antes de cualquier otro comprimido.

La diciclomina, administrada en forma de 10 o 20 mg por vía oral cuatro veces al día, es un medicamento antiespasmódico que puede ayudar a aliviar el dolor del SII-D. Tomar un medicamento cuatro veces al día, por supuesto, también duele, en sentido figurado. La hiosciamina 0,125-0,25 mg por vía oral tres o cuatro veces al día según sea necesario también es un medicamento antiespasmódico. He visto a pacientes que tomaban este último medicamento desarrollar síntomas psiquiátricos debido a un efecto anticolinérgico, mientras que para otros era el medicamento indicado. Actualmente no existen medicamentos para el subtipo mixto del SII.

No puedo ni contar las veces que he visto a un paciente con SII tomar el tipo equivocado de medicamentos. Todos los medicamentos para el SII-E pueden causar diarrea, mientras que todos los medicamentos para el SII-D pueden causar estreñimiento. Ninguno de estos medicamentos está probado en el contexto de la malnutrición concurrente.

Muchos pacientes me preguntan si deberían seguir un plan alimentario bajo en carbohidratos fermentables, como los oligosacáridos, disacáridos, monosacáridos y polioles fermentables (FODMAP) para su SII. Los datos parecen indicar que una dieta baja en FODMAP puede ayudar a reducir los síntomas en individuos con SII, en particular el subtipo diarreico[4]. Sin embargo, seguir estrictamente una dieta baja en FODMAP implica evitar muchas frutas, verduras, alimentos lácteos y legumbres. La lista es larga y complicada. La dieta baja en FODMAP está diseñada para ser utilizada como un breve período de eliminación seguido de una lenta fase de reintroducción para ver qué alimentos tolera el cuerpo y cuáles no; no obstante, puede representar un conjunto de reglas alimentarias que distraen y restringen. No puedo recomendarla a pacientes con trastornos alimentarios.

SOBRECRECIMIENTO BACTERIANO DEL INTESTINO DELGADO

Muchos pacientes que padecen SII siguen teniendo algunos síntomas de distensión y malestar incluso cuando se cuidan bien y toman una buena medicación recetada. Se preguntan a dónde pueden acudir a continuación. En estos casos, mi siguiente consideración suele ser el sobrecrecimiento bacteriano del intestino delgado (SIBO). Resulta que el cuerpo humano puede tener hasta 100 billones de bacterias viviendo sobre nosotros o en nuestro interior, necesarias para nuestra buena salud y perfectamente simbióticas con su huésped humano. Sin embargo, un intestino delgado sano tiene relativamente pocas bacterias. Cuando las bacterias crecen en el intestino delgado, pueden causar importantes trastornos gastrointestinales.

El SIBO se da en más de la mitad de los pacientes con SII. Sus manifestaciones van desde síntomas leves que se solapan con el SII (hinchazón, distensión, dolor) hasta una enteropatía grave (es decir, disfunción del intestino) que provoca malabsorción, simulando la enfermedad celíaca. En casos extremos de SIBO, los pacientes también pueden desarrollar una insuficiencia pancreática relativa. El problema es que cuando hay demasiadas bacterias en el intestino delgado, empiezan a fermentar los alimentos en digestión, liberando metano o hidrógeno en el proceso. Mientras la ciencia sigue evolucionando sobre el SIBO, parece que el trastorno puede alterar las uniones estrechas epiteliales —donde se encuentran dos células intestinales— aumentando la permeabilidad del intestino delgado a las endotoxinas. Las endotoxinas son moléculas que se encuentran en las bacterias y que son inofensivas dentro del intestino, pero si pasan al torrente sanguíneo pueden provocar una fuerte respuesta inmunitaria/inflamatoria[5].

En términos de diagnóstico de SIBO, la prueba del aliento es la más común, aunque pueden producirse tanto falsos positivos como falsos negativos. La idea es que los gases producidos por las bacterias en el intestino delgado atraviesan la pared intestinal y entran en el torrente sanguíneo, van a los pulmones y se exhalan. Existe un conjunto bastante estricto de directrices para que estas pruebas sean más precisas, y se han desarrollado directrices de consenso sobre cómo realizarlas e interpretarlas para una evaluación clínica óptima[6]. Como las pruebas requieren alteraciones en la dieta y ayuno, no es apropiado someter a este proceso a pacientes frágiles que están en proceso de recuperación de trastornos alimentarios. En el contexto clínico adecuado, omito la prueba y me limito a ofrecer un tratamiento de SIBO para ver si los pacientes se sienten mejor.

TRATAMIENTO DEL SIBO

Entonces, ¿cuáles son los tratamientos del SIBO? En primer lugar, es importante señalar que no es fácil de erradicar, y puede reaparecer fácilmente. Históricamente, se prescribe un antibiótico no absorbido llamado rifaximin 550 mg tres veces al día durante catorce días. Aunque esto es perfectamente razonable como tratamiento, intento utilizar los antibióticos con la mayor moderación posible para no matar las bacterias "buenas" y para no contribuir a la resistencia bacteriana a los antibióticos.

Como médica occidental, aquí es donde he tenido que salir de mi zona de confort. Nunca recibí formación en el uso de suplementos a base de hierbas, en parte porque no están regulados, y, por lo tanto, no tengo ninguna garantía de que el bote contiene lo que se supone que debe contener (sin ningún tipo de aditivos ocultos) o que la dosis recomendada es consistente con los resultados deseados. Sin embargo, creo firmemente que los suplementos pueden tener su papel en el tratamiento del SIBO.

En concreto, un ensayo controlado aleatorizado bien realizado demostró que dos remedios herbales diferentes no eran inferiores a la rifaximina, lo que significa que han funcionado al menos igual de bien para la erradicación del SIBO[7]. La ventaja es que pueden alterar menos la microflora intestinal que la rifaximina. Hay un tratamiento probado, FC Cidal y Dysbiocide de Biotics, que puede pedirse por internet. Si los pacientes no responden a este tratamiento, pruebo el otro que se menciona en el estudio, Candibactin-AR y Candibactin-BR de Metagenics, que también está disponible en línea. Para ambos, la dosis es de dos cápsulas de cada uno, dos veces al día, durante cuatro semanas.

A menudo añado un tercer suplemento llamado Atrantil, que actúa específicamente contra las bacterias productoras de metano. Aunque no existe ningún ensayo controlado aleatorizado, un caso práctico muy pequeño realizado por el médico que lo inventó demostró la buena eficacia del Atrantil para mejorar los síntomas del SII[8]. Cuando no puedo confiar en las publicaciones médicas para la validación de un tratamiento, recurro a médicos de confianza. En este sentido, la mejor gastroenteróloga que conozco utiliza regularmente estos suplementos en su consulta, por lo que me siento segura al hacerlo con mis pacientes. Atrantil se toma en forma de dos cápsulas dos o tres veces al día con comida durante dos semanas, y luego dos cápsulas al día de mantenimiento. Los pacientes pueden notar que la hinchazón empeora transitoriamente alrededor de las dos semanas, a medida que las bacterias mueren, pero acaba resolviéndose.

DISFUNCIÓN DEL SUELO PÉLVICO

Si los medicamentos para el SII y la erradicación del SIBO no resuelven suficientemente los síntomas, considero la disfunción de los músculos del suelo pélvico. Se trata de una red de pequeños músculos que sostienen el útero (en las mujeres), la vejiga y el intestino. El funcionamiento y la sensibilidad del recto, la vagina y la uretra tienen mucho que ver con el suelo pélvico.

Los ciclos de dietas que provocan pérdida de masa muscular también pueden dejar el suelo pélvico débil y con una función mermada. Los músculos grandes, como los bíceps, se recuperan de forma natural tras una desnutrición porque los utilizamos con normalidad todo el tiempo. Por el contrario, quienes han perdido masa muscular en los delicados músculos de su suelo pélvico pueden no recuperar una fuerza normal y equilibrada. Esto es especialmente cierto si un paciente está siempre intentando expulsar heces duras o contener la diarrea o haciendo ejercicio en exceso y ejerciendo una gran presión sobre los músculos abdominales. Además, el estrés crónico, la ansiedad elevada y el impulso de contener el estómago para crear un "vientre plano" pueden provocar un tono y una tensión musculares elevados en general.

El suelo pélvico puede funcionar incorrectamente de varias formas. En una disfunción del suelo pélvico de tono alto, por ejemplo, todos los músculos están constantemente contraídos. Ni las heces ni los gases pueden pasar fácilmente por el recto y el ano. También puede producirse dolor con las relaciones sexuales con penetración, los exámenes pélvicos o el uso de tampones.

En el otro lado del espectro, la debilidad del suelo pélvico puede hacer que una persona tenga problemas de incontinencia urinaria y fecal. Las terminaciones nerviosas del recto, responsables de la sensación de necesidad de defecar y de retención de heces, también pueden funcionar mal[9,10].

Por último, un músculo puede intentar mover el contenido rectal hacia delante mientras otro sufre espasmos y detiene el avance. Esto se denomina disinergia del suelo pélvico. Los criterios Roma IV diagnostican la disinergia del suelo pélvico (es decir, una alteración de la coordinación muscular) cuando una persona tiene que esforzarse para defecar, se siente incapaz de vaciar el recto o tiene dificultades para relajarse para evacuar las heces[3].

La disfunción del suelo pélvico puede diagnosticarse mediante una prueba denominada manometría anorrectal, en la que el técnico introduce en el recto un globo blando que mide la presión y se pide al paciente que empuje, contraiga o describa la sensación que experimenta. Como alternativa, un fisioterapeuta especializado en el suelo pélvico puede realizar un examen detallado, tanto interno como externo, y determinar qué músculos funcionan mal, si es que hay alguno. El fisioterapeuta diseña un plan que el paciente debe seguir y que, en última instancia, se traduce en el alivio de una amplia variedad de síntomas.

DISFUNCIÓN DEL SUELO PÉLVICO Y SII

¿Qué relación existe entre el suelo pélvico y el SII en lo que respecta a los síntomas de hinchazón y distensión abdominal? La hinchazón abdominal es la incómoda sensación que tiene el paciente de saciedad abdominal, que no está relacionada con el hecho de que el estómago esté lleno después de comer. La distensión, por su parte, se refiere a la expansión física real del abdomen. Según un estudio, los pacientes con estreñimiento (pero no con SII) presentan el doble de hinchazón y distensión que la población general. Sin embargo, cabe destacar que los pacientes con SII-E presentan una incidencia catorce veces mayor de hinchazón y distensión abdominal[11]. Aunque las teorías sobre las causas de la distensión varían, una teoría razonable es que puede deberse a una alteración del tránsito gaseoso[12].

Resulta que la disfunción del suelo pélvico puede contribuir a alterar el tránsito gaseoso. En un estudio se realizó una manometría anorrectal a pacientes con distensión abdominal. Presentaban presiones elevadas del esfínter anal, tanto en reposo como con esfuerzo, y un tiempo prolongado de expulsión del globo[13]. La buena noticia es que la fisioterapia experta y la biorretroalimentación son muy eficaces para tratar la disfunción del suelo pélvico. Estos tratamientos reducen el dolor pélvico, el dolor del coxis, el dolor en las relaciones sexuales con penetración, la incontinencia urinaria, el estreñimiento y la incontinencia fecal. Dado que la terapia es bastante íntima, los pacientes con antecedentes de trauma sexual, los que tienen un pudor exacerbado o los que padecen una ansiedad intensa cuando se desnudan tienen que considerar los beneficios y los riesgos de someterse a la fisioterapia. Si deciden seguir adelante, deben planificar una comunicación clara con su fisioterapeuta, ir muy despacio en el trabajo y planificar el procesamiento de las emociones que surjan con su terapeuta.

LA MICROBIOTA INTESTINAL

Muchos de mis pacientes me preguntan si tomar probióticos es útil. La respuesta es: tal vez. Sin embargo, para revisar realmente los probióticos, tenemos que dar un paso atrás y echar un breve vistazo a la conexión microbio-intestino-cerebro, sobre todo en lo que respecta a los trastornos alimentarios. Esta línea de investigación científica es fascinante y potencialmente innovadora.

Comienzo definiendo algunos términos. "Microbioma" se refiere al ADN bacteriano, mientras que "microbiota" se refiere a las propias bacterias. La conexión microbiota-intestino-cerebro comienza cuando las bacterias del colon consumen alimentos y liberan subproductos que pasan al torrente sanguíneo, influyendo en el eje hipotalámico-hipofisario-suprarrenal[14]. Cada vez más, parece que nuestro bienestar psicológico está sustancialmente influenciado por las bacterias que viven en nuestro intestino[15]. Sorprendentemente, en términos de la cantidad de ADN que contiene una sola persona, el 99% de lo que hay en nosotros es microbiano. Por cada célula humana, hay diez bacterias. Los científicos contemplan ahora que nuestro microbioma puede tener una influencia directa y causal en muchos aspectos de nuestra salud.

Aquí van algunos ejemplos asombrosos. Cuando gemelos idénticos, uno de los cuales padece esclerosis múltiple, proporcionan muestras de heces y estas se introducen en el sistema intestinal de ratones, los ratones que reciben bacterias del gemelo con esclerosis presentan una mayor incidencia de enfermedades autoinmunes[16]. Los gemelos idénticos tienen una microbiota mucho más parecida que los hermanos o los individuos no emparentados, aunque vivan lejos el uno del otro y tengan diferentes exposiciones ambientales, lo que demuestra que hay un aspecto hereditario en las bacterias que acaban viviendo en y sobre nosotros[17]. Problemas de salud como el síndrome metabólico (niveles elevados de colesterol, presión arterial alta y azúcar en sangre) se han asociado a poblaciones específicas de bacterias en el intestino, donde un gemelo tiene el síndrome y otro no, lo que sugiere que algunas bacterias pueden desempeñar un papel causal en el desarrollo del síndrome[18].

En otro ejemplo, se estudió a gemelos pequeños de Malawi a lo largo del tiempo. En algunos casos, uno de los gemelos desarrolló un tipo particular de desnutrición llamada kwashiorkor, en la que el vientre se vuelve muy protuberante. La causa exacta de la desnutrición kwashiorkor sigue siendo desconocida, aunque parece estar relacionada con la malnutrición proteico-calórica y otras agresiones ambientales que provocan retención de líquidos abdominales y aumento del tamaño del hígado. Las muestras de heces del gemelo con kwashiorkor y del gemelo sin kwashiorkor mostraron diferencias significativas en sus microbiomas. Cuando se introdujeron en ratones muestras de heces de un gemelo con kwashiorkor y otro sano por separado, y se alimentó a los ratones con la dieta malawiana estándar, los ratones que recibieron las bacterias del kwashiorkor se desnutrieron significativamente más[19].

¿Cómo se traduce esto en las personas con trastornos alimentarios? Se ha demostrado claramente que existe una relación entre el apetito, el metabolismo, el peso y el microbioma intestinal[20]. Los estudios han determinado de forma concluyente que las personas con anorexia nerviosa tienen un microbioma intestinal mucho menos diverso que los controles y presentan un déficit particular de ciertos tipos de bacterias[21]. Se han establecido asociaciones interesantes entre esta observación y los síntomas psiquiátricos. Por ejemplo, las personas con anorexia nerviosa carecen de cantidades normales de bacterias que producen butirato, y los niveles bajos de butirato se correlacionan con una mayor ansiedad[22].

Los estudios también han descubierto que el microbioma intestinal influye directamente en la motilidad intestinal[23]. La alteración del microbioma intestinal puede ser una de las formas en que el organismo ralentiza su metabolismo durante la inanición. Todavía no sabemos exactamente por qué los pacientes con anorexia nerviosa pueden necesitar planes de comidas tan ricos en calorías para ganar peso durante la recuperación, pero las investigaciones preliminares sugieren que esto también puede tener algo que ver con el microbioma.

PROBIÓTICOS

Así que todo lo que tenemos que hacer para curar las enfermedades es ir corriendo a comprar un par de botes de probióticos, ¿no? Un momento. La gente no tiene tractos de colon despoblados esperando el probiótico adecuado. Todos estamos completamente colonizados en todo momento. Eso significa que probablemente los probióticos que tomamos pasan a través de nosotros sin cambiar significativamente la composición de nuestra microbiota intestinal. Los estudios reales no consiguen demostrar continuamente que tomar probióticos funcione. Por ejemplo, en un problema tan común como las infecciones por hongos en las mujeres, la hipótesis es que la microbiota vaginal normal se altera de tal manera que la levadura crece en exceso. Los probióticos deberían ayudar, pero los datos no son convincentes[24].

Tomemos otro problema como la colitis *Clostridium difficile* (conocida como *C. difficile*). La *C. difficile* se produce cuando el uso de antibióticos disminuye las bacterias buenas, lo que provoca el crecimiento excesivo de una bacteria especialmente mala. Se trata de una terrible diarrea infecciosa que se transmite principalmente en los hospitales, es muy difícil de tratar y puede ser mortal. Se podría pensar que los probióticos durante la administración de antibióticos, o después de un ataque de *C. difficile*, ayudarían a prevenir la enfermedad o la recurrencia. Sin embargo, los datos siguen siendo contradictorios[25]. Curiosamente, un tratamiento probado para la *C. difficile* recurrente consiste en infundir heces "sanas" de un donante de heces mediante colonoscopia o enema. Aunque los probióticos orales no funcionan claramente, la obtención de una carga bacteriana completa a partir de heces sanas ayuda al colon a recolonizarse y resistir la enfermedad.

Un importante grupo de investigadores del microbioma me dijo una vez que ellos mismos no tomaban probióticos. Decían que la ciencia aún no está ahí. Comparaban el que les ofrecieran un probiótico con un médico que le dijera a un paciente: "Tome, ¿quiere este medicamento?". "Bueno, ¿qué es exactamente?". "Pues un medicamento sin más, no estamos seguros de lo que hace...". "Pero, ¿qué es lo que hay que tratar?". "No estamos seguros. ¿Pero quiere el medicamento?".

Ahí va una confesión: yo recomiendo probióticos a mis pacientes con SII y SIBO. Después de un mes de la erradicación del SIBO con suplementos, animo a los pacientes a comenzar con un probiótico diario. Mis dos opciones principales son VSL#3 (que se puede conseguir con receta en una farmacia, lo que mejora las probabilidades de que se mantenga lo suficientemente frío como para permanecer activo, ya que tiene que estar refrigerado) o Florastor. Hay algunos datos que corroboran esta recomendación[26]. Un artículo señalaba que los probióticos no pueden prevenir el SIBO, pero pueden ayudar a erradicarlo y mejorar los síntomas de dolor y distensión abdominal, aunque no la frecuencia de las deposiciones[27]. En última instancia, la experiencia de cada persona es diferente. A algunos pacientes les encantan los probióticos, mientras que a otros nunca les han ayudado (o se hinchan más con ellos). Esto se debe probablemente a una combinación de variabilidad genética que provoca respuestas diferentes, así como al efecto placebo.

RESOLUCIÓN DEL CASO: EMILY

El nuevo médico de Emily la remite a un gastroenterólogo para que le haga una colonoscopia diagnóstica, solo para asegurarse de que no hay ningún problema médico medible que se esté presentando de forma atípica. La colonoscopia es normal. Emily sabe que no debe sentirse invalidada por ese resultado porque ya había hablado con su médico sobre la complicada relación entre el intestino y el cerebro, y sabe que la probabilidad de que la colonoscopia revelara algo anormal era escasa. Una vez descartado todo, el médico de Emily le diagnostica un SII de subtipo mixto. A continuación, le propone someterse a una prueba de SIBO y la deriva a un fisioterapeuta especializado en el suelo pélvico.

Las pruebas de aliento de Emily dan positivo, así que empieza a tomar FC Cidal, Dysbiocide y Atrantil durante un mes. Tiene que tomar un montón de cápsulas, pero se las arregla. Al cabo de unas tres semanas, su distensión mejora notablemente y sus deposiciones son un poco más regulares.

El fisioterapeuta del suelo pélvico le diagnostica disinergia del suelo pélvico y empiezan a reunirse semanalmente. Al principio, Emily no está segura de que la terapia la esté ayudando. Sin embargo, unas ocho semanas después, mientras está tomando una dosis más baja de Atrantil de mantenimiento y un probiótico VSL#3, se da cuenta de que no ha tenido síntomas abdominales molestos en toda una semana. Sí, a veces sigue algo hinchada, pero pasa mucho menos tiempo en el baño. Sí, cuando está estresada sus síntomas empeoran. Pero hay más días buenos, y su peor día ahora es mejor que su mejor día anterior.

EL PERRO DE LA CALLE

Recuerdo a una de mis antiguas pacientes que una vez estaba mirando una calle muy transitada desde la ventana de su hospital. Vio cómo un perro se adentraba en la calzada. Afortunadamente, todos los coches aminoraron la marcha y se detuvieron para no atropellarlo, pero nadie salió de su vehículo. El perro parecía asustado y paralizado, y los coches esperaban a que se moviera. Mi paciente dijo que así es como se sentía a veces en su recuperación, como si ella fuera el perro: todo el mundo para y mira, pero nadie sale para ayudar.

Le dije que me encantaba esta metáfora, así que profundizamos en ella. Le recordé que el pobre perro estaba tan aterrorizado que no tenía ni idea de qué camino tomar en ese momento. Del mismo modo, los pacientes que se sienten impotentes y atascados a la hora de avanzar en la recuperación pueden no ser capaces de autodirigirse y saber qué hacer a continuación. Es probable que estén agotados, desnutridos, ansiosos, deprimidos y paralizados, como el perro.

No puedo esperar que los pacientes que actualmente tienen conductas relacionadas con un trastorno alimentario piensen para sí mismos, como si fueran el perro de la calle: "Ah, ya veo. Ya sé lo que tengo que hacer. Tengo que darme la vuelta, volver a la parte segura de la calle, donde está la hierba, e ignorar a estos enormes coches que se me echan encima".

No tienen que saber qué hacer a continuación. Yo les digo: "Esto es lo que puedes hacer. Puedes dejar que tu equipo te saque a la calle sin arañarnos ni mordernos. No tienes que buscar y aceptar proactivamente una solución, pero puedes elegir no resistirte". Al verse a sí mismos compasivamente como el perro de la calle, pueden dejar que el equipo les ayude y les guíe hasta que dejen atrás los momentos más aterradores y puedan empezar a conectar la percepción con la acción por sí mismos. Es posible que las personas con un trastorno alimentario no puedan aceptar con alegría el tratamiento recomendado, pero pueden elegir no resistirse.

NOTAS

1 Drossman DA, Hasler WL. Rome IV-functional GI disorders: disorders of gut-brain interaction. *Gastroenterology.* 2016; 150(6):1257–1261. doi: 10.1053/j.gastro.2016.03.035.

2 Simren M, Palsson OS, Whitehead WE. Update on Rome IV Criteria for Colorectal Disorders: implications for clinical practice. *Current Gastroenterology Reports.* 2017; 19(4):15. doi:10.1007/s11894-017-0554-0.

3 Maxion-Bergemann S, Thielecke F, Abel F, Bergemann R. Costs of irritable bowel syndrome in the UK and US. *Pharmacoeconomics.* 2006; 24(1):21–37. PubMed PMID: 16445300.

4 Pourmand H, Esmaillzadeh A. Consumption of a low fermentable oligo-, di-, oono-saccharides, and polyols diet and irritable bowel syndrome: a systematic review. *Int J Prev Med.* 2017 December 13; 8:104. doi: 10.4103/ijpvm.IJPVM_175_17.

5 Lin HC. Small intestinal bacterial overgrowth: a framework for understanding irritable bowel syndrome. *JAMA.* 2004 August 18; 292(7):852–858. Review. PubMed PMID: 15316000.

6 Rezaie A, Buresi M, Lembo A, Lin H, McCallum R, Rao S, Schmulson M, Valdovinos M, Zakko S, Pimentel M. Hydrogen and methane-based breath testing in gastrointestinal disorders: the North American consensus. *Am J Gastroenterol.* 2017 May; 112(5):775–784. doi: 10.1038/ajg.2017.46.

7 Chedid V, Dhalla S, Clarke JO, Roland BC, Dunbar KB, Koh J, Justino E, Tomakin E, Mullin GE. Herbal therapy is equivalent to rifaximin for the treatment of small intestinal bacterial overgrowth. *Glob Adv Health Med.* 2014 May; 3(3):16–24. doi: 10.7453/gahmj.2014.019.

8 Brown K, Scott-Hoy B, Jennings LW. Response of irritable bowel syndrome with constipation patients administered a combined quebracho/conker tree/M. balsamea Willd extract. *World J Gastrointest Pharmacol Ther.* 2016 August 6; 7(3): 463–468. doi: 10.4292/wjgpt.v7.i3.463.

9 Abraham S, Luscombe GM, Kellow JE. Pelvic floor dysfunction predicts abdominal bloating and distension in eating disorder patients. *Scand J Gastroenterol.* 2012 June; 47(6):625–631. doi: 10.3109/00365521.2012.661762.

10 Abraham S, Kellow JE. Do the digestive tract symptoms in eating disorder patients represent functional gastrointestinal disorders? *BMC Gastroenterol.* 2013 February 28; 13:38. doi: 10.1186/1471-230X-13-38.

11 Jiang X, Locke GR 3rd, Choung RS, Zinsmeister AR, Schleck CD, Talley NJ. Prevalence and risk factors for abdominal bloating and visible distention: a population-based study. *Gut.* 2008 June; 57(6):756–763. doi: 10.1136/gut.2007.142810.

12 Serra J, Azpiroz F, Malagelada JR. Impaired transit and tolerance of intestinal gas in the irritable bowel syndrome. *Gut.* 2001 January; 48(1):14–19. PubMed PMID: 11115817.

13 Shim L, Prott G, Hansen RD, Simmons LE, Kellow JE, Malcolm A. Prolonged balloon expulsion is predictive of abdominal distension in bloating. *Am J Gastroenterol.* 2010 April; 105(4):883–887. doi: 10.1038/ajg.2010.54.

14 Carr J, Kleiman SC, Bulik CM, Bulik-Sullivan EC, Carroll IM. Can attention to the intestinal microbiota improve understanding and treatment of anorexia nervosa? *Expert Rev Gastroenterol Hepatol.* 2016; 10(5):565–569. doi: 10.1586/17474124.2016.1166953.

15 Mason BL. Feeding systems and the gut microbiome: gut-brain interactions with relevance to psychiatric conditions. *Psychosomatics.* 2017 November– December; 58(6):574–580. doi: 10.1016/j.psym.2017.06.002.

16 Berer K, Gerdes LA, Cekanaviciute E, Jia X, Xiao L, Xia Z, Liu C, Klotz L, Stauffer U, Baranzini SE, Kümpfel T, Hohlfeld R, Krishnamoorthy G, Wekerle H. Gut microbiota from multiple sclerosis patients enables spontaneous autoimmune encephalomyelitis in mice. *Proc Natl Acad Sci USA.* 2017 October 3; 114(40):10719–10724. doi: 10.1073/pnas.1711233114.

17 Demmitt BA, Corley RP, Huibregtse BM, Keller MC, Hewitt JK, McQueen MB, Knight R, McDermott I, Krauter KS. Genetic influences on the human oral microbiome. *BMC Genomics.* 2017 August 24; 18(1):659. doi: 10.1186/s12864-017-4008-8.

18 Lim MY, You HJ, Yoon HS, Kwon B, Lee JY, Lee S, Song YM, Lee K, Sung J, Ko G. The effect of heritability and host genetics on the gut microbiota and metabolic syndrome. *Gut.* 2017 June; 66(6):1031–1038. doi: 10.1136/gutjnl-2015-311326.

19 Smith MI, Yatsunenko T, Manary MJ, Trehan I, Mkakosya R, Cheng J, Kau AL, Rich SS, Concannon P, Mychaleckyj JC, Liu J, Houpt E, Li JV, Holmes E, Nicholson J, Knights D, Ursell LK, Knight R, Gordon JI. Gut microbiomes of Malawian twin pairs discordant for kwashiorkor. *Science.* 2013 February 1; 339(6119):548–554. doi: 10.1126/science.1229000.

20 van de Wouw M, Schellekens H, Dinan TG, Cryan JF. Microbiota-gut-brain axis: modulator of host metabolism and appetite. *J Nutr.* 2017 May; 147(5):727–745. doi: 10.3945/jn.116.240481.

21 Kleiman SC, Watson HJ, Bulik-Sullivan EC, Huh EY, Tarantino LM, Bulik CM, Carroll IM. The intestinal microbiota in acute anorexia nervosa and during renourishment: relationship to depression, anxiety, and eating disorder psychopathology. *Psychosom Med.* 2015 November–December; 77(9):969–981. doi: 10. 1097/PSY.0000000000000247.

22 Borgo F, Riva A, Benetti A, Casiraghi MC, Bertelli S, Garbossa S, Anselmetti S, Scarone S, Pontiroli AE, Morace G, Borghi E. Microbiota in anorexia nervosa: the triangle between bacterial species, metabolites and psychological tests. *PLoS One.* 2017 June 21; 12(6):e0179739. doi: 10.1371/journal.pone.0179739.

23 Dey N, Wagner VE, Blanton LV, Cheng J, Fontana L, Haque R, Ahmed T, Gordon JI. Regulators of gut motility revealed by a gnotobiotic model of diet-microbiome interactions related to travel. *Cell.* 2015 September 24; 163(1): 95–107. doi: 10.1016/j.cell.2015.08.059.

24 Xie HY, Feng D, Wei DM, Mei L, Chen H, Wang X, Fang F. Probiotics for vulvovaginal candidiasis in non-pregnant women. *Cochrane Database Syst Rev.* 2017 November 23; 11:CD010496. doi: 10.1002/14651858.

25 Mills JP, Rao K, Young VB. Probiotics for prevention of Clostridium difficile infection. Curr Opin Gastroenterol. 2018 January; 34(1):3–10. doi: 10.1097/MOG.0000000000000410.

26 Guandalini S, Magazzù G, Chiaro A, La Balestra V, Di Nardo G, Gopalan S, Sibal A, Romano C, Canani RB, Lionetti P, Setty M. VSL#3 improves symptoms in children with irritable bowel syndrome: a multicenter, randomized, placebo-controlled, double-blind, crossover study. *J Pediatr Gastroenterol Nutr.* 2010 July; 51(1):24–30. doi: 10.1097/MPG.0b013e3181ca4d95.

27 Zhong C, Qu C, Wang B, Liang S, Zeng B. Probiotics for preventing and treating small intestinal bacterial overgrowth: a meta-analysis and systematic review of current evidence. *J Clin Gastroenterol.* 2017 April; 51(4):300–311. doi: 10.1097/MCG.0000000000000814.

CAPÍTULO 12

SÍNDROME DE TAQUICARDIA ORTOSTÁTICA POSTURAL (POTS) Y AFECCIONES ASOCIADAS

CASO: BELLA

Bella es una mujer latina cisgénero de 24 años con anorexia nerviosa atípica. Lleva restringiendo las calorías desde los 16 años, con breves períodos de una mejor nutrición. A pesar de su restricción y de sus pensamientos constantemente consumidos por el recuento de calorías y el tamaño de su cuerpo, para su consternación nunca ha bajado a un peso que considere aceptablemente bajo. Procedente de una familia mexicana muy unida, Bella se ha sentido aislada durante años porque sus compañeros le han transmitido el mensaje de que "se supone" que las chicas latinas no tienen trastornos alimentarios.

Desde hace seis meses, a Bella le preocupa tener algo en el corazón. Constantemente tiene la sensación de que se le sale del pecho y empeora cuando se levanta o se mueve. Bella solía hacer ejercicio en exceso para combatir su trastorno alimentario, pero en los últimos meses no ha tenido ni la energía ni la capacidad para hacerlo. Ha experimentado oleadas de enrojecimiento y sudoración, y ha notado erupciones cutáneas con picor que parecen picaduras de mosquito y desaparecen al cabo de una hora aproximadamente. Además, ha desarrollado dolores de cabeza que se centran en la frente y los pómulos.

Hace dos meses, Bella se desmayó en el trabajo y la llevaron a urgencias. Las pruebas de laboratorio eran normales, pero el electrocardiograma mostraba un ritmo cardiaco acelerado y la remitieron a un cardiólogo. El cardiólogo pensó que podría haber desarrollado el síndrome de taquicardia postural ortostática (POTS) y le hizo una prueba de mesa basculante que no fue concluyente. Sin embargo, en el último mes ha tenido otros dos episodios de desmayos, se ha sentido sin aliento y agotada todo el tiempo, y le ha costado seguir trabajando.

Su médico le implanta un dispositivo de registro cardíaco de larga duración. Los datos revelan que, hasta el momento, sus desmayos siempre están relacionados con una frecuencia cardiaca elevada, pero no con ninguna arritmia. Empieza a tomar un betabloqueante, propranolol, que la ayuda a sentirse un poco mejor al principio, pero luego vuelve a sentir que le falta el aire. Mientras tanto, el trastorno alimentario va en aumento porque esa voz en su cabeza no puede soportar que no vaya al gimnasio o que no pueda hacer ninguna actividad. Al darse cuenta de que necesita más ayuda y preocupada por si el trastorno alimentario le ha causado problemas cardíacos, busca un terapeuta local que también la deriva a un dietista.

CONTEXTO

El síndrome de taquicardia postural ortostática (POTS) se diagnostica cuando una persona ha experimentado durante al menos seis meses taquicardia y otros síntomas, como mareos, falta de aire, palpitaciones, náuseas, sudoración, temblores, cefaleas, ansiedad o rabia al ponerse de pie. No debe diagnosticarse cuando un paciente está desnutrido, ya que los hallazgos cardíacos durante la desnutrición pueden emular el POTS. Descrito por primera vez en 1893 en una serie de casos de soldados de la Guerra de Secesión, cien años más tarde este síndrome se definió formalmente como POTS[1]. Se cree que la causa es una respuesta simpática excesiva a la acumulación de sangre cuando una persona está de pie. El sistema nervioso simpático forma parte del sistema nervioso autónomo, con el que nuestro yo cavernícola nos mantiene estables, en funcionamiento y receptivos al mundo a diario. Mientras que nuestro sistema parasimpático nos ralentiza como el sistema de "descanso y digestión", nuestro sistema simpático alimenta lo que comúnmente se conoce como nuestra respuesta de "lucha o huida".

Por tanto, el POTS es una forma de disautonomía, es decir, que se refiere a cuando el sistema nervioso autónomo no funciona. Cuando los pacientes se desmayan a causa del POTS —un síncope en términos médicos— no es por un descenso de la tensión arterial. De hecho, la presión arterial postural de los pacientes con POTS no suele cambiar mucho de estar sentados a estar de pie. Los cambios en la frecuencia cardíaca del POTS tampoco se asocian principalmente con los cambios de hibernación del corazón que vemos en la desnutrición, donde los pacientes tienen un pulso lento en reposo para conservar calorías, pero un pulso rápido al caminar por la habitación debido a los músculos debilitados.

El POTS suele diagnosticarse cuando la frecuencia cardiaca aumenta más de 30 latidos por minuto al pasar de estar tumbado a estar de pie. También se diagnostica cuando la frecuencia cardíaca aumenta más de 120 latidos por minuto tras diez minutos en una mesa inclinada a 60-70 grados[2]. Afecta más a menudo a las mujeres que a los hombres. Algunos estudios han observado que el POTS puede aparecer después de una infección, lo que lleva a algunos a preguntarse si representa un problema autoinmune[3]. Es decir, el organismo desarrolla anticuerpos contra una enfermedad que accidentalmente también atacan al sistema nervioso autónomo y lo dañan.

Según mi experiencia, las personas que desarrollan POTS tienden a tener fuertes conexiones mente-cuerpo. Suelen tener una mayor incidencia de migrañas, SII, fibromialgia y otros problemas agravados por el estrés. Los problemas de sueño son frecuentes en el POTS y se cree que están relacionados con la fatiga corporal, el dolor crónico y otros síntomas somáticos[4]. Como resultado de los problemas comórbidos incalculables que puede experimentar alguien con POTS, los pacientes pueden encontrarse con que sus síntomas son minimizados o puestos en duda por los profesionales médicos.

Aunque no disponemos de suficiente información sobre cómo se inicia exactamente el POTS ni (por desgracia) sobre cómo tratar de forma óptima los distintos tipos de POTS, no cabe duda de que se trata de una enfermedad real y potencialmente devastadora. Pacientes de solo 30 años pueden acabar permanentemente en residencias de ancianos debido a los efectos debilitantes del POTS, sobre todo cuando se presenta con fatiga crónica.

TRES TIPOS DE POTS

El POTS se presenta en tres tipos diferentes: hiperadrenérgico, neuropático e hipovolémico. Sin embargo, los tipos pueden solaparse. El hiperadrenérgico se produce cuando se liberan niveles séricos excesivos de norepinefrina, epinefrina y dopamina cuando los pacientes se levantan de una posición sentada. La causa de esta disfunción sigue sin estar clara. Una teoría es que podría deberse a una mutación en el gen transportador de la recaptación de norepinefrina. Es decir, una vez liberada la norepinefrina, la célula no la "sorbe" lo bastante pronto, y causa estragos mientras está activa. Los pacientes pueden experimentar episodios de sofocos intensos, rabia y diarrea de aparición repentina que se producen sobre todo cuando están mucho tiempo de pie. Se han observado niveles elevados de angiotensina II, que empeoran con la masa corporal baja, así como alteraciones de la vasodilatación mediada por óxido nítrico. Es frecuente observar frecuencias cardiacas elevadas en todo momento, incluso cuando están tumbados, en pacientes con el tipo hiperadrenérgico, junto con presión arterial elevada, coloración pálida, temblores exagerados, ansiedad y extremidades frías y sudorosas.

El POTS neuropático se asocia a una denervación simpática parcial de la parte inferior del cuerpo, lo que provoca una vasoconstricción alterada en las extremidades inferiores a nivel de la arteriola, no de la vena. Cuando una persona se pone de pie, la gravedad hace que la sangre se acumule en los tobillos, lo que hace que llegue menos sangre al corazón. Normalmente, el sistema nervioso autónomo lo detecta y tensa las venas y arteriolas de las piernas resistiendo la acumulación de sangre para que esta se distribuya normalmente por todo el cuerpo. Cuando esta tensión tarda un poco más, por ejemplo, al salir de un baño caliente que ha dilatado todas las venas, uno se marea y siente que el corazón late con fuerza durante unos instantes. El corazón se acelera para seguir bombeando ese menor volumen de sangre. Sin embargo, las personas con POTS de predominio neuropático tienen problemas para tensar las arteriolas cuando se ponen de pie. Este subtipo afecta a más de la mitad de los pacientes con POTS. Se asocia con frecuencias cardíacas en reposo más bajas, menos ansiedad y depresión y más acrocianosis (las manos y los pies fríos y azulados descritos en el capítulo 2).

El POTS hipovolémico se refiere a pacientes que parecen crónicamente faltos de volumen o, en términos comunes, deshidratados. Normalmente, la deshidratación o la anemia desencadenan un aumento del sistema renina-angiotensina-aldosterona, que nos impide orinar los líquidos necesarios para mantener la tensión arterial. Sin embargo, los pacientes con POTS hipovolémico tienen niveles inadecuadamente bajos de renina plasmática y actividad de la aldosterona y niveles elevados de angiotensina II. No responden adecuadamente a los estados normales de hidratación y deshidratación y, en consecuencia, su pulso aumenta para compensar[5].

INTRODUCCIÓN A LA ACTIVACIÓN DE MASTOCITOS

Antes de pasar al tratamiento del POTS, hablaré de algunas afecciones asociadas. He aprendido a preguntar a los pacientes sobre los síntomas de estas afecciones porque esta información puede marcar la diferencia con respecto a la estrategia de tratamiento que propongo. Un número notable de mis pacientes —tanto con POTS como sin él— tienen síntomas de un problema llamado síndrome de activación mastocitaria (SAM).

Los mastocitos son una población de glóbulos blancos que contienen gránulos de histamina. La histamina es la sustancia química que se libera en una reacción alérgica y que provoca desde urticaria hasta anafilaxia. Normalmente, los mastocitos retienen esos gránulos de histamina, excepto cuando los desencadena un alérgeno. Sin embargo, en el SAM, es más probable que las células degranulen o liberen histamina de forma inapropiada.

Los pacientes con MCA describen una serie de síntomas, que suelen incluir al menos varios de los siguientes: erupciones fugaces que aparecen de repente y pueden desaparecer igual de repentinamente, urticaria (zonas abultadas y blandas de hinchazón roja en la piel), problemas sinusales que incluyen presión y dolor, dolores articulares que aparecen y desaparecen, a veces aparentemente en respuesta a grupos de alimentos específicos, dolor abdominal después de comer, fiebres intermitentes a lo largo del día, sensaciones de sofoco que a veces van acompañadas de sudoración y aumento de la reactividad o incluso alergias a alimentos o medicamentos. En casos graves, por razones que no se comprenden bien, la exposición a la luz solar y al calor puede desencadenar reacciones mastocitarias graves, incluida la formación de edema y un "cerebro nublado." El SAM puede impulsar el POTS en algunos casos y puede ser una de las causas principales de la frecuencia cardíaca rápida. Por lo tanto, el tratamiento del SAM, cuando esté presente, debe constituir una base del tratamiento del POTS.

TRATAMIENTO DEL SAM

En la actualidad no existen pruebas definitivas para detectar el SAM, aunque algunos centros utilizan criterios clínicos que implican analizar la orina o la sangre después de un episodio de enrojecimiento o erupción cutánea. Cuando los pacientes presentan varios de los síntomas anteriores, tiendo a tratarlos empíricamente y ver si se sienten mejor con un estabilizador de mastocitos. Si lo hacen, desde mi punto de vista, eso constituye el diagnóstico.

Para el tratamiento pueden utilizarse varias herramientas médicas. En primer lugar, se puede empezar con antihistamínicos simples como la ranitidina o la famotidina (utilizados para el reflujo) o antihistamínicos clásicos como la difenhidramina, la loratadina o la cetirizina. Si no son eficaces por sí solos, añado estabilizadores orales de mastocitos. El cromoglicato oral es una solución líquida que debe tomarse cuatro veces al día para que sea eficaz, ya que su acción es muy corta. La dosis inicial habitual es de 10 mg, o dos viales individuales, cuatro veces al día, y suele estar cubierta por el seguro. La otra opción es 1 mg de ketotifeno dos veces al día. El ketotifeno es un colirio de venta con receta para las alergias estacionales, pero, por alguna razón, ninguna empresa farmacéutica ha adoptado su formulación oral. Por lo tanto, debe prepararse en una farmacia de compuestos, donde pueden convertirlo en una cápsula. Ninguno de los dos suele tener efectos secundarios graves, aunque el ketotifeno puede causar inicialmente algo de fatiga. Aunque no está cubierto por el seguro, el ketotifeno es más fácil de tomar en cápsulas dos veces al día, por lo que suelo empezar con él en lugar del cromoglicato oral. Si los pacientes no se sienten notablemente mejor a las dos semanas de empezar a tomar ketotifeno, lo interrumpo.

Si todos estos medicamentos no consiguen controlar adecuadamente los síntomas, podría añadir el estabilizador inyectable de mastocitos y basófilos omalizumab. El omalizumab es un anticuerpo monoclonal antiinmunoglobulina E (IgE) que se utiliza para una afección denominada urticaria idiopática crónica, también relacionada con la urticaria persistente inexplicable[6]. Considerado muy eficaz en esta población[7], así como aparentemente seguro durante el embarazo[8], el omalizumab no está basado actualmente en pruebas para el SAM. Sin embargo, están surgiendo interesantes investigaciones que apuntan a que la IgE puede desempeñar un papel clave en la autoinmunidad, el asma y, tal vez, en trastornos de mastocitos y basófilos difíciles de tratar[9]. Se administra una dosis inyectada de 300 mg al mes. El principal efecto secundario es la posibilidad de una reacción alérgica grave.

A pesar de que el SAM provoca un exceso de liberación de histamina, no puedo recomendar en conciencia una "dieta baja en histamina" a mis pacientes. Resulta que prácticamente todos los alimentos pueden aumentar la liberación de histamina, y el modesto beneficio que pueda generar no compensa la restricción de una dieta de este tipo. Dichas dietas no están basadas en evidencias y tienen el potencial de ser desencadenantes para alguien con un trastorno alimentario.

SÍNDROME DE EHLERS-DANLOS

La otra afección asociada al POTS y el SAM es el síndrome de Ehlers-Danlos (SED). El SED es un trastorno hereditario del colágeno con varios subtipos. Los pacientes pueden tener problemas en la piel, las articulaciones y la vasculatura. Son hiperflexibles y sufren frecuentes dislocaciones articulares, dolores de cabeza y desregulación del gusto y el olfato, entre otros problemas. Existen pruebas genéticas, aunque no se suelen realizar, ya que los pacientes pueden encontrarse con listas de espera de varios años para ver a un genetista especializado en SED.

Los pacientes pueden ser percibidos como "demasiado somáticos" o "demasiado difíciles" cuando tienen SED porque esta enfermedad tiene muchos efectos físicos. Una vez más, se trata de un caso en el que la medicina occidental descarta a los pacientes que sufren físicamente sin pruebas claras que demuestren por qué sufren. Es probable que las investigaciones futuras aporten más respuestas[10].

El SED se ha asociado al SAM[11] y a trastornos alimentarios[12,13,14]. La teoría es que las anomalías en el sistema gastrointestinal y en el gusto y el olfato, así como quizá la ansiedad producida por el dolor constante o las dislocaciones articulares, pueden predisponer al paciente a una alimentación anormal y al estrés psicológico. Está claro que a medida que conozcamos mejor los efectos físicos de síndromes complicados como el SED, el SAM y el POTS, atenderemos mucho mejor a los pacientes.

TRATAMIENTO ESENCIAL PARA TODOS LOS TIPOS DE POTS

Dado que todavía no sabemos lo suficiente sobre la fisiología sutil y difícil de medir que tiene lugar, el tratamiento del POTS puede resultar complicado en la actualidad. Sin embargo, hay algunas consideraciones importantes sobre el tratamiento que pueden mejorar los síntomas del POTS, aunque no lo "curen" del todo. A menudo empiezo estableciendo expectativas con los pacientes recién diagnosticados de que este puede ser un problema crónico, con recaídas y remisiones. Puede llevar años controlar el POTS, e invariablemente habrá reagudizaciones.

Afortunadamente, algunos pacientes tienen una versión relativamente leve del POTS y responden bien a los tratamientos, mientras que otros tienen una versión excepcionalmente grave y parecen experimentar muchos más efectos secundarios que beneficios de los protocolos de atención estándar. Una vez más, no hay forma de predecir esto en el momento del diagnóstico clínico. Los estudios de adolescentes con POTS muestran buenos resultados en general entre los dos y los diez años del diagnóstico[15]. La paciencia, la comunicación abierta, la compasión y la voluntad de seguir probando diferentes modalidades de tratamiento son vitales para el tratamiento del POTS.

El tratamiento del POTS comienza siempre con la expansión del volumen, lo que significa una hidratación constante. Una buena ingesta de sal y líquidos a lo largo del día es vital en todos los tipos de POTS. Como indicador de una hidratación adecuada, la orina debe ser casi transparente después de la primera micción de la mañana. Debe evitarse la hidratación intravenosa —incluidas las infusiones domiciliarias a través de un catéter central de larga duración— excepto en el contexto de una enfermedad grave intercurrente (como un virus diarreico que provoque una deshidratación importante) o de síntomas debilitantes crónicos que se alivien claramente con líquidos intravenosos.

Además, dormir bien es vital, aunque lograr un descanso reparador puede resultar difícil. El ejercicio puede ayudar a los enfermos de POTS, como la bicicleta reclinada y otros ejercicios que no provoquen síntomas posturales. Sin embargo, los pacientes con POTS también pueden tener fatiga crónica, lo que hace que el POTS sea más grave y más refractario al tratamiento[16]. Se trata, una vez más, de un diagnóstico clínico. En aquellos con POTS y fatiga crónica, el ejercicio empeorará típicamente todos los síntomas.

MEDICAMENTOS PARA TRATAR EL POTS

Tras estas intervenciones estándar, pasamos a los medicamentos utilizados para el POTS[17]. Los pacientes pueden tener respuestas muy diferentes a los medicamentos (tanto positivas como negativas), por lo que es importante establecer expectativas acerca de varios ensayos de un mes de duración. Para los pacientes con POTS hiperadrenérgico que tienen algún síntoma de SAM, siempre intento optimizar primero el tratamiento de SAM.

Luego, para el POTS en sí mismo, suelo empezar con metildopa 250 mg dos veces al día. La metildopa es un antiguo medicamento para la tensión arterial de la clase de los agonistas alfa-2. Si después de un mes resulta insuficiente pero ha ayudado un poco, añado otro medicamento con actividad agonista alfa-2, un parche de clonidina de 0,1 mg semanales. La clonidina, un medicamento que también relaja los vasos sanguíneos, puede ayudar a que el corazón lata más despacio. Los efectos secundarios de ambos incluyen síntomas de tensión arterial baja, por lo que los pacientes deben tomárselo con calma cuando pasen de estar tumbados a estar de pie.

Si el paciente presenta dificultad para respirar o niveles bajos de oxígeno en sangre durante el tratamiento con clonidina, suspenderé la medicación.

Para aquellos con POTS neurogénico y POTS hipovolémico, podría comenzar con propranolol o labetalol, ambos betabloqueantes. Ralentizan específicamente el ritmo cardíaco y también pueden reducir la presión arterial. Se ha comprobado que una dosis baja de propranolol (20 mg al día) mejora los síntomas y tiene pocos efectos negativos en adultos con POTS[18]. El labetalol puede iniciarse con una dosis baja y aumentarse lentamente hasta que los pacientes se sientan mejor pero no tengan efectos secundarios de hipotensión arterial. Los betabloqueantes no deben usarse en aquellos con POTS hiperadrenérgico; mi experiencia clínica es que causa empeoramiento de la dificultad respiratoria e incluso bajos niveles de oxígeno en sangre. Mi teoría es que puede exacerbar los desequilibrios en la oxigenación/flujo sanguíneo a los pulmones (llamado "desajuste V/Q"). He visto pacientes en mi consulta que ya tomaban un betabloqueante y oxígeno domiciliario por la noche y que podían suspender el oxígeno domiciliario cuando suspendían el betabloqueante.

Midodrina es un alfa-1-agonista usado para personas con la tensión arterial baja. Puede ser eficaz en individuos con POTS neurogénico, pero puede causar hipertensión, y no ha funcionado demasiado bien con mis pacientes. Del mismo modo, generalmente desaconsejo un esteroide oral llamado fludrocortisona. Aunque se utiliza para ayudar a aumentar los niveles de hidratación, a menudo causa retención de líquidos, puede causar cataratas cuando se utiliza a largo plazo y los pacientes no lo toleran muy bien.

FATIGA CRÓNICA Y POTS

Tengo especial cariño a los pacientes que tienen una combinación de POTS y fatiga crónica. Una persona que antes era muy activa, organizada y multitarea puede verse frenada en seco, apenas capaz de levantarse de la cama para jugar con sus hijos una o dos horas al día. El mero hecho de ducharse puede requerir horas de descanso. Para estos pacientes, el modafinilo es un inhibidor débil de la recaptación de dopamina que se utiliza para mejorar la vigilia. Eficaz para los efectos altamente fatigantes del cáncer[19], del VIH[20], del trastorno del sueño por turnos de trabajo y de la depresión[21], se administra en forma de 100 mg diarios por vía oral. Mi experiencia es que esto puede ser un punto de inflexión para aquellos con POTS y fatiga crónica.

CONTROL DEL SÍNCOPE (DESMAYO)

Termino la sección sobre el POTS con una breve nota sobre la gestión del síncope, también conocido como desmayo. El síncope se produce cuando el cerebro no recibe suficiente sangre por cualquier motivo. El desmayo es la forma brillante que tiene la Madre Naturaleza de llevar sangre al cerebro... básicamente obligándonos a caer al suelo para que nuestro cerebro esté a la altura de nuestro corazón. Los pacientes pueden tener una serie de síntomas, conocidos como pródromos, que indican que están a punto de desmayarse. Los más comunes son visión de túnel, visión de manchas, náuseas, sudoración, zumbido de oídos, falta de aire y temblores.

Cuando un paciente tiene estos síntomas prodrómicos, debe hacerles caso. El cerebro quiere más sangre. Los pacientes deben poner inmediatamente el cerebro a la altura o por debajo del corazón. La mejor postura es tumbarse con las piernas en alto. De este modo, la sangre de las piernas vuelve a la vasculatura central, regresa al corazón y sube al cerebro. Sin embargo, también funciona bien sentarse y colocar la cabeza entre las rodillas. Los pacientes deben permanecer en esa posición hasta que se sientan totalmente recuperados. Sentarse y volver a la vida demasiado deprisa puede hacer que se desmayen, con el riesgo de golpearse la cabeza o dañarse alguna otra parte del cuerpo. Los episodios de síncope de nueva aparición sin previo aviso pueden deberse a algo distinto y más peligroso, y siempre merecen un examen médico inmediato.

RESOLUCIÓN DEL CASO: BELLA

Bella encaja muy bien con su terapeuta y con su dietista. No solo se centran en su trastorno alimentario, sino también en los retos de ser una mujer latina con un trastorno alimentario. Bella se siente percibida y escuchada y hace progresos. El médico de Bella se entera de que su dificultad para respirar está empeorando y le recomienda que compre un monitor de oxígeno. Este muestra que su nivel de oxígeno en sangre está cayendo por debajo de lo normal a intervalos a lo largo del día. Le suspende el propranolol y, después de leer un poco más sobre el POTS, reconoce que Bella puede tener POTS hiperadrenérgico, así como SAM, lo que le causa la erupción pruriginosa, la presión sinusal y los episodios de rubor.

Bella empieza a tomar ketotifeno y metildopa y, al cabo de un mes, nota algunas mejoras. Ya no se siente totalmente sin energía y los síntomas de los mastocitos han desaparecido. Comenta con su médico que un buen autocuidado general es vital para su POTS, y esto también la ayuda a motivarse en su trabajo de recuperación del trastorno alimentario. Sabe que una buena nutrición y el descanso no le garantizan la desaparición de los síntomas del POTS, pero si continúa con su trastorno alimentario, empeorará su fatiga, aumentará el riesgo de desmayos y el dolor corporal en general.

SER TESTIGO

A veces, al atender a pacientes con problemas médicos incalculables, llego al punto en que siguen sufriendo y no tengo una solución que ofrecerles. En este caso, el antiguo papel del médico vuelve a ser relevante: puedo ser testigo. Puedo dar cabida al sufrimiento de mi paciente sin impacientarme, angustiarme ni agobiarme. La familia y los amigos pueden esforzarse por mantener la compasión al ver que su ser querido sufre, está agotado o no mejora a pesar de los innumerables médicos y pruebas. El médico, sin embargo, ocupa el espacio sagrado de preocuparse por el paciente y, al mismo tiempo, poseer la neutralidad de una persona ajena a la familia con la que sentarse y acoger la discusión de los síntomas.

En esos momentos prometo a mis pacientes que seguiré acompañándolos en este viaje de búsqueda de respuestas y alivio de los síntomas. Seguiré leyendo al respecto y hablando con expertos para conocer nuevas modalidades de tratamiento. Acogeré lo que ellos investiguen por su cuenta sin ningún problema de ego y leeré todo lo que me envíen con atención y con ojo científico, porque nadie está más motivado que ellos para encontrar soluciones.

En un mundo médico moderno en el que abundan las soluciones diagnósticas y terapéuticas prácticamente milagrosas, puede ser insoportable decirle a un paciente que no estoy segura de qué hacer a continuación. Sin embargo, puedo mencionar mi instinto de lanzarme y probar múltiples tratamientos a la vez, con la esperanza de que se sientan mejor. Puedo decir que este instinto conlleva el riesgo de causar daños. Puedo establecer expectativas, tanto con mi paciente como conmigo misma, de que tomaremos juntos decisiones meditadas y basadas en la evidencia, manteniendo el ritmo del tratamiento sin precipitarnos. Y puedo ser testigo.

NOTAS

1 Wells R, Tonkin A. Clinical approach to autonomic dysfunction. *Intern Med J.* 2016 October; 46(10):1134–1139. doi: 10.1111/imj.13216.

2 Sidhu B, Obiechina N, Rattu N, Mitra S. Postural orthostatic tachycardia syndrome (POTS). *BMJ Case Rep.* 2013. pii: bcr2013201244. doi: 10.1136/bcr-2013-201244.

3 Garland EM, Celedonio JE, Raj SR. Postural tachycardia syndrome: beyond orthostatic intolerance. *Curr Neurol Neurosci Rep.* 2015 September; 15(9):60. doi: 10.1007/s11910-015-0583-8.

4 Miglis MG, Muppidi S, Feakins C, Fong L, Prieto T, Jaradeh S. Sleep disorders in patients with postural tachycardia syndrome. *Clin Auton Res.* 2016 February; 26(1):67–73. doi: 10.1007/s10286-015-0331-9.

5 Heyer GL. Postural tachycardia syndrome: Diagnosis and management in adolescents and young adults. *Pediatr Ann.* 2017 April 1; 46(4):e145–e154. doi: 10.3928/19382359-20170322-01.

6 Eghrari-Sabet J, Sher E, Kavati A, Pilon D, Zhdanava M, Balp MM, Lefebvre P, Ortiz B, Bernstein JA. Real-world use of omalizumab in patients with chronic idiopathic/spontaneous urticaria in the United States. *Allergy Asthma Proc.* 2018 February 19. doi: 10.2500/aap. 2018.39.4132. [Epub ahead of print].

7 Bernstein JA, Kavati A, Tharp MD, Ortiz B, MacDonald K, Denhaerynck K, Abraham I. Effectiveness of omalizumab in adolescent and adult patients with chronic idiopathic/spontaneous urticaria: a systematic review of "real-world" evidence. *Expert Opin Biol Ther.* 2018 April;18(4):425–448. doi: 10.1080/14712598.2018.1438406.

8 Namazy J, Cabana MD, Scheuerle AE, Thorp JM Jr., Chen H, Carrigan G, Wang Y, Veith J, Andrews EB. The Xolair Pregnancy Registry (EXPECT): the safety of omalizumab use during pregnancy. *J Allergy Clin Immunol.* 2015 February; 135(2):407–412. doi: 10.1016/j.jaci.2014.08.025.

9 Sanjuan MA, Sagar D, Kolbeck R. Role of IgE in autoimmunity. *J Allergy Clin Immunol.* 2016 June; 137(6):1651–1661. doi: 10.1016/j.jaci.2016.04.007.

10 Lyons JJ, Yu X, Hughes JD, Le QT, Jamil A, Bai Y, Ho N, Zhao M, Liu Y, O'Connell MP, Trivedi NN, Nelson C, DiMaggio T, Jones N, Matthews H, Lewis KL, Oler AJ, Carlson RJ, Arkwright PD, Hong C, Agama S, Wilson TM, Tucker S, Zhang Y, McElwee JJ, Pao M, Glover SC, Rothenberg ME, Hohman RJ, Stone KD, Caughey GH, Heller T, Metcalfe DD, Biesecker LG, Schwartz LB, Milner JD. Elevated basal serum tryptase identifies a multisystem disorder associated with increased TPSAB1 copy number. *Nat Genet.* 2016 December; 48(12): 1564–1569. doi: 10.1038/ng.3696.

11 Seneviratne SL, Maitland A, Afrin L. Mast cell disorders in Ehlers-Danlos syndrome. *Am J Med Genet C Semin Med Genet.* 2017 March; 175(1):226–236. doi: 10.1002/ajmg.c.31555.

12 Lee M, Strand M. Ehlers-Danlos syndrome in a young woman with anorexia nervosa and complex somatic symptoms. *Int J Eat Disord.* 2018 March; 51(3): 281–284. doi: 10.1002/eat.22815.

13 Baeza-Velasco C, Van den Bossche T, Grossin D, Hamonet C. Difficulty eating and significant weight loss in joint hypermobility syndrome/Ehlers-Danlos syndrome, hypermobility type. *Eat Weight Disord.* 2016 June; 21(2):175–183. doi: 10.1007/s40519-015-0232-x.

14 Baeza-Velasco C, Pailhez G, Bulbena A, Baghdadli A. Joint hypermobility and the heritable disorders of connective tissue: clinical and empirical evidence of links with psychiatry. *Gen Hosp Psychiatry.* 2015 January–February; 37(1):24–30. doi: 10.1016/j.genhosppsych.2014.10.002.

15 Bhatia R, Kizilbash SJ, Ahrens SP, Killian JM, Kimmes SA, Knoebel EE, Muppa P, Weaver AL, Fischer PR. Outcomes of adolescent-onset postural orthostatic tachycardia syndrome. *J Pediatr.* 2016 June; 173:149–153. doi: 10.1016/j.jpeds.2016.02.035.

16 Roerink ME, Lenders JW, Schmits IC, Pistorius AM, Smit JW, Knoop H, van der Meer JW. Postural orthostatic tachycardia is not a useful diagnostic marker for chronic fatigue syndrome. *J Intern Med.* 2017 February; 281(2):179–188. doi: 10.1111/joim.12564.

17 Shibao C, Arzubiaga C, Roberts LJ 2nd, Raj S, Black B, Harris P, Biaggioni I. Hyperadrenergic postural tachycardia syndrome in mast cell activation disorders. *Hypertension.* 2005 March; 45(3):385–390. PubMed PMID: 15710782.

18 Raj SR, Black BK, Biaggioni I, Paranjape SY, Ramirez M, Dupont WD, Robertson D. Propranolol decreases tachycardia and improves symptoms in the postural tachycardia syndrome: less is more. *Circulation.* 2009 September 1; 120(9):725–734. doi: 10.1161/CIRCULATIONAHA.108.846501.

19 Gerber LH. Cancer-related fatigue: persistent, pervasive, and problematic. *Phys Med Rehabil Clin N Am.* 2017 February; 28(1):65–88. doi: 10.1016/j.pmr.2016.08.004.

20 Rabkin JG, McElhiney MC, Rabkin R. Modafinil and armodafinil treatment for fatigue for HIV-positive patients with and without chronic hepatitis C. *Int J STD AIDS.* 2011 February; 22(2):95–101. doi: 10.1258/ijsa.2010.010326.

21 Murillo-Rodríguez E, Barciela Veras A, Barbosa Rocha N, Budde H, Machado S. An Overview of the Clinical Uses, Pharmacology, and Safety of Modafinil. *ACS Chem Neurosci.* 2018 February 21; 9(2):151–158. doi: 10.1021/acschemneuro.7b00374.

PARTE V

POBLACIONES ESPECÍFICAS

Muchas poblaciones importantes y únicas de pacientes pueden desarrollar un trastorno alimentario; la parte V ofrece una serie de capítulos más breves con un caso y un análisis de grupos particulares de pacientes. En concreto, la parte V cubre la diabetes mellitus tipo 1, el trastorno por evitación o restricción de la ingesta alimentaria (TERIA), la ortorexia, los deportistas de élite, los pacientes varones, las minorías sexuales y de género, la salud sexual y reproductiva de la mujer, los pacientes mayores, el abuso comórbido de sustancias y la atención de pacientes que rechazan el tratamiento.

Quiero señalar que, si bien las consideraciones psicológicas y sociológicas detalladas para estas y muchas otras poblaciones sobrepasan el alcance de este libro médico, ya han sido tratadas en textos magníficos. Invariablemente, algunas personas leerán esta sección y se sentirán extrañadas porque no encuentran aquí información sobre la importante combinación de cuestiones médicas con su trastorno alimentario. Aprendo constantemente de mis maravillosos pacientes y colegas y agrego temas para escribir sobre ellos en el futuro. Siempre agradezco que me hablen de casos y desafíos únicos.

CAPÍTULO 13

DIABETES MELLITUS TIPO 1 Y TRASTORNOS ALIMENTARIOS CONCOMITANTES (DIABULIMIA)

CASO: ANTHONY

Anthony es un varón afroamericano cisgénero de trece años al que diagnosticaron diabetes mellitus tipo 1 (DM1) cuando tenía nueve años. Llevaba tres meses perdiendo peso rápidamente y presentaba voracidad y sed antes de su diagnóstico. Desde el día en que acudió al hospital e ingresó en la UCI pediátrica con niveles de azúcar en sangre críticamente altos y cetoacidosis diabética, múltiples profesionales médicos le han advertido de las consecuencias médicas de un mal control de la diabetes. Le han hablado de los riesgos de muerte prematura, infarto, ceguera, insuficiencia renal y amputación, amenazas aterradoras para un niño pequeño. Además, a lo largo de los años, los educadores en diabetes y los dietistas le han hablado seriamente de los peligros del "sobrepeso" y de la importancia de un control estricto de la dieta, del recuento de carbohidratos y del seguimiento intensivo de la glucemia.

Anthony procede de una familia de personas con cuerpos más corpulentos, y tiene muchos parientes con diabetes de tipo 2. Su madre y él hicieron varios cambios en su alimentación a raíz del diagnóstico de diabetes y de las recomendaciones del equipo, pero ninguno de ellos modificó el tamaño o la forma de sus cuerpos. A Anthony le preocupa mucho lo que pueda pasarle con su diabetes. También es objeto de burlas por parte de sus compañeros y se siente avergonzado por los médicos por tener un cuerpo más grande. En particular, los médicos le han preguntado a menudo: "¿Es que no sabes lo que te puede pasar si no te cuidas?". A Anthony esto le resulta confuso porque sí tiene la sensación de cuidarse.

El verano pasado, en un campamento para diabéticos, algunos amigos de Anthony le contaron que habían aprendido un truco. Si se saltaban una inyección de insulina o disminuían la cantidad de insulina administrada por su bomba de insulina, perdían peso. Era como magia. También le enseñaron formas de manipular su equipo médico para que pareciera que se ponía la dosis de insulina adecuada. Anthony empezó a perder peso y, cuando volvió del campamento, tanto la familia como el equipo médico le elogiaron y comentaron que el campamento era justo lo que necesitaba.

El problema es que ahora Anthony no se siente muy bien físicamente, ya que tiene sed constantemente, le cuesta concentrarse, está cansado y se siente culpable por engañar a la gente. Sin embargo, le gusta la atención positiva que recibe sobre su peso. Cuanto más tiempo restringe la insulina, más se concentra en seguir perdiendo peso. Siente que está atrapado porque un fin de semana, cuando intentó volver a ponerse una cantidad adecuada de insulina, se hinchó tanto que le dolían las manos.

El nivel de hemoglobina A1c de Anthony aumenta y lo hospitalizan dos veces por cetoacidosis diabética (CAD) en el transcurso de un mes. Una dietista del hospital con experiencia en trastornos alimentarios le atiende durante su segundo ingreso por CAD. Dedica tiempo a sentarse con él y a preguntarle compasivamente y sin juzgarlo si podría estar saltándose deliberadamente algunas tomas de insulina para perder peso. Le dice que esto es habitual y que, de hecho, es un tipo de trastorno alimentario. Le dice que puede ayudarlo y que está aquí para escucharlo. Nadie le ha preguntado nunca si podría tener un trastorno alimentario. Se sincera con la dietista y lo remiten a un equipo de trastornos alimentarios de la comunidad.

CONTEXTO

Empecemos con un breve recordatorio de lo que significa diabetes. Algunas personas creen que "comer azúcar provoca diabetes", lo cual es incorrecto. El páncreas es un órgano situado en el abdomen que tiene funciones exocrinas (es decir, produce jugos digestivos que se liberan a través de un conducto en el intestino) y endocrinas (es decir, produce hormonas que se liberan directamente en la sangre). Cuando una persona come hidratos de carbono, el páncreas produce insulina.

Cada célula del cuerpo obtiene su energía del combustible de la glucosa. Imaginemos que cada célula tiene una puerta cerrada; la llave de esa puerta es la insulina. Sin insulina, la puerta permanece cerrada y la glucosa sigue en el torrente sanguíneo. Con insulina, la puerta se abre, la glucosa entra en la célula y esta se nutre.

DOS TIPOS DE DIABETES

En la DM1, a menudo conocida como diabetes infantil, el páncreas se ataca a sí mismo debido a un proceso autoinmune y deja de producir insulina por completo. Por tanto, la única forma de que la glucosa pase del torrente sanguíneo a las células es mediante la inyección de insulina. Aproximadamente 1.250.000 estadounidenses padecen DM1[1]. En la diabetes de tipo 2, conocida por muchos como diabetes del adulto, el páncreas sigue produciendo mucha insulina. Sin embargo, cada "puerta" celular se vuelve de "doble cerrojo". Esto significa que se necesita más insulina para abrir la puerta, lo que se conoce médicamente como resistencia a la insulina. En un momento dado, el páncreas no puede producir suficiente insulina para abrir todos los cerrojos dobles, los niveles de glucosa en sangre aumentan y a la persona se le diagnostica diabetes. Más de 29 millones de estadounidenses padecen diabetes de tipo 2[2].

POR QUÉ ES IMPORTANTE TENER LA GLUCEMIA ALTA

Con cualquiera de los dos tipos de diabetes, los hidratos de carbono digeridos y absorbidos, ya en forma de glucosa, permanecen en el torrente sanguíneo en lugar de entrar en las células para aportarles energía. Esto es médicamente problemático por varias razones. En primer lugar, la persona pasa hambre funcionalmente. Incluso después de comer, los tejidos corporales no pueden utilizar las calorías de la glucosa porque esta permanece en el torrente sanguíneo. La pérdida rápida de peso es habitual, y los pacientes pueden enfermar con bastante rapidez.

En segundo lugar, los niveles elevados de azúcar en sangre actúan como papel de lija sobre los vasos sanguíneos más delicados del organismo, conocidos como microvasculatura. Entre ellos se encuentran los vasos sanguíneos del cerebro, el corazón, el tejido cicatricial, los riñones, los nervios y los ojos. Con el tiempo, ese "lijado" constante provoca daños, lo que explica por qué los pacientes con diabetes crónica no controlada corren el riesgo de sufrir accidentes cerebrovasculares, infartos de miocardio, úlceras en los pies que no cicatrizan y que pueden contribuir a la necesidad de amputación, insuficiencia renal, dolor nervioso, disfunción autónoma, incluida la gastroparesia, y ceguera.

DEFINICIÓN DE ALGUNOS CONCEPTOS IMPORTANTES

Es conveniente definir algunos términos médicos. La glucemia normal en alguien que está en ayunas oscila entre 70 y 100 mg/dL, hasta 125 mg/dL en alguien que no está en ayunas. Hipoglucemia significa bajo nivel de azúcar en sangre y normalmente se refiere a un nivel de glucosa inferior a 70 mg/dL, aunque en pacientes con diabetes que han estado teniendo niveles de azúcar en sangre más altos normalmente, una glucosa mucho más alta puede parecer baja. La hiperglucemia se refiere a niveles de azúcar en sangre superiores a 180 mg/dL.

La cetoacidosis diabética (CAD) se produce cuando las células del organismo no han tenido acceso a la glucosa para obtener energía porque toda ella permanece en el torrente sanguíneo. En respuesta a este estado de inanición, el organismo descompone la grasa y el tejido muscular para sintetizar glucosa, y el subproducto de esta descomposición son las cetonas. La acumulación de cetonas conduce a una sangre extremadamente ácida que puede causar convulsiones, coma o incluso la muerte si no se trata. La CAD requiere hospitalización médica, a menudo en una UCI.

Por último, la hemoglobina A1c se refiere al nivel medio de glucosa en sangre durante los últimos tres meses, ponderado hacia las semanas más recientes. Se trata de un indicador de morbilidad y mortalidad. Una A1c normal es inferior al 5,7%, y los niveles de A1c entre el 5,7% y el 6,4% pueden indicar prediabetes en las personas con riesgo de padecer diabetes de tipo 2. No es infrecuente que los pacientes tengan una A1c del 13% o superior en el momento del diagnóstico.

EL DESARROLLO DE TRASTORNOS ALIMENTARIOS EN PACIENTES CON DM1

¿Por qué la omisión o la infradosificación de insulina provocan una pérdida de peso? Existen tres mecanismos principales. Uno, cuando una persona con DM1 se salta una dosis de insulina, atrapa toda la glucosa en el torrente sanguíneo en lugar de dejarla entrar en las células. Entonces, a través de la filtración normal de la sangre en los riñones, la glucosa se pierde en la orina. Así pues, los pacientes orinan las calorías de glucosa. En segundo lugar, un nivel elevado de azúcar en sangre extrae agua de los tejidos corporales y la lleva a la sangre, donde se filtra y se elimina por la orina. Esto se denomina «diuresis osmótica». Funcionalmente, es lo mismo que abusar de los diuréticos las 24 horas del día, y la deshidratación resultante provoca pérdida de peso. Por último, incluso mientras la persona come, las células se mueren de hambre porque toda la glucosa de la sangre permanece en el torrente sanguíneo. Por lo tanto, el organismo descompone sus propios tejidos en busca de glucosa, y se produce una mayor pérdida de peso.

El DSM-5 menciona la omisión de insulina en sus criterios diagnósticos tanto para la anorexia nerviosa como para la bulimia nerviosa, pero el fenómeno de un trastorno alimentario coexistente con DM1 y restricción deliberada de insulina no recibe su propia designación específica[3,4]. Por lo tanto, el diagnóstico formal de trastorno alimentario termina relacionándose con otros hallazgos como el peso corporal y las conductas relacionadas con el trastorno alimentario. Alguien con un peso corporal muy bajo y DM1 probablemente recibiría el diagnóstico de anorexia nerviosa, mientras que alguien con un peso corporal "normal" o superior y DM1 probablemente recibiría el diagnóstico de bulimia nerviosa, independientemente de otros mecanismos de purga. El solapamiento entre los trastornos alimentarios concurrentes y la DM1, denominado diabulimia, se hace evidente cuando uno se da cuenta de que los pacientes tienen acceso, en todo momento, a un mecanismo a prueba de fallos para perder peso[5].

En una sociedad obsesionada con la pérdida de peso y con una población de pacientes diagnosticados a menudo entre la infancia y la adolescencia, la oportunidad de saltarse la insulina puede resultar peligrosamente irresistible. La doctora Ann Goebel-Fabbri es una psicóloga sanitaria especializada en diabetes. Su obra *Prevention and recovery from eating disorders in type 1 diabetes* es un libro fantástico y muy recomendable sobre pacientes con diabulimia. En él se dice: "Enseñar a una persona a ser un 'diabético perfecto' es similar a enseñarle a tener un trastorno alimentario"[6].

Desde la infancia, a los pacientes con DM1 se les enseña a prestar atención a la planificación de las comidas, al tamaño de las porciones, al recuento de hidratos de carbono y a la lectura de las etiquetas. Reciben comentarios constantes sobre el ejercicio y el peso. Los pacientes pueden sentirse crónicamente privados por tener que seguir restricciones dietéticas todo el tiempo. Experimentan un enfoque implacable en los números y son juzgados por médicos y compañeros basándose en esos números. Para los pacientes con DM1 que han heredado rasgos temperamentales de perfeccionismo, intensidad y ansiedad, vivir con las consecuencias potencialmente mortales de un "mal control diabético" siempre al acecho puede ser abrumador.

En realidad, se trata de una enfermedad en la que es médicamente imposible ser un "diabético perfecto". Incluso un control "óptimo" dará lugar a glucemias bajas y altas. El cuerpo es complicado, y a veces la glucosa simplemente va a ser diferente de lo que uno esperaba. La presión y el agotamiento por la vigilancia constante y la comparación con los demás pueden llevar a los pacientes a pensar: "Si no puedo ser perfecto, mejor ser verdaderamente imperfecto y al menos perder peso".

PREVALENCIA Y CONSECUENCIAS DE LA DIABULIMIA

¿Cómo se traduce esto en términos de prevalencia de la diabulimia? Las estadísticas son aleccionadoras. Las mujeres con DM1 tienen 2,4 veces más probabilidades de desarrollar un trastorno alimentario que las no diabéticas[7]. En un estudio en el que se realizó un seguimiento de pacientes durante cuatro años, el 29% de las mujeres jóvenes con DM1 manifestaron un comportamiento alimentario caótico, que persistió en el 70%[8]. En un estudio de niñas preadolescentes de entre nueve y trece años, se identificó un trastorno alimentario de síndrome completo o subumbral en el 8% de las pacientes con DM1, en comparación con solo el 1% de sus compañeras no diabéticas[9]. Otro estudio mostró que una de cada tres mujeres y uno de cada seis hombres con DM1 refirieron problemas alimentarios y/o restricción frecuente de insulina[10]. De hecho, en general se acepta que los trastornos alimentarios, incluida la restricción de insulina, se dan en el 30% de las personas con DM1[11]. Compárese esto con una prevalencia de anorexia nerviosa del 0,1-0,5%, de bulimia nerviosa del 2% y de TA del 4% en la población general.

Resulta que esta mayor prevalencia importa mucho. Las tasas de mortalidad por DM1 por sí sola se estiman en un 2%, y las tasas de mortalidad por anorexia nerviosa por sí sola rondan el 6,5%. Las tasas de mortalidad por la combinación de anorexia nerviosa y DM1 son de un devastador 35%[12]. Otro estudio demostró que los pacientes con diabulimia tenían 3,2 veces más probabilidades de morir durante un período de estudio de once años. También murieron una media de trece años más jóvenes que los pacientes con DM1 que no restringían la insulina[13]. Queda claro que la coexistencia de estos problemas es frecuente y mortal.

¿De dónde procede este exceso de mortalidad? Los estudios han demostrado claramente que los pacientes con la diabetes más controlada, normalmente con niveles de A1c inferiores al 7%, tienen la misma mortalidad y las mismas complicaciones médicas que las personas sin diabetes. Este tipo de control estricto es muy difícil de conseguir, requiere un trabajo intenso y provoca más episodios de hipoglucemia y más aumento de peso. Por el contrario, los pacientes con un control diabético menos estricto (más típico) tienen un 30% más de mortalidad en comparación con la población general, predominantemente por infarto de miocardio y accidente cerebrovascular[14]. Huelga decir que un paciente con DM1 que se salta la insulina para provocar deliberadamente altos niveles de azúcar en la sangre con el fin de perder peso tendrá una A1c muy alta y, por lo tanto, un riesgo muy alto de todas las complicaciones médicas asociadas.

Los pacientes con diabulimia tienen mayores tasas de cetoacidosis y más hospitalizaciones, que suelen ser más prolongadas[15]. También presentan entre 2,5 y 5 veces más complicaciones microvasculares que los que solo padecen DM1. El daño microvascular es responsable de la mayoría de las complicaciones de la diabetes. En un estudio, el 25% de los pacientes con DM1 sola desarrollaron retinopatía. Por el contrario, el 86% de los pacientes con DM1 y "comportamiento alimentario muy errático" desarrollaron esta grave complicación diabética que puede conducir a la ceguera[8].

CONTROL DEL EDEMA

El tratamiento de la diabulimia es complicado, pero es factible y merece la pena. A menudo requiere un nivel asistencial superior. Hay que atender adecuadamente una serie de cuestiones médicas, tanto por la salud del paciente como por su confianza en el proceso de recuperación. Uno de los mayores obstáculos para la recuperación es el edema o retención de líquidos. Esto puede ser intenso, incómodo, desencadenante y persistente.

Como hemos visto, los pacientes con diabulimia que presentan niveles muy altos de azúcar en sangre tienen una diuresis osmótica persistente, como si abusaran de diuréticos todo el tiempo. Incluso si el individuo nunca se ha purgado deliberadamente, su cuerpo reacciona a la deshidratación crónica exactamente de la misma manera que el de alguien que se purga vomitando, abusando de laxantes o de diuréticos: desarrollan el síndrome de pseudo-Bartter, como he detallado en el capítulo 9.

Como recordarás, esto hace referencia a la sobreproducción de la hormona suprarrenal aldosterona, cuyos altos niveles hacen que el cuerpo retenga sal y agua. Así, cuando los pacientes reanudan la insulina y cesa la micción excesiva, su cuerpo tenderá a desarrollar un edema grave. Al retomar los cuidados diabéticos los pacientes pueden engordar cinco kilos en dos días y descubrir que no les entra ninguno de sus anillos ni su ropa. Se cumple a la perfección el temor del trastorno alimentario de que "todo se vendrá abajo si dejamos de tener estas conductas".

Un buen tratamiento del síndrome de pseudo-Bartter en una persona con diabulimia requiere el uso de espironolactona, un bloqueante de la aldosterona, normalmente a una dosis de 25 mg al día. Al cabo de unas semanas, las glándulas suprarrenales captan el mensaje de que el organismo ya no está crónicamente deshidratado y reducen la producción de aldosterona. En este caso, los niveles de potasio deben controlarse semanalmente. Es posible que la espironolactona no evite por completo el edema, pero ayudará a reducirlo. Después de todo, los pacientes que reanudan dosis apropiadas de insulina no solo experimentan edema por síndrome de pseudo-Bartter. La insulina misma, como vimos en el capítulo 6, causa un aumento de la reabsorción de sal y agua en los riñones. La espironolactona no tendrá efecto sobre este mecanismo. Esta contribución al edema desaparecerá por sí sola con el tiempo, pero los pacientes pueden necesitar que se les recuerde que mantengan las piernas en alto cuando estén sentados y mucho apoyo y tranquilidad.

CORRECCIÓN DE LA HIPERGLUCEMIA

La corrección demasiado rápida de la hiperglucemia en alguien con una A1c elevada puede provocar dolores nerviosos debilitantes durante años (lo que se denomina neuropatía) y un empeoramiento de la vista (retinopatía)[16]. Esto no es ampliamente conocido por la mayoría de los médicos no especialistas que, desde el ámbito hospitalario al ambulatorio, creen que la mejor forma de atender al paciente es bajar rápidamente sus niveles de glucemia y A1c para reducir la morbilidad y la mortalidad. En realidad, los médicos deberían ayudar a los pacientes a reducir su A1c menos de dos puntos por cada intervalo de tres meses. En el hospital, la "hiperglucemia permisiva" (la autorización de niveles más altos de azúcar en sangre) debería ser la norma asistencial[17].

ELEGIR UN NIVEL DE ATENCIÓN

Para seguir en tratamiento ambulatorio, como mínimo el paciente debe estar dispuesto y ser capaz de tomar al menos su insulina basal (de acción prolongada) y mantenerse alejado de la CAD. Si no puede hacerlo de forma constante, debe recurrir a un nivel de atención superior. La terapia nutricional médica debe hacer hincapié en enfoques alimentarios flexibles y no privativos para los pacientes y sus familias[18].

Lo más importante es que el equipo de tratamiento esté alineado y sea comunicativo. El endocrinólogo debe ayudar al paciente a convertirse en un "diabético suficientemente bueno" en lugar de animarle a ser un "diabético perfecto", lo que puede desencadenar el agobio, el perfeccionismo y el pensamiento del "todo o nada".

El dietista debe tener sobre todo formación en trastornos alimentarios. Muchos pacientes me han dicho que sus dietistas especializados en diabetes eran demasiado rígidos y orientados a los números. El dietista especializado en trastornos alimentarios puede sentirse fuera de su ámbito de práctica al trabajar con alguien que padece DM1, pero las familias pueden recordarle que el médico controlará la diabetes. Lo que se necesita del dietista especializado en trastornos alimentarios es que enseñe que no hay alimentos prohibidos y que la moderación es segura.

Una excelente bibliografía detalla el tratamiento óptimo que deben recibir los pacientes con diabulimia en los niveles superiores de atención[19]. Es vital que los pacientes y sus familias vayan más allá de las "garantías web" de un programa de expertos en diabetes. Es imprescindible hablar con el director médico o el de enfermería antes del ingreso. Los pacientes y las familias pueden preguntarles cómo gestionan las situaciones complicadas y cuántos pacientes con diabulimia tienen en ese momento en el programa. Además, un grupo de terapia de enfermedades crónicas puede ser muy productivo, ya que permite el compañerismo y la validación de los desafíos significativos de las enfermedades crónicas comórbidas con un trastorno alimentario.

Uno de los mayores lastres de la diabulimia es que, una vez completado con éxito el hercúleo esfuerzo de recuperación del trastorno alimentario, la diabetes siempre estará ahí. En su libro, la doctora Goebel-Fabbri identifica los marcadores clave de la recuperación de la diabulimia: tomar sistemáticamente las dosis de insulina adecuadas, no hacer dietas rígidas, no hacer ejercicio en exceso ni mantener intencionadamente alta la glucemia, comer de forma flexible y sana la mayor parte del tiempo y no actuar en función de los pensamientos y sentimientos de los trastornos alimentarios.

RESOLUCIÓN DEL CASO: ANTHONY

Anthony está listo para sentirse mejor. Sabe que se acerca el instituto y quiere ser capaz de disfrutarlo. También está preocupado por su salud. Se reúne con su nuevo dietista y terapeuta especializado en trastornos alimentarios, así como con su endocrinólogo, durante la primera semana posterior al alta hospitalaria. El endocrinólogo de Anthony se disculpa por no haber detectado los signos de diabulimia. Reconoce ante Anthony y su madre que la raza, el sexo y el tamaño corporal de Anthony influyeron en sus prejuicios internos, lo que le impidió identificar el trastorno alimentario y le hizo centrarse en el peso y en los números. Le promete trabajar sobre estos prejuicios. Le receta a Anthony espironolactona 25 mg al día para reducir parte del edema que ya ha comenzado a formarse; también reconoce lo difícil que puede ser el edema, pero le dice que no durará para siempre.

Anthony trabaja mucho durante el año siguiente. Progresa lentamente en su A1c mientras se beneficia de la terapia y de las nuevas perspectivas sobre la comida de la dietista especializada en trastornos alimentarios. Ya no se siente tan privado. Es agotador lidiar constantemente con la diabetes y, a veces, se siente quemado y se rebela. Sin embargo, ya no se desquita con su cuerpo.

NOTAS

1 www.diabetes.org/diabetes-basics/statistics/?referrer=www.google.com. Consultada el 2 de marzo de 2018.

2 www.cdc.gov/chronicdisease/resources/publications/aag/diabetes.htm. Consultada el 2 de marzo de 2018.

3 Allan J, Nash J. Diabetes and eating disorders: insulin omission and the DSM-5. *Journal of Diabetes Nursing.* 2014; 18(9):386–387. www.thejournalofdiabetesnursing.co.uk/media/content/_master/3913/files/pdf/jdn18-9-386-7.pdf. Consultada el 13 de marzo de 2018.

4 American Psychiatric Association. (2013). *Diagnostic and statistical manual of mental disorders* (5th ed.). Arlington, VA: American Psychiatric Publishing.

5 Agradezco las enseñanzas de Erin M. Akers y Dawn Lee-Akers, de www.diabulimiahelpline.org.

6 Goebel-Fabbri, A. (2017) *Prevention and recovery from eating disorders in type 1 diabetes.* New York, NY: Routledge.

7 Colton P, Rodin G, Bergenstal R, Parkin C. Eating disorders and diabetes: introduction and overview. *Diabetes Spectrum* 2009; 22(3):138–142. doi: 10.2337/diaspect.22.3.138.

8 Rydall AC, Rodin GM, Olmsted MP, Devenyi RG, Daneman D. Disordered eating behavior and microvascular complications in young women with insulin-dependent diabetes mellitus. *N Engl J Med.* 1997 June 26; 336(26):1849–1854. PubMed PMID: 9197212.

9 Colton P, Olmsted M, Daneman D, Rydall A, Rodin G. Disturbed eating behavior and eating disorders in preteen and early teenage girls with type 1 diabetes: a case-controlled study. *Diabetes Care.* 2004 July; 27(7):1654–1659. PubMed PMID: 15220242.

10 Bächle C, Stahl-Pehe A, Rosenbauer J. Disordered eating and insulin restriction in youths receiving intensified insulin treatment: results from a nationwide population-based study. *Int J Eat Disord.* 2016 February; 49(2):191–196. doi: 10.1002/eat.22463.

11 Jones JM, Lawson ML, Daneman D, Olmsted MP, Rodin G. Eating disorders in adolescent females with and without type 1 diabetes: cross sectional study. *BMJ.* 2000 June 10; 320(7249):1563–1566. PubMed PMID: 10845962.

12 Nielsen S, Emborg C, Mølbak AG. Mortality in concurrent type 1 diabetes and anorexia nervosa. *Diabetes Care.* 2002 February; 25(2):309–312. PubMed PMID: 11815501.

13 Goebel-Fabbri AE, Fikkan J, Franko DL, Pearson K, Anderson BJ, Weinger K. Insulin restriction and associated morbidity and mortality in women with type 1 diabetes. *Diabetes Care.* 2008 March; 31(3):415–419. PubMed PMID: 18070998.

14 Diabetes Control and Complications Trial (DCCT)/Epidemiology of Diabetes Interventions and Complications (EDIC) Study Research Group. Mortality in type 1 diabetes in the DCCT/EDIC versus the general population. *Diabetes Care.* 2016 August; 39(8):1378–1383. doi: 10.2337/dc15-2399.

15 Scheuing N, Bartus B, Berger G, Haberland H, Icks A, Knauth B, Nellen-Hellmuth N, Rosenbauer J, Teufel M, Holl RW; DPV Initiative; German BMBF Competence Network Diabetes Mellitus. Clinical characteristics and outcome of 467 patients with a clinically recognized eating disorder identified among 52,215 patients with type 1 diabetes: a multicenter German/Austrian study. *Diabetes Care.* 2014 June; 37(6):1581–1589. doi: 10.2337/dc13-2156.

16 Gibbons CH, Freeman R. Treatment-induced neuropathy of diabetes: an acute, iatrogenic complication of diabetes. *Brain.* 2015 January; 138(Pt 1):43–52. doi: 10.1093/brain/awu307.

17 Brown C, Mehler PS. Anorexia nervosa complicated by diabetes mellitus: the case for permissive hyperglycemia. *Int J Eat Disord.* 2014 September; 47(6): 671–674. doi: 10.1002/eat.22282.

18 Goebel-Fabbri AE, Uplinger N, Gerken S, Mangham D, Criego A, Parkin C. Outpatient management of eating disorders in type 1 diabetes. *Diabetes Spectrum* 2009; 22(3): 147–152. doi: 10.2337/diaspect.22.3.147.

19 Bermudez O, Gallivan H, Jahraus J, Lesser J, Meier M, Parkin C. Inpatient management of eating disorders in type 1 diabetes. *Diabetes Spectrum* 2009; 22(3): 153–158 doi: 10.2337/diaspect.22.3.153.

CAPÍTULO 14

TRASTORNO POR EVITACIÓN O RESTRICCIÓN DE LA INGESTA ALIMENTARIA (TERIA)

CASO: JACKSON

Jackson es un varón caucásico cisgénero de once años cuyos padres están preocupados porque sus caprichos con la comida se han convertido en un trastorno alimentario. Ha tenido reflujo severo y problemas para ganar peso desde que era un bebé. Cuando era pequeño, Jackson solo comía unos cinco alimentos. Sin embargo, nunca ha dejado de ser tan quisquilloso. Las texturas, los olores y los colores de los alimentos siguen molestándole intensamente. Al mismo tiempo, su ansiedad por la comida ha aumentado. Teme las fiestas de cumpleaños porque no le gusta la pizza ni la tarta y no quiere que se burlen de él por no comer. Tras un episodio de virus gastrointestinal hace unos meses, cada vez le preocupa más que algo que coma le provoque el vómito. Esto le ha llevado a pautas alimentarias aún más restrictivas.

El peso de Jackson siempre ha estado en torno al percentil 10 de la tabla de crecimiento. Sin embargo, en su última visita de control, el pediatra observó que Jackson se había salido de la curva de crecimiento y que ahora se encontraba por debajo de las líneas de percentil de peso. No ha ganado peso ni altura desde que tenía diez años. Ahora tiene más síntomas digestivos, dice que se llena enseguida, está estreñido y tiene náuseas después de las comidas copiosas; todo esto le hace sentirse ansioso.

Jackson no cree que esté gordo y desearía poder comer normalmente. Es un buen estudiante y siempre le ha gustado el fútbol. Con una serie de síntomas y preocupaciones, se presenta con sus padres en la consulta del pediatra para un control de peso de seguimiento y una sesión de estrategia.

CONTEXTO

El trastorno por evitación o restricción de la ingesta alimentaria (TERIA) es un trastorno alimentario añadido formalmente al DSM-5 en 2013. Se aplica a pacientes cuya falta de interés por la comida, evitación de los aspectos sensoriales de los alimentos o preocupación por lo que pueda ocurrir si comen (en particular vómitos o atragantamientos) les hace incapaces de satisfacer sus necesidades de ingesta energética de forma constante. Además, los pacientes con este diagnóstico deben experimentar al menos uno de los cuatro criterios siguientes: pérdida de peso (o detención del crecimiento en los niños), deficiencias nutricionales, dependencia de sondas de alimentación o suplementos orales e interferencia significativa con el funcionamiento psicosocial[1]. Suele darse en pacientes jóvenes, aunque puede diagnosticarse en todo el espectro de edad, y tiene un ligero predominio masculino.

Los pacientes con TERIA no tienen la imagen corporal distorsionada ni el ansia de delgadez que se observan en otros trastornos alimentarios. Sin embargo, la pérdida de peso y el bajo peso son desencadenantes potenciales de la anorexia nerviosa, y el TERIA puede transformarse en anorexia nerviosa si no se trata.

CONSECUENCIAS MÉDICAS DEL TERIA

El TERIA puede conducir a una malnutrición grave, con las mismas complicaciones médicas[2]. Afortunadamente, una atención rápida, experta y multidisciplinar puede ayudar a prevenir la malnutrición persistente, el riesgo de conversión a anorexia nerviosa y otras consecuencias negativas para la salud. Los niños en particular pueden necesitar un nivel de atención superior durante cierto tiempo para obtener la estructura, la nutrición constante y el impulso que puede proporcionar una atención de 24 horas. Una regla general razonable es que, transcurridos unos meses desde el diagnóstico y el establecimiento de un equipo, debe investigarse la posibilidad de una atención residencial si sigue habiendo problemas considerables de malnutrición, si la recuperación del peso o la reanudación del crecimiento se ha estancado, si los padres o cuidadores están agotados emocionalmente y si sigue habiendo resistencia a más alimentos o a otros diferentes.

También he atendido a pacientes cuyo SII grave, otros problemas digestivos u otros problemas médicos han dado lugar al TERIA. Se trata de adultos en los que las náuseas, los vómitos, la diarrea, el estreñimiento o la hinchazón intensos acaban provocando un empeoramiento de la restricción alimentaria. No hay deseo de adelgazar ni de cambiar el cuerpo.

Estos pacientes se benefician de un equipo dispuesto a comunicarse con frecuencia para mantenerse en la misma línea. Un médico que apoye un enfoque holístico y reconozca los desencadenantes emocionales de los brotes del SII puede evitar que el paciente esté "sobremedicalizado". En otras palabras, este médico se abstendrá de enviar al paciente a hacerse pruebas de alergia alimentaria o a someterse a una serie de procedimientos diagnósticos invasivos. Realizará un estudio detallado de los síntomas abdominales y remitirá al paciente a un terapeuta y un dietista.

RESOLUCIÓN DEL CASO: JACKSON

El control de peso de Jackson muestra que, a pesar de sus esfuerzos, ha perdido medio kilo más. La familia habla con el médico sobre sus opciones. Al elegir entre empezar con un equipo ambulatorio mientras Jackson sigue yendo al colegio o comenzar con atención residencial especializada, sopesan una serie de consideraciones. En última instancia, deciden empezar en un entorno residencial debido a la duración de los síntomas de Jackson, a sus crecientes quejas físicas por malestar abdominal y náuseas y a la sensación de que se sentiría abrumado al añadir a su horario escolar las visitas semanales al terapeuta, al dietista y al médico.

Jackson pasa diez semanas en un programa de trastornos alimentarios para niños y adolescentes que aborda el TERIA. Le cuesta mucho. Echa de menos su casa y se resiste al plan de comidas y a la sonda nasogástrica que necesita. Sin embargo, a medida que se restablece nutricionalmente y participa en la terapia para diluir y distraer la ansiedad, comienza a florecer. Sus padres se implican mucho y le apoyan, y hacen terapia familiar para aprender a apoyarle mejor a él y a su recuperación. Antes del alta, el programa ayuda a poner a la familia en contacto con un excelente terapeuta y dietista de la comunidad, ambos con experiencia en TERIA.

En el momento de ser dado de alta, Jackson se encuentra en el percentil 25 de peso, ya más cerca del tipo de cuerpo de sus padres, aunque sigue siendo bajo para su edad. Es capaz de ingerir todas las calorías necesarias sin que le duela la barriga, aunque sigue utilizando suplementos dietéticos si las comidas se alargan demasiado. Su cerebro se ha vuelto mucho menos rígido y ansioso, y expresa cómo puede satisfacer sus propias necesidades. La parte ambulatoria de su recuperación se centrará más en el trabajo sensorial para que pueda comer más cómodamente una mayor variedad de alimentos.

NOTAS

1 American Psychiatric Association. (2013). *Diagnostic and statistical manual of mental disorders* (5th ed.). Arlington, VA: American Psychiatric Publishing.

2 Bennett SL, Dunn TM, Lashen GT, Grant JV, Gaudiani JL, Mehler PS. When avoidant/restrictive food intake disorder becomes life-threatening: a case report of an adult male patient. *Colorado Journal of Psychiatry & Psychology* 2017; 2(2): 18–23. www.ucdenver.edu/academics/colleges/medicalschool/departments/psychiatry/COJournal/Documents/Journal%20Issues/COJournalPsychiatryPsychologyV2N2.pdf. Consultada el 4 de marzo de 2018.

CAPÍTULO 15

ORTOREXIA E INTOLERANCIAS ALIMENTARIAS

CASO: WHITNEY

Whitney es una estudiante de posgrado cisgénero estadounidense de 23 años. Es una perfeccionista ansiosa e introvertida cuya actividad favorita son los largos paseos con su perro. Al empezar el año, Whitney decide mejorar su salud. Nunca ha tenido un problema médico en su vida, aparte de un estómago algo sensible. Entra en internet e investiga sobre la "alimentación limpia", de la que ha oído hablar en las redes sociales. Decide empezar con una "limpieza", de manera que elimina varios grupos de alimentos durante un mes.

Whitney se siente muy bien. Decide prescindir de los lácteos una vez finalizada la limpieza y pasarse al veganismo. También empieza a correr a diario. Cuando su peso baja un poco, recibe cumplidos. Whitney nunca se ha centrado especialmente en la imagen corporal. Para ella, esta nueva forma de comer consiste más en alimentarse con alimentos de muy alta calidad que se ajusten a su estricta definición de saludable. Se conecta en línea con otras personas que asumen los mismos compromisos de salud, y se siente parte de una comunidad por primera vez desde que terminó la universidad.

A los cuatro meses de empezar su plan, Whitney se da cuenta de que está fatigada todo el tiempo, con una sensación de niebla cerebral y menor interés por lo que antes le llamaba la atención y la llenaba. También está estreñida y ha notado que su pelo se ha vuelto opaco y quebradizo. Se pregunta si tiene que eliminar el gluten. Decide que debe de estar agobiada y se toma un fin de semana largo para ver a sus dos mejores amigas de la universidad. Se niega a tomar una copa con ellas por la noche y se siente ansiosa todo el fin de semana mientras sus amigas comen y se relajan. Saltarse sus carreras diarias y comer fuera hacen que se sienta malhumorada e irritable.

El último día del viaje, sus amigas la sientan y le preguntan qué le pasa. Le dicen que parece que ha desarrollado un trastorno alimentario. Whitney se sorprende. Se defiende diciendo que su peso no es demasiado bajo, que no vomita y que come alimentos de alta calidad en todas las comidas. Ahora solo se centra en su salud.

CONTEXTO

"Ortorexia" es un término acuñado por el médico Steven Bratman. No existe como diagnóstico formal en el DSM-5, pero es una etiqueta útil y pertinente. En palabras de Bratman, la ortorexia se refiere a "una obsesión malsana por comer alimentos sanos"[1]. Los pacientes dedican una gran cantidad de tiempo a pensar y evaluar su alimentación, se sienten impuros o excesivamente culpables cuando se desvían del conjunto de normas alimentarias que han decidido arbitrariamente, eliminan progresivamente nutrientes en busca de la salud y pueden llegar a estar desnutridos, con o sin pérdida de peso.

Las personas con ortorexia practican conductas cada vez más compulsivas o rígidas en torno a la comida en las que vinculan su autopercepción al cumplimiento de estas normas. Además, la ortorexia perjudica su funcionamiento social, académico y profesional. Las normas alimentarias ortoréxicas difieren mucho de una persona a otra, lo que nos recuerda que no existe una única forma perfectamente saludable de comer. Y, por supuesto, la ortorexia puede conducir a la anorexia nerviosa, ya que el cerebro desnutrido empieza a "animarse" y pasa de una fijación por la calidad de la comida a una fijación adicional por la cantidad de comida y el tamaño corporal.

Una persona verdaderamente sana y equilibrada puede disfrutar de una nutrición y un movimiento que satisfagan su estrategia personal de bienestar *y* puede comerse tranquilamente la otra mitad del perrito caliente de su hijo o esa magdalena que alguien ha llevado al trabajo para celebrar su cumpleaños. Una persona con ortorexia lucha enormemente contra esas desviaciones.

BENEFICIOS DE LAS GRASAS Y DE LOS HIDRATOS DE CARBONO PARA LA SALUD

La ortorexia puede conducir a la desnutrición, incluso en personas que nunca se han centrado en la pérdida de peso[2]. Las normas alimentarias extremas pueden provocar un mal funcionamiento físico. Las deficiencias de vitaminas y minerales contribuyen a una mala calidad de la piel y el cabello. Incluso cuando las vitaminas se consumen en los alimentos, una ingesta inadecuada de grasas en la dieta puede impedir su absorción. Las vitaminas A, D, E y K son liposolubles, lo que significa que, para ser absorbidas, también debe haber grasa alimentaria presente en el intestino.

Un riguroso estudio evaluó la absorción de un nutriente concreto presente en las ensaladas llamado carotenoide. Los carotenoides son pigmentos saludables solubles en grasa que se encuentran en las verduras frescas. En el estudio, los sujetos consumieron una ensalada con aliño sin grasas, con aliño bajo en grasas o con aliño con grasas, y luego se tomaron muestras de sangre para evaluar la absorción de carotenoides. En los que comieron aliño sin grasas, los niveles de carotenoides eran indetectables, mientras que los individuos que consumieron aliño bajo en grasas tenían niveles ligeramente superiores. Solo los individuos que consumieron ensalada con aliño con grasas tuvieron una absorción significativa de carotenoides. Así pues, alguien que coma ensalada debe consumirla con aliño completo con grasas para obtener todos los beneficios para la salud[3].

Del mismo modo que la gente cree que los aliños bajos en grasas son buenos para ellos, piensan que una dieta baja en carbohidratos también lo es. Esto es, en su mayor parte, falso. Una dieta muy baja en carbohidratos, a veces llamada dieta cetogénica, hace que el cuerpo descomponga su propio tejido muscular para sintetizar glucosa. En realidad, este tipo de dieta contribuye a la fatiga, a la niebla cerebral y a la disminución del rendimiento deportivo[4]. Hasta ahora, la base de pruebas científicas solo ha demostrado el valor de una dieta baja en carbohidratos en individuos (sobre todo niños) con epilepsia grave o trastorno convulsivo[5].

A estas alturas, ya sabes que rechazo firmemente la cultura de las dietas. Si eres de esas personas a las que, a raíz de varias charlas en el trabajo frente a la máquina de café, se le ha despertado el entusiasmo por las dietas bajas en carbohidratos o por los planes de alimentación guiados genéticamente para perder peso, te interesará conocer un estudio reciente y muy riguroso de Stanford que demostró que no había diferencias significativas en el cambio de peso entre la adherencia durante un año a una "dieta saludable baja en grasas" y a una "dieta saludable baja en carbohidratos". Además, el hecho de relacionar la contribución genética esperada de un individuo al metabolismo de los carbohidratos o las grasas con un tipo particular de dieta tampoco surtió ningún efecto[6]. Una vez más, la filosofía Health At

Every Size, descrita en el capítulo 10, es más útil para las personas que cualquier dieta de moda, ya que evita los ciclos de peso y ofrece una estrategia coherente y sólida para la propia relación con la comida y el movimiento.

"ALIMENTACIÓN LIMPIA", "LIMPIEZAS" Y OTRAS MODAS ABSURDAS

Como ya habrás imaginado, tengo un par de cosas que decir acerca de todo el movimiento de la "alimentación limpia". En pocas palabras, es pseudocientífico. Sin duda, los alimentos frescos y bonitos son estupendos, y lo ideal sería que constituyeran una parte importante de lo que comemos. Sin embargo, la alimentación limpia nos hace creer que consumir cualquier cosa que no sean ciertos "alimentos elegidos" de forma arbitraria mancilla de algún modo el templo de nuestro cuerpo. Eso no es cierto. Desde un punto de vista médico, el cuerpo humano evolucionó para utilizar eficazmente una variedad extraordinariamente amplia de nutrientes como combustible. Piensa en el hecho de que las jirafas prácticamente solo pueden comer hojas y brotes de acacia, o que las ballenas jorobadas solo pueden comer krill, plancton y peces pequeños. Estos complicados mamíferos deben consumir una dieta muy reducida.

Por el contrario, pensemos en las diferencias alimentarias entre los pueblos del mundo. Mientras no haya escasez de alimentos, cada uno de estos hábitos alimentarios culturales tan diferentes parece convertir con éxito a los niños en adultos bien alimentados y prósperos. El ser humano es la mejor máquina nutricional todoterreno. Me gusta decir a mis pacientes que obsesionarse con una alimentación limpia es como ponerse en plena forma y luego no salir nunca de casa por miedo a mancharse de barro. Es preciso mencionar que nuestra sociedad se ha vuelto verdaderamente acientífica en su sobrevaloración y miedo a ciertos alimentos y grupos de alimentos. Existe la creencia (que me parecería hilarante, si no fuera tan perniciosa) de que en realidad "eres lo que comes". Aparentemente, si quieres parecer proteína magra tienes que comer nada más que proteína magra. (Una dieta vegana no nos convierte en un vegetal.) De hecho, no es así como funciona el cuerpo. Supuestos "superalimentos" como la col rizada, la quinoa y las granadas son actualmente las estrellas del mundo de la nutrición. Y claro, son sabrosos (para algunos) y nutritivos. Pero las hamburguesas, la pizza y los batidos también tienen su lugar. Me gusta decir que mi lema cuando se trata de cómo comer es "moderación con moderación". Incluso la palabra "moderación" es demasiado estricta para mi gusto. A veces, comer sin moderación (es decir, con desenfreno) es maravilloso.

Las personas que realizan "limpiezas" y dietas "detox" utilizan estrategias que se encuentran entre las más pseudocientíficas de todas las denominadas tendencias de alimentación limpia. La idea de que el cuerpo humano está sucio y necesita limpieza invoca una visión bíblica del pecado. Actualmente, nuestra sociedad está más interesada en definir una vida buena y limpia a través de cómo comemos que a través de nuestras interacciones interpersonales. La gente cree que si restringe brevemente sus calorías a alguna combinación absurda de elementos muy limitados (¡zumo, té, vinagre, pepino!), con o sin un régimen adicional de laxantes, mejorará de algún modo su capacidad cognitiva, se "desintoxicará" de las "acumulaciones" gastrointestinales o perderá peso.

Participar en una experiencia de este tipo puede generar breves sentimientos de positividad mental relacionados con la idea de estar haciendo algo virtuoso. Después, el mal humor se apoderará de la persona debido a la escasa ingesta de energía. El individuo puede perder algunos kilos por la deshidratación y por comer tan poco, pero su metabolismo se ralentizará rápidamente debido a la insuficiencia de calorías. Como resultado, es probable que su peso aumente una vez finalizada la limpieza.

Como es lógico, la pérdida de peso de una limpieza es efímera y se basa sobre todo en la deshidratación. En cuanto a la desintoxicación del cuerpo, para eso tenemos el hígado y los riñones, que son los desintoxicadores más espectaculares que se puedan imaginar. Los intestinos eliminan todos los residuos sólidos adecuadamente. No existe la "acumulación intestinal", a pesar de que los vendedores de limpiezas intenten decirnos lo contrario. La evolución humana nos ha dado todo lo que nuestro cuerpo necesita para funcionar bien a diario.

En última instancia, los ayunos y las desintoxicaciones representan una clásica estafa de marketing en la que a personas bienintencionadas se les vende una serie de mercancías con la promesa de que pueden mejorar su salud y/o perder peso rápidamente. Y, por supuesto, los que comercian con la inseguridad están encantados de vender la solución a un problema que nunca existió.

ALERGIAS, CELIAQUÍA E INTOLERANCIAS ALIMENTARIAS

Este tema podría dar para un libro entero, pero hay que señalar algunos puntos clave. Las alergias alimentarias formales obligan a una persona a evitar ciertos alimentos si no quieren arriesgarse a sufrir graves consecuencias para la salud. Los celíacos, por ejemplo, no pueden comer gluten o desarrollarán dolor abdominal, diarrea y otros problemas médicos. El gluten son las proteínas de los cereales, sobre todo del trigo, responsables de la textura elástica de la masa del pan.

El diagnóstico de la enfermedad celíaca se realiza cuando los antígenos sanguíneos —anticuerpos antiendomisio, anticuerpos antitransglutaminasa tisular y anticuerpos antigliadina deamidada— son positivos o cuando una biopsia del intestino delgado muestra cambios característicos denominados atrofia vellositaria mientras los pacientes siguen consumiendo gluten. Los celíacos que siguen una dieta sin gluten no presentan niveles positivos de anticuerpos en la sangre. El 1% de la población mundial padece la enfermedad celíaca, mientras que un número mucho mayor tiene una predisposición genética[7]. Es necesario tener en cuenta que una predisposición genética a la celiaquía no es motivo para restringir el consumo de gluten.

Sin embargo, la sensibilidad al gluten no celíaca (SGNC) es cada vez más frecuente y la padecen personas sin enfermedad celíaca que creen sentirse mejor físicamente cuando no consumen gluten. Las personas con SGNC representan un grupo diverso de individuos. Algunos padecen principalmente SII, que puede empeorar con el consumo de gluten[8]. Otros pueden experimentar síntomas intestinales debidos a sensibilidades a otros grupos de alimentos y, de hecho, podrían comer gluten sin tener problemas si evitaran los otros grupos de alimentos[9]. Sin embargo, el mayor número de personas, incluidos los deportistas, evitan el gluten porque creen que una dieta sin gluten es más saludable[10].

Como médica experta en trastornos alimentarios, mi opinión sobre todo esto es sencilla: para quienes no tienen una verdadera alergia, el gluten es solo un nutriente, ni mejor ni peor que cualquier otro. Crear normas sanitarias en torno a su consumo carece de base científica. Sin embargo, no puedo negar la experiencia vivida por alguien si se siente mal cuando come gluten, o cualquier otro grupo de alimentos, como los lácteos, a pesar de no tener una alergia formal. Cuando se trata de pacientes con trastornos alimentarios, estoy dispuesta a conceder que no coman gluten si sienten que tienen SGNC.

Sin embargo, eso no significa que puedan restringir todos los carbohidratos. El arroz, las patatas y otros cereales deberán formar parte de su dieta equilibrada. Cuando trato a alguien con un trastorno alimentario, en el que la línea entre las intolerancias alimentarias y el malestar de un sistema digestivo hambriento puede ser borrosa, establezco un estándar bastante alto para permitirle evitar todo un grupo de alimentos, como los lácteos. Si los pacientes no presentan síntomas cuando no consumen lácteos y los presentan sistemáticamente cuando los consumen, incluso cuando toman lactasa, entonces admito su omisión.

TRATAMIENTO DE LA ORTOREXIA

La identificación precoz de la ortorexia puede ser muy útil para minimizar los daños médicos y psicológicos. Los pacientes deben buscar un terapeuta y un dietista experto en trastornos alimentarios. El hecho desafortunado es que muchos profesionales médicos, practicantes de medicina complementaria y dietistas no especializados en trastornos alimentarios recomiendan a sus pacientes reglas propias de la alimentación limpia. Atrapados en sistemas de prejuicios sobre el peso y de falta de atención a la buena ciencia y con industrias multimillonarias que respaldan con entusiasmo estas recomendaciones, los profesionales pueden perpetuar estos mitos nutricionales de manera perjudicial para los pacientes. Por el contrario, los médicos especializados en trastornos alimentarios rara vez recomiendan una alimentación restrictiva.

RESOLUCIÓN DEL CASO: WHITNEY

Las amigas de Whitney expresan su preocupación de forma compasiva y amable, en lugar de acusarla. Le dicen que no tiene buen aspecto y que echan de menos a su amiga. Durante todo el fin de semana, observan cómo se resiste a comer alimentos que antes le encantaban. Sienten que se aleja de ellas. Una de ellas ha oído hablar de la ortorexia y se lo cuenta a Whitney. Le dice que esa búsqueda de salud la puede conducir a resultados mucho peores. Sus amigas le piden que busque un terapeuta y un dietista y que pida ayuda.

Whitney está conmocionada. Nunca se le había ocurrido que pudiera estar desarrollando un trastorno alimentario o que sus normas alimentarias pudieran causarle daño. Realmente no cree que tenga un problema, pero confía en sus amigas. Promete al menos tener una o dos sesiones con expertos y explorar la posibilidad. Whitney encuentra un magnífico dietista que la instruye convincentemente sobre el valor de los distintos grupos de alimentos y los peligros de una dieta demasiado restrictiva. Mientras intenta volver a incorporar a su dieta alimentos que antes tenía prohibidos, se siente abrumada por la culpa y la ansiedad y se da cuenta de que necesita más ayuda, por lo que también se pone en contacto con un terapeuta.

A lo largo del año siguiente, Whitney vuelve a tener una relación con la comida que no se rige por normas. Recupera la energía, su sistema digestivo se normaliza, vuelve a interesarse por otras actividades y su pelo vuelve a brillar. La terapia ha resultado muy productiva para ayudarla a resolver sus problemas y adquirir habilidades. Vuelve a sentirse vital, con los pies en la tierra y capaz de respetar y vivir sus valores.

NOTAS

1 www.orthorexia.com. Consultada el 4 de marzo de 2018.

2 Moroze RM, Dunn TM, Craig Holland J, Yager J, Weintraub P. Microthinking about micronutrients: a case of transition from obsessions about healthy eating to near-fatal "orthorexia nervosa" and proposed diagnostic criteria. *Psychosomatics.* 2015 July–August; 56(4):397–403. doi: 10.1016/j.psym.2014.03.003.

3 Brown MJ, Ferruzzi MG, Nguyen ML, Cooper DA, Eldridge AL, Schwartz SJ, White WS. Carotenoid bioavailability is higher from salads ingested with full-fat than with fat-reduced salad dressings as measured with electrochemical detection. *Am J Clin Nutr.* 2004 August; 80(2):396–403. PubMed PMID: 15277161.

4 Wroble KA, Trott MN, Schweitzer GG, Rahman RS, Kelly PV, Weiss EP. Low-carbohydrate, ketogenic diet impairs anaerobic exercise performance in exercise-trained women and men: a randomized-sequence crossover trial. *J Sports Med Phys Fitness.* 2018 April 4. doi: 10.23736/S0022-4707.18.08318-4.

5 Nei M, Ngo L, Sirven JI, Sperling MR. Ketogenic diet in adolescents and adults with epilepsy. *Seizure.* 2014 June; 23(6):439–442. doi: 10.1016/j.seizure.2014.02.015.

6 Gardner CD, Trepanowski JF, Del Gobbo LC, Hauser ME, Rigdon J, Ioannidis JPA, Desai M, King AC. Effect of low-fat vs low-carbohydrate diet on 12-month weight loss in overweight adults and the association with genotype pattern or insulin secretion: the DIETFITS randomized clinical trial. *JAMA.* 2018 February 20; 319(7):667–679. doi: 10.1001/jama.2018.0245.

7 Lebwohl B, Ludvigsson JF, Green PH. Celiac disease and non-celiac gluten sensitivity. *BMJ.* 2015 October 5; 351:h4347. doi: 10.1136/bmj.h4347.

8 Vazquez-Roque MI, Camilleri M, Smyrk T, Murray JA, Marietta E, O'Neill J, Carlson P, Lamsam J, Janzow D, Eckert D, Burton D, Zinsmeister AR. A controlled trial of gluten-free diet in patients with irritable bowel syndrome-diarrhea: effects on bowel frequency and intestinal function. *Gastroenterology.* 2013 May; 144(5):903–911.e3. doi: 10.1053/j.gastro.2013.01.049.

9 Biesiekierski JR, Peters SL, Newnham ED, Rosella O, Muir JG, Gibson PR. No effects of gluten in patients with self-reported non-celiac gluten sensitivity after dietary reduction of fermentable, poorly absorbed, short-chain carbohydrates. *Gastroenterology.* 2013 August; 145(2):320–8.e1–3. doi: 10.1053/j.gastro.2013.04.051. 10 Lis DM, Stellingwerff T, Shing CM, Ahuja KD, Fell JW. Exploring the popularity, experiences, and beliefs surrounding gluten-free diets in nonceliac athletes. Int J Sport Nutr Exerc Metab. 2015 February; 25(1):37–45. doi: 10.1123/ijsnem.2013-0247.

CAPÍTULO 16

DEPORTISTAS DE ÉLITE

CASO: REBECCA

Rebecca es una mujer caucásica cisgénero de 20 años que practica remo en el equipo de su universidad. El año pasado (su primer curso), perdió dos kilos en ocho semanas para equilibrar el peso en su bote. Lo consiguió reduciendo ligeramente su ingesta calórica mientras seguía entrenando mucho, y luego, en la última semana, redujo radicalmente la ingesta de alimentos y líquidos, intentó sudar todo lo posible e incluso utilizó laxantes en varias ocasiones.

Este otoño, como estudiante de segundo curso, tiene que perder un poco más de peso. Un par de compañeras del equipo la invitan a hacer con ellas una "limpieza de zumos" de 30 días. El entrenador está al tanto de este plan, pero no desaconseja que la hagan. Rebecca acepta el reto y durante la primera semana se siente bien, aunque un poco irritable por el hambre. Las tres semanas siguientes se vuelven mucho más incómodas. Se siente mentalmente cansada, físicamente débil, hace peores tiempos, está estreñida, ansiosa e irritable y tiene problemas para dormir. Ese mes no le viene la regla, que ha sido algo irregular desde que la tuvo por primera vez a los catorce años. Su peso desciende por debajo del límite exigido.

Cuando termina la limpieza, a Rebecca le quedan seis semanas antes de su pesaje oficial de la temporada. Consume vorazmente grandes cantidades de alimentos ricos en carbohidratos en secreto, mientras que públicamente continúa con el plan de comidas vigilado que el resto de sus compañeros de equipo siguen en esta época del año. Después de un episodio de este tipo, se purga vomitando, pero se siente tan desgraciada que decide no volver a hacerlo. Incluso prueba a masticar y escupir la comida para disfrutar de su sabor sin comerla. Al cabo de una semana, su peso ha vuelto casi a la cifra que tenía antes de la limpieza. Rebecca acude a su entrenador deportivo favorito y le confiesa que necesita ayuda con su alimentación, aunque está tan mortificada que no comparte todos los detalles. El entrenador la remite a un excelente dietista especializado en trastornos alimentarios de la comunidad que tiene experiencia con deportistas de élite.

CONTEXTO

El tema de los deportistas y la alimentación caótica o los trastornos alimentarios daría para escribir un libro entero. En este capítulo presento algunos conceptos clave relacionados con los deportistas de élite, pero de ningún modo pretendo llevar a cabo una revisión exhaustiva. En última instancia, los deportistas con trastornos alimentarios corren el riesgo de sufrir las mismas complicaciones médicas que hemos visto en estas páginas. Sin embargo, también corren mayor riesgo de padecer ciertas complicaciones relacionadas con su deporte, como fracturas por estrés en aquellos que practican deportes de alto impacto y alteraciones electrolíticas en deportistas de resistencia que entrenan y compiten en entornos cálidos.

Además, los deportistas están sometidos a un escrutinio constante de su composición y forma corporales. Esto es especialmente cierto en los deportes de competición, como los saltos de trampolín, la gimnasia y el patinaje artístico, pero también en los deportes arbitrados. Los cuerpos de los deportistas son evaluados más allá de su rendimiento según ciertos ideales para cada deporte determinado: deben ser delgados y musculosos, grandes y fuertes o fuertes y ligeros, por ejemplo.

En general, los estudios demuestran que los deportistas universitarios corren menos riesgo de padecer trastornos alimentarios que los no deportistas[1]. Sin embargo, los deportistas de todos los géneros corren el riesgo de presentar una baja disponibilidad energética, es decir, una ingesta calórica inadecuada en relación con su gasto energético. Las razones pueden ir desde conductas alimentarias erráticas hasta un simple malentendido sobre la cantidad de comida que se debe consumir o qué se debe comer[2]. Las dietas bajas en carbohidratos, por ejemplo, no sirven para desarrollar cuerpos fuertes. Los deportes en los que delgadez es un aspecto estético tradicional, como la natación, la gimnasia, el patinaje sobre hielo, los saltos de trampolín y el voleibol, parecen fomentar un mayor riesgo de trastornos alimentarios[3]. Los deportistas no se dejan intimidar por el trabajo duro, el dolor y el sufrimiento inherentes a un rendimiento satisfactorio. Confían en las relaciones con su entrenador para obtener información que puede ser útil en el campo, en la carretera o en la pista, pero que puede no serles de utilidad en lo que respecta al asesoramiento nutricional. Se debe animar a los deportistas a solicitar que las recomendaciones nutricionales provengan de expertos —especialmente de nutricionistas deportivos o especializados en trastornos alimentarios— en lugar de los entrenadores, que tienen buenas intenciones pero pueden carecer de perspectivas científicamente sólidas o de formación en nutrición deportiva. Demandar este tipo de consejo experto no significa que el deportista no pueda ser entrenado, sino que es responsable.

Los deportistas quieren lo mejor para su cuerpo y siempre buscan la "ventaja" sobre la competencia. La sociedad moderna sugiere a menudo que esto se puede encontrar a través de un cambio en la ingesta de alimentos. En realidad, la mejor "ventaja" se consigue mediante una cuidadosa atención a una buena hidratación, un sueño constante y un tiempo de recuperación adecuado, una ingesta de energía suficiente y la atención a la salud mental y a las necesidades emocionales.

Sin embargo, el tamaño, la forma, la delgadez y la musculatura siguen estando sobrevalorados en el deporte. Como resultado, al tratar de respetar y optimizar el rendimiento, los deportistas son susceptibles de aplicar criterios estrictos a su ingesta de alimentos que en realidad pueden conducir a la desnutrición, a problemas médicos e incluso a enfermedades mentales. Lamentable y paradójicamente, los medios con los que estos deportistas intentan mejorar su rendimiento pueden, por el contrario, perjudicarlo.

Para los atletas que practican deportes con categorías de peso, estas presiones y los comportamientos resultantes pueden ser aún más intensos. Un plan de comidas calóricamente restrictivo puede conducir a atracones o a masticar y escupir, ya que el cerebro cavernícola del individuo hambriento se vuelve voraz en busca de grupos de alimentos fuera de los límites y de suficientes calorías. Muchos deportistas se aíslan avergonzados cuando adoptan este tipo de comportamientos y se dicen a sí mismos: "¿Pero por qué hago esto?", aunque no puedan resistirse. Como resultado, sus luchas dietéticas pueden pasar desapercibidas para entrenadores, preparadores físicos, compañeros de equipo, amigos y familiares.

DEFICIENCIA ENERGÉTICA RELATIVA EN EL DEPORTE

Las complicaciones médicas de la deficiencia energética en deportistas se han resumido elegantemente mediante el concepto de deficiencia energética relativa en el deporte (DER)[4]. Este concepto sustituye a la antigua "tríada de la mujer deportista", que solo se aplicaba a las mujeres pospúberes y se centraba exclusivamente en la interrelación de la baja disponibilidad energética, la disfunción menstrual y la baja densidad mineral ósea. Por el contrario, la DER abarca un amplio espectro de alteraciones fisiológicas y psicológicas causadas por una disponibilidad energética inadecuada. En esencia, son indistinguibles de las complicaciones médicas de la restricción dietética de las que llevamos hablando a lo largo de este libro.

PERMISO PARA JUGAR/COMPETIR

Una consideración importante para los deportistas es si están lo suficientemente sanos para entrenar y competir. La destacada declaración de consenso de 2014 de la Female Athlete Triad Coalition elaboró una "tarjeta de puntuación" para ayudar a tomar esa decisión a las deportistas. La evaluación del riesgo arroja una puntuación a través de una serie de factores como la disponibilidad de energía, el bajo IMC, el retraso en el inicio del primer período menstrual y el estado menstrual actual, la baja densidad mineral ósea y la presencia o el tipo de fracturas por estrés. Esta puntuación se utiliza para determinar si la deportista reúne los requisitos para una autorización completa, una autorización provisional o una restricción del entrenamiento y la competición[5].

En términos más generales, el Comité Olímpico Internacional (COI) presenta un modelo de evaluación orientado a la DER para la participación deportiva que es relevante para deportistas de todos los géneros[4]. Los deportistas con anorexia nerviosa y otros trastornos alimentarios graves, los que padecen problemas médicos y psicológicos graves relacionados con una baja disponibilidad de energía y los que practican técnicas extremas de pérdida de peso entran en la categoría de "Alto riesgo: prohibición (luz roja)".

Los deportistas entran en la categoría de "Riesgo moderado: precaución (luz ámbar)" cuando manifiestan alguno de una serie de síntomas preocupantes. Entre ellos figuran un bajo nivel de grasa corporal prolongado, una pérdida de peso sustancial, el cese del crecimiento y desarrollo esperado en los adolescentes, ciclos menstruales anormales en las mujeres o un perfil hormonal anormal en los varones, una reducción de la densidad mineral ósea con respecto la exploración anterior o puntuaciones Z inferiores a −1, una o más fracturas por estrés asociadas a una menor producción de hormonas sexuales en el contexto de una baja disponibilidad de energía, otras complicaciones psicológicas o físicas de la baja disponibilidad de energía, conductas alimentarias erráticas que afecten a otros miembros del equipo, falta de progreso en el tratamiento y/o incumplimiento de los planes de tratamiento.

No es raro que los padres y entrenadores se muestren reacios a retirar a los deportistas de su práctica en el contexto de un trastorno alimentario, temerosos de interrumpir una beca esencial, de impedir la posibilidad de clasificarse para un nivel superior de competición o simplemente de eliminar la motivación de su ser querido debido al amor por el deporte. Sin embargo, como dejan claro las declaraciones de consenso actuales más rigurosas, las secuelas de la DER y los trastornos alimentarios son graves y deben acarrear consecuencias en lo que respecta a la participación deportiva. Si el deportista realmente desea volver a practicar su deporte, puede demostrarlo superando las exigencias del trastorno alimentario y avanzando con constancia hacia la recuperación.

¿ES UN TRASTORNO ALIMENTARIO O NO?

Beth Hartman McGilley es una experta en trastornos alimentarios especializada en el trabajo con deportistas. Cuando un deportista acude a ella con preocupaciones relacionadas con la alimentación, una forma de diferenciar entre los trastornos alimentarios debidos a la falta de una educación adecuada en nutrición deportiva y el desarrollo de un trastorno alimentario es evaluar cómo responden a las recomendaciones del tratamiento dietético. Los deportistas que no padecen un trastorno alimentario siguen las recomendaciones de un dietista, aumentan las calorías, aumentan de peso si es necesario y descansan y se recuperan como se les aconseja. Están motivados para ganar y pueden adoptar el concepto de que una nutrición adecuada es clave para un rendimiento óptimo. Los deportistas que han desarrollado un trastorno alimentario pueden tener la intención de seguir las recomendaciones dietéticas, pero su deseo competitivo sucumbe rápidamente ante la ansiedad. Su afán por la delgadez, la alteración de la imagen corporal y/o la preocupación por el aumento de peso, la figura y la pérdida de rendimiento anticipada mantienen los síntomas del trastorno alimentario. Se dejan llevar por el miedo.

RESOLUCIÓN DEL CASO: REBECCA

Rebecca se reúne con la dietista y le cuenta todo lo que le ha pasado. La dietista comprende que para una deportista de élite engordar es algo normal, aunque examina cuidadosamente a Rebecca para ver si está desarrollando un trastorno alimentario. Todo lo que Rebecca quiere es volver a su vida normal, tener una gran temporada de remo y sentirse mejor. Nunca se ha centrado en el aspecto de su cuerpo ni en los números de la báscula, excepto cuando se trata de clasificarse como remera de peso ligero. Está dispuesta a hacer todo lo que la dietista le recomiende.

La dietista la ayuda a elaborar un plan de comidas equilibrado que la nutra durante los intensos entrenamientos, pero con un aporte calórico algo inferior a su tasa metabólica basal, medida por calorimetría indirecta. Señala que las próximas semanas mostrarán si Rebecca está segura y preparada para competir. Estará pendiente de los comportamientos relacionados con el trastorno alimentario, la capacidad para seguir el plan de comidas, la resolución de los síntomas inducidos por la limpieza y el estado emocional.

Rebecca está lista para despedirse de las dietas de moda, que (ahora se da cuenta) casi acaban con su temporada. Se siente satisfecha y nutrida con su plan de comidas, y su rendimiento mejora de nuevo. Todos sus síntomas desaparecen y alcanza el límite de peso sin adoptar conductas extremas.

NOTAS

1 Wollenberg G, Shriver LH, Gates GE. Comparison of disordered eating symptoms and emotion regulation difficulties between female college athletes and non-athletes. *Eat Behav.* 2015 August; 18:1–6. doi: 10.1016/j.eatbeh.2015.03.008.

2 Logue D, Madigan SM, Delahunt E, Heinen M, McDonnell SJ, Corish CA. Low energy availability in athletes: a review of prevalence, dietary patterns, physiological health, and sports performance. *Sports Med.* 2018 January; 48(1):73–96. doi: 10.1007/s40279-017-0790-3.

3 Wells EK, Chin AD, Tacke JA, Bunn JA. Risk of disordered eating among Division I female college athletes. *Int J Exerc Sci.* 2015 July 15; 8(3):256–264. PubMed PMID: 27293502.

4 Mountjoy M, Sundgot-Borgen J, Burke L, Carter S, Constantini N, Lebrun C, Meyer N, Sherman R, Steffen K, Budgett R, Ljungqvist A. The IOC consensus statement: beyond the Female Athlete Triad–Relative Energy Deficiency in Sport (RED-S). *Br J Sports Med.* 2014 April; 48(7):491–497. doi: 10.1136/bjsports-2014-093502.

5 De Souza MJ, Nattiv A, Joy E, Misra M, Williams NI, Mallinson RJ, Gibbs JC, Olmsted M, Goolsby M, Matheson G; Female Athlete Triad Coalition; American College of Sports Medicine; American Medical Society for Sports Medicine; American Bone Health Alliance. 2014 Female Athlete Triad Coalition consensus statement on treatment and return to play of the female athlete triad. *Clin J Sport Med.* 2014 March; 24(2):96–119. doi: 10.1097/JSM.0000000000000085.

CAPÍTULO 17

PACIENTES MASCULINOS

CASO: JORGE

Jorge es un varón latino cisgénero de 21 años que practica lucha en la universidad. Ha sufrido innumerables temporadas bajando de peso para entrar en su categoría mediante prácticas sancionadas por los equipos que van desde la restricción calórica significativa hasta el abuso de laxantes y "sudar la gota gorda". Cada temporada se siente peor consigo mismo y teme el comienzo de las competiciones y los entrenamientos. Los atracones se han vuelto más difíciles de controlar. Con cada atracón, sabe lo difícil que será "deshacer" su acción, pero no puede evitarlo. Este año empieza con tres kilos más de peso, ya que ha crecido dos centímetros desde la temporada pasada, pero su entrenador sigue queriendo que compita en la misma categoría de peso. Una noche, Jorge utiliza una navaja para hacerse unos cortes poco profundos en el brazo izquierdo. Su agobio y la sensación de estar fuera de control encuentran alivio en el escozor tangible y distractor de sus cortes.

CASO: MARTIN

Martin es un afroamericano cisgénero de 21 años que se inició en el culturismo hace un año. Trabajaba como camarero para pagar las facturas y buscaba algo que le diera un propósito. El culturismo pronto se apoderó de todos sus pensamientos. Todo le resultaba atractivo: la comunidad de chicos, la estructura de sus días claramente definida por los entrenamientos e incluso la disciplina de aprender exactamente cómo comer. Cuando no está trabajando, dedica todos sus momentos de vigilia a levantar pesas. Sin embargo, para su sorpresa, cuanto más lo practica, más pequeño y débil se siente.

Observa a algunos de los otros chicos del gimnasio con asombro. Parecen mucho más grandes, fuertes y "mazados" que él. Los amigos de Martin empiezan a burlarse de él diciendo que ya no le ven nunca y que no es divertido salir con él porque sigue una dieta muy estricta y extraña. Luego dejan de burlarse de él y desaparecen cuando deja de responder a sus mensajes o de verlos. Martin se siente incómodo en público porque su cuerpo no se ajusta a la ropa normal. La gente se le acerca todo el tiempo y comenta lo grande que es. Nunca sabe cómo responder porque solo piensa en lo inadecuado que es su cuerpo.

El sentimiento de inferioridad de Martin respecto a los demás, incluso cuando esos mismos chicos le tranquilizan y animan, le está aplastando. Va al médico por un dolor de garganta y fiebre, y le dicen que tiene la tensión peligrosamente alta. El médico le comenta despreocupadamente que realmente debería perder algo de peso porque, según la tabla que consulta, está en la categoría de "obeso".

CONTEXTO

Estas son solo dos de las innumerables y diversas experiencias que los hombres tienen con los trastornos alimentarios. Mientras que la prevalencia de anorexia nerviosa a lo largo de la vida en las mujeres es del 0,9%, en los hombres es del 0,3%[1]. La prevalencia de la bulimia nerviosa en las mujeres es del 1,3%, y en los hombres del 0,5%, según las mediciones realizadas entre los adolescentes estadounidenses[2]. Los estudios indican que los varones que desarrollan un trastorno alimentario pueden tener una mayor predisposición genética a la enfermedad mental junto con factores ambientales más adversos que las mujeres[3]. El trastorno por atracón es mucho más frecuente que la anorexia o la bulimia nerviosa, con unas tasas de prevalencia estimadas entre el 2% y el 3%, iguales para ambos sexos[4].

Un amplio estudio sueco evaluó a más de 600 pacientes varones que recibieron atención hospitalaria por anorexia nerviosa durante 27 años. Los pacientes varones con anorexia nerviosa y cualquier otra comorbilidad psiquiátrica presentaban una tasa de mortalidad nueve veces superior a la de sus compañeros sanos. En comparación con estos compañeros sanos, los varones con anorexia nerviosa que abusaban del alcohol tenían más de once veces más probabilidades de morir por causas naturales (asociadas a la enfermedad) y más de 35 veces más probabilidades de morir por causas no naturales (accidente, sobredosis o suicidio)[5].

CAUSAS COMPLEJAS DE LOS TRASTORNOS ALIMENTARIOS EN VARONES

Como siempre, el origen de los trastornos alimentarios es complicado y tiene contribuciones biológicas, hereditarias y ambientales. Sin duda, la cultura popular y los medios de comunicación desempeñan un papel importante. Tras reconocer que el mercado se ha saturado de mensajes que venden inseguridad a las mujeres para obligarlas a comprar una solución, ahora se dirigen cada vez más a los hombres. Las figuras de acción de los años setenta, que tenían proporciones corporales normales, son hoy versiones esteroideas y grotescas de los mismos personajes, con músculos abultados, cero grasa corporal y cinturas diminutas.

Por desgracia, incluso los disfraces de Halloween de los niños perpetúan estos mensajes. Los preescolares llevan disfraces de superhéroes acolchados con deltoides, bíceps, músculos pectorales y una aparentemente obligatoria "tableta de chocolate". Este tipo de *merchandising* corre el riesgo de transmitir a nuestros hijos el mensaje de que no pueden ser superhéroes o personajes mágicos a menos que tengan el cuerpo "adecuado" para ello. ¿Aceptaríamos los disfraces de princesa de nuestras niñas si vinieran con relleno en el pecho y en las caderas?

Además, se ha demostrado que la tendencia actual de controlar todas las actividades humanas medibles mediante rastreadores y tecnología portátil empeora la sintomatología de los trastornos alimentarios[6]. Siempre recomiendo a mis pacientes que apaguen sus rastreadores.

Existen diferencias en las conductas de los trastornos alimentarios y en la psicopatología subyacente entre hombres y mujeres[7]. Si quieres leer un libro magnífico que se centra por completo en los hombres y los trastornos alimentarios, tengo la recomendación perfecta: *The Adonis complex,* de Roberto Olivardia[8]. Mientras que las pacientes suelen tener un impulso por la delgadez, los pacientes masculinos suelen manifestar un deseo de ser delgados y musculosos basado en la estética actual propagada por los medios de comunicación. Este impulso puede conducir a la eliminación de grupos de alimentos necesarios, a hacer ejercicio en exceso o a purgarse. En última instancia, la desnutrición roba tanto grasa como tejido muscular. Las imágenes de los hombres en los anuncios no suelen ser más reales que las de las mujeres, ya que han sido retocadas por ordenador.

DISMORFIA MUSCULAR O VIGOREXIA

El anhelo por la musculatura puede provocar que un subgrupo de culturistas y otros deportistas desarrollen distorsiones en su autopercepción, lo que se denomina dismorfia muscular[9]. Algunos también lo llaman vigorexia. Aunque no es en absoluto universal en el mundo del culturismo, este problema hace que los hombres se vean a sí mismos más pequeños y débiles de lo que son. Desarrollan una rigidez y una ansiedad en torno a la comida y el ejercicio que se asemejan a la psicopatología de los trastornos alimentarios. De hecho, la ingesta anormal de alimentos y líquidos que requieren los culturistas, especialmente en relación con las competiciones, puede provocar intensos antojos de comida y un estado fisiológico de inanición que aumentan el riesgo de síndrome de realimentación; un ejemplo es el caso de un joven que se dio un atracón después de una competición de culturismo y posteriormente desarrolló niveles tan bajos de potasio y fósforo que quedó temporalmente paralizado[10].

LOS HOMBRES ACUDEN AL TRATAMIENTO IGUAL DE ENFERMOS QUE LAS MUJERES

Los varones con anorexia nerviosa se ponen igual de enfermos y desarrollan las mismas complicaciones médicas que las mujeres[11]. Un estudio demostró que los varones que ingresaban en el hospital con un peso corporal gravemente bajo debido a la anorexia nerviosa manifestaban una alta incidencia de pruebas de función hepática anormales relacionadas con la inanición, bajos niveles de testosterona, bajos niveles de vitamina D y una alta incidencia de pérdida de densidad ósea[12]. En el capítulo 3, revisé en detalle el tema de la pérdida de densidad ósea en pacientes masculinos. En resumen, los pacientes varones pueden desarrollar cualquier trastorno alimentario, aunque posiblemente impulsados por un conjunto diferente de preocupaciones corporales. Merecen un diagnóstico rápido y un tratamiento experto.

EL FRACASO DE LA MEDICIÓN DEL ÍNDICE DE MASA CORPORAL (IMC)

Ni el IMC ni el porcentaje de peso corporal ideal (IBW por sus siglas en inglés, *ideal body weight*) son herramientas clínicas individuales útiles. Solo deben utilizarse en artículos científicos. Incluso en este contexto, donde se emplean como punto de referencia para comparar pacientes utilizando medidas estandarizadas, estos cálculos están muy limitados. No se puede determinar el estado de salud a partir de la altura y el peso de un paciente.

Por desgracia, el IMC se ha convertido en un signo vital en la mayoría de las consultas médicas debido a los requisitos de los seguros médicos. La vergüenza y la ansiedad por el IMC alejan a los pacientes de la atención médica[13]. Las revisiones de los seguros de los pacientes con trastornos alimentarios en los niveles más altos de atención suelen centrarse en el IMC y la autorización continua para recibir atención puede depender del peso. Lamentablemente, esto refuerza aún más el enfoque de los pacientes en el peso y en la invalidación si su trastorno alimentario no implica emaciación.

El IMC, que mide el peso en kilogramos por metro de estatura al cuadrado, resulta especialmente desfavorable para los pacientes varones. El IMC no tiene en cuenta las diferencias entre hombres y mujeres en cuanto a musculatura o constitución. Así, la medición del IMC nos haría creer que un hombre y una mujer que miden 1,75 y pesan lo mismo tienen el mismo tipo de cuerpo. Sin embargo, sabemos intuitivamente que, en esta situación, el hombre tiene un peso para la estatura inferior al de la mujer. Del mismo modo, la musculatura puede hacer que el IMC parezca bastante elevado, lo que solo es un problema en una sociedad que ha decidido patologizar un peso corporal más elevado.

La ecuación de Hamwi para el llamado IBW es un punto de referencia académico para el peso objetivo, utilizado en artículos de revistas y programas de tratamiento como una evaluación universal, aunque defectuosa, del peso para la altura[14]. Se tomó de la bibliografía sobre pacientes diabéticos de mediados del siglo XX[15]. A diferencia del IMC, al menos proporciona a los varones un denominador más alto con el que comparar su peso en casos de insuficiencia ponderal. La diferencia entre el IMC y el IBW es relevante para los hombres que buscan un nivel de atención superior para el tratamiento de trastornos alimentarios.

Un determinado programa residencial para trastornos alimentarios puede estar equipado para atender a personas con un IMC de 15 kg/m^2 o superior. Si es inferior, el programa reconoce que puede haber comorbilidades médicas y psicológicas que no pueden tratarse en ese entorno. Según Hamwi, una paciente que mide 1,60 con un IMC de 15 kg/m^2 tiene un IBW del 74%. Sin embargo, un paciente que mide 1,83 con el mismo IMC de 15 kg/m^2 tiene un IBW de solo el 62%. Por lo tanto, puede tener más complicaciones médicas relacionadas con un grado de insuficiencia ponderal más importante que el previsto por el IMC. El IBW es un mejor punto de referencia que el IMC para los varones en el estrecho contexto de la evaluación de la insuficiencia ponderal y el potencial de complicaciones médicas concurrentes. Un paciente varón puede ser aceptado en un programa residencial por su IMC cuando en realidad tiene demasiados problemas médicos como para recibir la atención adecuada.

Muchos pacientes varones se sienten aislados en los niveles superiores de los programas de atención de trastornos alimentarios. Estar rodeados de una población mayoritariamente femenina, que en ocasiones está procesando traumas provocados por hombres, puede resultar estigmatizante y poco útil. Dicho esto, existen varios programas en Estados Unidos que se centran exclusivamente en la atención a pacientes varones. Otros hacen un buen trabajo creando vías que permitan a los pacientes masculinos compartir sus experiencias y temores únicos y recibir una atención individualizada.

Las familias y los cuidadores deben tener un alto índice de sospecha de un trastorno alimentario si un chico se estanca en sus curvas de crecimiento, se centra mucho en el contenido nutricional o en "comer sano" o intensifica la actividad física con el fin de cambiar su aspecto corporal. Los adolescentes con un trastorno alimentario incipiente pueden retirarse de los encuentros sociales que impliquen comer, mostrar una creciente insatisfacción corporal en conversaciones o en las redes sociales o consumir suplementos (legales o ilegales) que prometen pérdida de peso o mayor musculatura.

Aconsejo a las familias que se resistan a expresar su preocupación por el aumento del peso corporal en las distintas etapas de crecimiento de sus hijos. Del mismo modo, elogiar a los chicos por haber perdido peso o hacer comentarios sobre el aspecto de su cuerpo (positiva o negativamente) puede hacer que se preste más atención a la apariencia que a la salud real. Este tipo de comentario centrado en la apariencia dentro de una familia corre el riesgo de anular el espacio sagrado del hogar como lugar donde el cuerpo está a salvo. Los niños y los hombres estarán expuestos a un sinfín de debates y juicios sobre el cuerpo fuera de sus hogares. Un cambio hacia el fomento de la nutrición y del movimiento basado en el modelo HAES, combinado con comentarios sobre lo que el cuerpo puede *hacer*, en lugar de su aspecto, dotará a los niños de resiliencia frente a las tentaciones de los trastornos alimentarios.

En una sociedad en la que los regímenes de ejercicio extremos, las nociones pseudocientíficas de alimentación sana y el estigma de la talla son omnipresentes, los hombres adultos también pueden caer en patrones alimentarios erráticos que corren el riesgo de convertirse en auténticos trastornos alimentarios. Además, sus hijos y compañeros observarán atentamente sus rígidos hábitos alimentarios y de ejercicio. Los hombres preocupados por fomentar la buena salud de sus hijos tendrán más éxito si son capaces de demostrar hábitos alimentarios flexibles y moderados, de resistir la tentación de hacer comentarios sobre su cuerpo o sobre el de los demás y de realizar movimientos por puro disfrute en lugar de compensatorios.

RESOLUCIÓN DE LOS CASOS: JORGE Y MARTIN

La resolución tanto para Jorge como para Martín implica un mejor reconocimiento de los varones con trastornos y desórdenes alimentarios y de los problemas médicos y psicológicos que los acompañan. Los médicos, las familias, los entrenadores, los compañeros de equipo y los amigos pueden estar más atentos cuando alguien en su vida cambia radicalmente su forma de comer, hacer ejercicio o experimentar su cuerpo. Como siempre, los trastornos alimentarios no son modas ni elecciones, sino enfermedades mentales. La identificación precoz de las conductas de riesgo, la derivación a un equipo experto y un seguimiento y apoyo estrechos durante el proceso de tratamiento son fundamentales.

NOTAS

1 Hudson JI, Hiripi E, Pope HG Jr., Kessler RC. The prevalence and correlates of eating disorders in the National Comorbidity Survey Replication. *Biol Psychiatry.* 2007 February 1; 61(3):348–358. PubMed PMID: 16815322.

2 Swanson SA, Crow SJ, Le Grange D, Swendsen J, Merikangas KR. Prevalence and correlates of eating disorders in adolescents. Results from the national comorbidity survey replication adolescent supplement. *Arch Gen Psychiatry.* 2011 July; 68(7):714–723. doi: 10.1001/archgenpsychiatry.2011.22.

3 Raevuori A, Hoek HW, Susser E, Kaprio J, Rissanen A, Keski-Rahkonen A. Epidemiology of anorexia nervosa in men: a nationwide study of Finnish twins. *PLoS One.* 2009; 4(2):e4402. doi: 10.1371/journal.pone.0004402.

4 Hudson JI, Coit CE, Lalonde JK, Pope HG Jr. By how much will the proposed new DSM-5 criteria increase the prevalence of binge eating disorder? *Int J Eat Disord.* 2012 January; 45(1):139–141. doi: 10.1002/eat.20890.

5 Kask J, Ramklint M, Kolia N, Panagiotakos D, Ekbom A, Ekselius L, Papadopoulos FC. Anorexia nervosa in males: excess mortality and psychiatric co-morbidity in 609 Swedish in-patients. *Psychol Med.* 2017 June; 47(8):1489–1499. doi: 10.1017/S0033291717000034.

6 Levinson CA, Fewell L, Brosof LC. My Fitness Pal calorie tracker usage in the eating disorders. *Eat Behav.* 2017 December; 27:14–16. doi: 10.1016/j.eatbeh.2017.08.003.

7 Valente S, Di Girolamo G, Forlani M, Biondini A, Scudellari P, De Ronchi D, Atti AR. Sex-specific issues in eating disorders: a clinical and psychopathological investigation. *Eat Weight Disord.* 2017 December; 22(4):707–715. doi: 10.1007/s40519-017-0432-7.

8 Pope H, Phillips KA, Olivardia, R. (2000). *The Adonis complex: the secret crisis of male body obsession.* New York: Free Press.

9 Olivardia R, Pope HG Jr., Hudson JI. Muscle dysmorphia in male weightlifters: a case-control study. *Am J Psychiatry.* 2000 August; 157(8):1291–1296. PubMed PMID: 10910793.

10 Lee TW, Bae E, Hwang K, Chang HN, Park HJ, Jeon DH, Cho HS, Chang SH, Park DJ. Severe hypokalemic paralysis and rhabdomyolysis occurring after binge eating in a young bodybuilder: case report. *Medicine (Baltimore).* 2017 October; 96(40):e8251. doi: 10.1097/MD.0000000000008251.

11 Skolnick A, Schulman RC, Galindo RJ, Mechanick JI. The endocrinopathies of male anorexia nervosa: case series. *AACE Clin Case Rep.* 2016 Fall; 2(4): e351–e357. doi: 10.4158/EP15945.CR.

12 Sabel AL, Rosen E, Mehler PS. Severe anorexia nervosa in males: clinical presentations and medical treatment. *Eat Disord.* 2014; 22(3):209–220. doi: 10.1080/10640266.2014.890459.

13 Mensinger JL, Tylka TL, Calamari ME. Mechanisms underlying weight status and healthcare avoidance in women: a study of weight stigma, body-related shame and guilt, and healthcare stress. *Body Image.* 2018 March 22; 25:139–147. doi: 10.1016/j.bodyim.2018.03.001.

14 El método Hamwi para calcular el peso corporal ideal varía según el sexo. En las mujeres, se calcula en 45,4 kilos por los primeros 152,4 cm de altura y luego 0,9 kilos por cada centímetro adicional. En los hombres, en 48 kilos por los primeros 152,4 cm de altura y luego 1,1 kilos por cada centímetro adicional.

15 Danowski TS, Hamwi GJ, Fajans SS, Sussman KE, American Diabetes Association. (1964). *Diabetes mellitus: diagnosis and treatment* (Vol. 1). New York, NY: American Diabetes Association.

CAPÍTULO 18

GÉNERO Y MINORÍAS SEXUALES

CASO: DEREK

Derek es un afroamericano cisgénero de 19 años que acaba de terminar el instituto. Ha sido objeto de conductas racistas y de acoso escolar por ser afeminado desde niño. Desde secundaria sabía que era gay, pero no era seguro salir del armario ni en la escuela ni en casa. Este otoño se marcha a Nueva York para ir a la universidad con una beca de música, y está desesperado por establecer una nueva vida que sea congruente con lo que realmente es. Derek es de una ciudad pequeña y no conoce a ningún otro gay que haya salido del armario. Su mundo on-line se ha vuelto cada vez más real que su vida real, a medida que absorbe mensajes sobre la cultura gay e intenta averiguar cómo rehacerse para encajar en su nueva identidad imaginada en la universidad.

Derek decide que su cuerpo no se corresponde con el ideal de hombre gay delgado y musculoso, al menos tal y como él lo ha imaginado basándose en búsquedas en internet y en la cultura popular. Se pone a dieta, empieza a hacer ejercicio y pide pastillas para adelgazar por internet. Se imagina a sí mismo llegando a la universidad y encajando inmediatamente, siendo bien recibido y sin ser cuestionado ni por su raza ni por su sexualidad.

CASO: TJ

TJ es una persona caucásica de 26 años a la que se le asignó el sexo femenino al nacer y que desde hace un año se identifica como género no binario. Desde el principio supo que algo no iba bien en su cuerpo. Hasta donde le alcanza la memoria, los roles de género típicos y el concepto de ser una chica le han parecido inapropiados. Del mismo modo, aunque le atraían algunos de los aspectos de la masculinidad, como las mayores libertades y el énfasis en la independencia y en la capacidad, tampoco se sentía del todo como un chico.

El instituto le resultó difícil porque la adolescencia empezaba a traer cambios corporales con los que TJ se sentía profundamente en desacuerdo. No se identificaba con el desarrollo de los pechos ni con atraer la mirada masculina. TJ empezó a comer menos en secreto, con la esperanza de que la disminución de calorías retrasara los signos externos de la pubertad. Sin embargo, las restrictivas normas alimentarias que pronto se convirtieron en obligatorias también desencadenaron atracones nocturnos. En pleno ataque de hambre, TJ podía vaciar la despensa y luego acostarse imaginando que los cambios corporales estaban ocurriendo en ese mismo momento. El peso de TJ aumentó rápidamente durante secundaria, lo que incrementó su sensación de aislamiento y diferencia con respecto a sus compañeros.

TJ salió del armario como bisexual en el instituto y se unió a la organización estudiantil LGBTQ, que ofrecía un apoyo para este colectivo. Ese grupo de estudiantes, supervisado por un profesor gay y una consejera escolar lesbiana, fue un salvavidas. Proporcionaba un espacio seguro para conversaciones sobre género, sexualidad, discriminación, comunidad y autoexpresión. TJ tuvo una buena experiencia universitaria, y su alimentación restrictiva y sus atracones disminuyeron considerablemente a medida que una comunidad de apoyo normalizaba la diversidad corporal. Sin embargo, la sensación constante de disonancia en su cuerpo —ni se sentía mujer ni tenía una especial conexión con la idea de ser un hombre trans— suponía una distracción diaria. Ir de copas con sus amistades adormecía ese diálogo interior constante, y TJ no tardó en pasarse con la bebida la mayoría de las noches.

No fue hasta los últimos meses de sus estudios en trabajo social cuando TJ conectó con el concepto de ser de género no binario. Dejó de considerarse mujer, adoptó las iniciales TJ como nombre legal y encontró un terapeuta en la comunidad especializado en clientes LGBTQ.

CONTEXTO

El sexo, la identidad de género, la expresión de género y la sexualidad son conceptos separados que merecen una aclaración. El acrónimo LGBTQ ("Lesbiana, Gay, Bisexual, Trans y Queer") engloba ampliamente a un grupo muy diverso de individuos.

El sexo se refiere a la combinación de genes y expresión génica que lleva a los médicos y a las familias a identificar a un bebé como varón o mujer al nacer. Aunque la mayoría de los bebés con cromosomas XX parecen tener genitales femeninos y la mayoría de los bebés con cromosomas XY parecen tener genitales masculinos, hay variaciones genéticas que hacen que no sea así. Los genitales de algunos bebés no son claramente masculinos o femeninos. Masculino, femenino e intersexual son las tres etiquetas principales que se aplican al sexo.

La identidad de género se refiere cómo se percibe cada persona. Como has leído a lo largo de este libro, cisgénero significa que una persona se identifica con el sexo que le asignaron al nacer, mientras que transgénero significa que la identidad de género de una persona difiere de la asociada convencionalmente con el sexo que se le asignó al nacer. El género no binario se refiere a las personas que no se identifican totalmente con su sexo asignado al nacer ni con otro sexo.

La expresión de género se refiere a la forma en que uno elige autorrepresentarse en la sociedad. Nuestra concepción actual del género se ha alejado de lo binario. Ya no vemos la identidad de género como hombre o mujer, ni siquiera como algo situado en algún lugar del espectro entre hombre y mujer, porque eso sigue imponiendo la dicotomía hombre-mujer como polos de un espectro en escala de grises. Es habitual, pero inapropiado, que los formularios médicos pregunten "Género: hombre/mujer". La pregunta en los formularios médicos debe formularse así: "Sexo: hombre/mujer/intersexual". En caso de que también se pregunte por el género, se dejará un espacio en blanco para que la persona lo rellene.

La sexualidad se refiere a la forma en que una persona puede experimentar o expresarse sexual y/o románticamente. Sabemos que la atracción y la expresión sexuales son solo un aspecto de nuestra identidad. La atracción y la expresión románticas, emocionales, estéticas y físicas/sensuales también son relevantes. La sexualidad tampoco es binaria. Las orientaciones heterosexual, homosexual, bisexual, pansexual y asexual, entre otras, son todos términos utilizados para describir la atracción sexual y romántica de un individuo.

MINORÍAS SEXUALES Y TRASTORNOS ALIMENTARIOS

Según las estadísticas actuales, al menos entre el 5% y el 7% de los adolescentes estadounidenses se identifican como LGBTQ[1]. El Comité sobre Adolescencia de la Asociación Americana de Pediatría (AAP) señala que, a pesar de los numerosos retos, la mayoría de los jóvenes LGBTQ se convierten en adultos sanos. Los "ismos" (por ejemplo, el heterosexismo y el cisexismo) y las fobias contribuyen a las disparidades en los resultados de salud mental y física. La AAP subraya que los adolescentes transexuales deben recibir apoyo, afirmación y educación para que solo un médico autorizado les administre tratamientos hormonales[2]. El número de intentos de suicidio de gays y lesbianas se multiplica por cuatro en comparación con sus homólogos heterosexuales[3]. Los profesionales sanitarios deben crear un entorno libre de marginación, estigma social y prejuicios heteronormativos para personas de todas las edades[4].

Los jóvenes de minorías sexuales son especialmente vulnerables a los trastornos alimentarios, tal y como demuestran múltiples estudios. Todos los factores de riesgo que hacen de la adolescencia una época especialmente vulnerable a la aparición de trastornos alimentarios se ven agravados por la aparición de la identidad sexual y de género en esa misma época[5]. La mayoría de los estudios indican que los chicos y hombres homosexuales son más propensos a hacer dieta, darse atracones y tomar pastillas para adelgazar que sus homólogos heterosexuales[6]. Esto puede tener que ver con la mayor influencia de los medios de comunicación y la mayor atención al aspecto en la cultura de los hombres gays. Los datos sobre niñas y mujeres lesbianas son contradictorios: algunos estudios sugieren que están más satisfechas con sus cuerpos y, por lo tanto, son menos propensas a los trastornos alimentarios, mientras que otros estudios muestran que ellas también se purgan más y consumen más pastillas para adelgazar que las mujeres heterosexuales[7].

En un estudio que examinó a casi 300.000 estudiantes universitarios, las conductas de trastorno alimentario autodeclaradas (excluido el TA) eran mayores entre los estudiantes transexuales y menores entre los hombres heterosexuales cisgénero. En comparación con las mujeres heterosexuales cisgénero —a las que se había diagnosticado un trastorno alimentario formal en el año anterior en un 1% de los casos, un 3% había vomitado deliberadamente o utilizado laxantes en el último mes y un 3,5% había tomado pastillas para adelgazar en el último mes—, los estudiantes transexuales tenían entre dos y cuatro veces más probabilidades de sufrir trastornos alimentarios, mientras que los hombres heterosexuales cisgénero tenían aproximadamente un tercio de probabilidades. Los hombres homosexuales tenían 1,5 veces más diagnósticos formales de trastornos alimentarios que las mujeres heterosexuales, mientras que las lesbianas tenían tasas de trastornos alimentarios similares a las de las mujeres heterosexuales[8].

Si bien el deseo de cambiar la apariencia puede ser responsable de parte de la mayor prevalencia de los trastornos alimentarios en las minorías sexuales, los temas de justicia social pueden ser aún más importantes. "Estrés de las minorías" es el término técnico que hace referencia al exceso de estrés que experimentan los individuos pertenecientes a categorías sociales estigmatizadas. Puede referirse al género, la raza, la religión, la sexualidad y otros estatus minoritarios. La violencia, la discriminación, el acoso, la soledad, el estigma interiorizado y la presión de la familia, la escuela y las comunidades religiosas y sociales para ocultar la propia identidad tienen un gran impacto en la salud mental. Los trastornos alimentarios pueden adormecer esas tensiones emocionales, incluso cuando el evanescente atractivo de cambiar el propio cuerpo en un intento de cambiar la propia felicidad sigue emanando de una cultura fóbica a la grasa y que avergüenza al cuerpo.

MINORÍAS DE GÉNERO

Disforia de género es el término apropiado para la disonancia que sienten las personas transexuales con su sexo asignado al nacer. Los médicos deben trabajar con los pacientes y sus familias para afirmar la identidad de género en un proceso gradual a lo largo de la adolescencia si los pacientes manifiestan disforia antes de la edad adulta, ya que se trata de algo médicamente necesario que tiene base empírica y que ha quedado totalmente establecido[9]. También se han desarrollado algoritmos de tratamiento claros para los adultos transexuales. Está claro que la confirmación del género —mediante la aceptación familiar, el cambio de nombre y de uso de marcas de género, el apoyo escolar y, finalmente, la atención médica a través de hormonas y posiblemente cirugías— mejora la calidad de vida y los resultados mentales y médicos de las minorías de género.

La Endocrine Society elabora directrices de práctica clínica sobre temas médicos. Su directriz sobre personas con disforia de género subraya que la afirmación del género requiere un equipo multidisciplinar. Parte del trabajo del equipo consiste en intervenciones médicas tempranas dirigidas a suprimir la producción de hormonas sexuales determinada por el sexo genético de la persona y, posteriormente, a mantener los niveles de hormonas sexuales dentro de los límites normales para el género afirmado de la persona. Recomiendan tratar a los adolescentes con disforia de género que hayan entrado al menos en la segunda fase de la pubertad, el signo visible más temprano de la pubertad, con una supresión de las hormonas sexuales mediante agonistas de la hormona liberadora de gonadotropina.

Estos agonistas de la hormona liberadora de gonadotropina no son hormonas sexuales, sino que sirven para detener el desarrollo de rasgos sexuales secundarios. En el caso de un paciente transexual adolescente al que se le ha considerado mujer al nacer, por ejemplo, esto desempeña el papel vital de detener el desarrollo de las mamas. Tras unos años de bloqueo de las hormonas sexuales, pueden iniciarse las hormonas sexuales proactivas que afirman el género. En general, la Endocrine Society señala que los adolescentes pueden expresar sistemáticamente sus deseos y dar su consentimiento para la administración de hormonas sexuales de afirmación del sexo antes de los 16 años, aunque en algunos casos el consentimiento puede concederse antes. Según las directrices, ni el bloqueo hormonal ni las hormonas sexuales deben iniciarse en niños prepúberes. Sugiere que a las personas sometidas a tratamientos hormonales de reafirmación del sexo se les ofrezca la preservación de la fertilidad (conservación de esperma u óvulos), en caso de que deseen tener descendencia genética en el futuro[10].

Desgraciadamente, el sistema de seguros médicos de Estados Unidos va a la zaga de las pruebas científicas. Las personas transexuales siguen encontrando importantes obstáculos para acceder a una terapia hormonal adecuada, y mucho menos a cirugías de confirmación de género. En un estudio, menos de un tercio de los adolescentes transexuales tenían su terapia hormonal cubierta por el seguro[11]. Estos factores de estrés pueden contribuir a la angustia y a los mecanismos de afrontamiento potencialmente perjudiciales que experimentan las minorías de género.

MINORÍAS DE GÉNERO Y TRASTORNOS ALIMENTARIOS

Los estudios han demostrado que las personas con disforia de género presentan tasas elevadas de trastornos de la alimentación. En consecuencia, los pacientes que reciben tratamiento de reafirmación de género deben ser evaluados de forma continua para detectar trastornos alimentarios[12]. Aún se necesita mucha más investigación para evaluar la prevalencia, las medidas de prevención y las estrategias de tratamiento óptimas específicamente para pacientes de minorías sexuales con trastornos alimentarios. Los estudios existentes sobre pacientes LGBTQ y trastornos alimentarios deben cubrir un grupo notablemente diverso de pacientes, y a menudo no cuentan con la capacidad estadística para investigar específicamente a los pacientes transexuales.

Un estudio que sí consideró exclusivamente a pacientes de minorías de género evaluó a 452 adultos transexuales en Massachusetts[13]. En este grupo concreto, el 31% eran mujeres de nacimiento y de género no conforme/no binario, el 31% eran hombres trans, el 9% eran hombres de nacimiento y de género no conforme, y el 28% eran mujeres trans. Con diferencia, el grupo compuesto por mujeres de nacimiento y de género no conforme presentaba la tasa más alta de trastornos alimentarios autodeclarados y diagnosticados formalmente a lo largo de su vida, con un 7,4%. De hecho, la identificación como no binario tenía tres veces más probabilidades de ir asociada a un trastorno alimentario en comparación con los binarios trans (es decir, hombre o mujer trans). El nivel más bajo de trastornos alimentarios se encontró en las mujeres trans.

El estudio seguía postulando algunas razones para estos resultados. Una hipótesis es que las minorías sexuales con menor conformidad visual (es decir, que desafían una etiqueta visual rápida como "hombre" o "mujer") son más vulnerables al maltrato social. Lo mismo puede decirse de los individuos binarios que se ajustan menos al género visual, por ejemplo, una mujer trans que aún posee rasgos masculinos. En ambos casos, la otredad puede contribuir al estrés de las minorías por la discriminación, el aislamiento y la violencia. Los trastornos alimentarios ofrecen una estrategia de afrontamiento evitativo, al igual que el abuso de sustancias.

Además, los trastornos alimentarios pueden ofrecer a las minorías sexuales la oportunidad de cambiar sus rasgos de género. Dadas las presiones que se ejercen sobre las mujeres para que sean delgadas, una mujer trans puede ponerse a dieta o desarrollar un trastorno alimentario para conseguir un cuerpo delgado que se parezca a la construcción estereotipada asociada a las mujeres. Los hombres trans pueden actuar impulsados por una forma corporal menos femenina[14]. Los autores plantearon la hipótesis de que quizá las personas asignadas al sexo femenino al nacer, que se identifican como de género no binario, y que presentan la tasa más alta de trastornos alimentarios, pueden estar esforzándose por alterar los rasgos de género o pueden estar agobiadas por una insatisfacción corporal especialmente intensa. Dado que la insatisfacción corporal suele desempeñar un papel tan importante en el desarrollo y mantenimiento de los trastornos alimentarios en las minorías sexuales, cabría esperar que un tratamiento adecuado de la disforia de género mediante la afirmación médica del género mejorara la imagen corporal. De hecho, así es[15]. Un estudio de un servicio nacional de salud para transexuales demostró que las personas que no seguían un tratamiento hormonal de afirmación de género presentaban niveles más altos de psicopatología alimentaria que las que sí lo hacían. Este hallazgo estaba relacionado con una elevada insatisfacción corporal, perfeccionismo, ansiedad y baja autoestima. Es decir, las hormonas no redujeron mágicamente los síntomas de los trastornos alimentarios, sino que acrecentaron los factores de riesgo que fomentaban conductas de propias de los trastornos alimentarios[16].

CONSIDERACIONES MÉDICAS ESPECÍFICAS

Un programa de trastornos alimentarios realizó un hallazgo interesante e importante sobre el riesgo médico del síndrome de realimentación en mujeres trans. Una paciente trans presentaba niveles séricos de fósforo notablemente bajos y persistentes durante varios meses de rehabilitación nutricional. Resulta que los suplementos de estrógenos en dosis altas hacen que los riñones excreten fósforo en la orina. Como resultado de que esta persona tomara altas dosis de estrógeno, sus niveles de fósforo en sangre se mantuvieron persistentemente bajos, lo que requirió una suplementación de fósforo superior a la media durante un período mucho más largo[17].

El informe de este caso cambia potencialmente la intervención médica con mujeres trans en tratamiento por trastornos alimentarios de dos maneras. En primer lugar, se debe controlar el nivel de estradiol para asegurarse de que la dosis de estrógeno sea correcta y no demasiado alta. En segundo lugar, se deben controlar los niveles de fósforo de las mujeres trans de forma intermitente durante la rehabilitación nutricional durante más tiempo del que se suele hacer con otros pacientes para asegurarse de que no se pasan por alto los niveles bajos.

También aconsejo a los proveedores que atienden a pacientes transgénero que consideren otro tema en el que la atención de los trastornos alimentarios y la disforia de género se superponen. Los pacientes asignados al sexo femenino al nacer y que presentan disforia de género con un trastorno alimentario pueden perder la menstruación debido a la desnutrición. Esto puede ser psicológicamente muy importante, ya que la menstruación es un recordatorio de un género con el que no se identifican. Los proveedores deben ser compasivos y sensibles a esta realidad.

Uno de los mayores temores asociados al restablecimiento del peso puede ser la reanudación de la regla. Si una adolescente con disforia de género está tomando anticonceptivos de forma continuada para suprimir la regla, no debe interrumpirlo solo porque el equipo clínico "quiera ver la vuelta de la regla como marcador de salud médica." Además, en el caso de las pacientes con disforia de género que no han iniciado la terapia hormonal y que no quieren píldoras anticonceptivas, ofrecer un DIU liberador de progesterona puede suprimir el período hasta cinco años. Estos dispositivos intrauterinos se consideran seguros y se utilizan habitualmente para una amplia variedad de indicaciones. Al eliminar el estrés de un ciclo menstrual, podemos estar eliminando un factor de insatisfacción corporal y, por tanto, podemos facilitar el trabajo de recuperación.

Por último, muchas veces me han preguntado cómo calcular un "peso corporal ideal" o un rango de peso objetivo para pacientes transexuales que se están recuperando de una anorexia nerviosa. Esto puede utilizarse para evaluar "cómo de enfermos" están los pacientes (por comparación con un peso saludable) o como objetivo para la rehabilitación nutricional. Los médicos se preguntan si deben utilizar los cálculos y la trayectoria del sexo asignado al individuo al nacer o del género afirmado. Mi respuesta es: "Ni lo uno ni lo otro. Alejémonos de los objetivos de peso rígidamente definidos, por favor. Individualicemos y consideremos a la persona en su totalidad".

Cuando se utiliza el peso para ayudar a determinar el nivel de enfermedad, el concepto de supresión de peso puede ser más valioso que el denominado peso corporal ideal de referencia. Como ya se indicó en el capítulo 1, la supresión de peso se calcula restando el peso corporal actual al peso más alto reciente, dividiendo el resultado entre el peso más alto reciente y multiplicando el resultado por 100. A la hora de considerar en qué intervalo de peso corporal habrá alcanzado la estabilidad y la salud un individuo, una vez más los preceptos de HAES pueden servirnos de guía. No existe un cálculo unificador, sea o no de género. Creo que los individuos transexuales con anorexia nerviosa han alcanzado un rango de peso práctico cuando consumen de forma constante una nutrición adecuada, pueden moverse por placer, están médicamente estables y tienen un rango de peso razonablemente aceptable tanto personalmente como para el equipo de tratamiento.

RESOLUCIÓN DEL CASO: DEREK

Derek llega a la universidad ansioso, agotado y abrumado. Su intención durante el verano de hacer dieta y levantar pesas para encajar se ha convertido en un problema alimentario en toda regla. Se da cuenta de que necesita ayuda y acude al centro de asesoramiento para estudiantes. Sentado en la sala de espera, ve carteles y folletos que celebran la diversidad en el campus y presentan a los estudiantes la amplia gama de organizaciones estudiantiles disponibles. Animado, pregunta en el centro de asesoramiento si puede ver a un terapeuta que también sea afroamericano y que tenga experiencia con clientes LGBTQ. Se lo consiguen. Durante los meses siguientes, Derek y su terapeuta exploran una amplia gama de temas que van mucho más allá de la imagen corporal y abarcan el racismo, el estigma, la sexualidad y la identidad. A Derek le encanta la universidad y busca deliberadamente organizaciones que fomenten un sentimiento de comunidad y de pertenencia. Su alimentación se normaliza y desarrolla una conexión más fuerte con la aceptación del cuerpo.

RESOLUCIÓN DEL CASO: TJ

TJ y su terapeuta hablan de una amplia gama de temas a lo largo del año siguiente, desde la justicia social hasta el género, la autoestima, la sexualidad, el consumo de alcohol, la comida y la imagen corporal. Además, TJ encuentra un médico que viene muy recomendado por algunas amistades de la comunidad LGBTQ. La documentación del médico utiliza correctamente los términos "sexo" y "género", la consulta tiene muebles cómodos hechos para una diversidad de tamaños corporales y los materiales impresos de la consulta adoptan un enfoque HAES. La enfermera asegura a TJ que nunca tendrá que pesarse en la consulta, ya que el peso no es un indicador de salud. El médico invita a TJ a que describa cómo podría resultarle más útil la clínica. TJ no tiene interés en hormonas de afirmación de género, ya que su identidad de género es no binaria. No existe una solución médica para su disforia de género. TJ quiere sobre todo un lugar seguro donde acudir si le duele la garganta o tiene fiebre, y quiere controlar su consumo de alcohol de vez en cuando. El consumo de alcohol ha disminuido significativamente desde que empezó la terapia. El médico y TJ se separan con un acuerdo abierto para reunirse si surge alguna necesidad médica.

NOTAS

1 Gates GJ. Demographics and LGBT health. *J Health Soc Behav.* 2013 March; 54(1):72–74. doi: 10.1177/0022146512474429.

2 Committee On Adolescence. Office-based care for lesbian, gay, bisexual, transgender, and questioning youth. *Pediatrics.* 2013 July; 132(1):198–203. PubMed PMID: 23796746.

3 Haas AP, Lane A. Working group for postmortem identification of SO/GI. Collecting sexual orientation and gender identity data in suicide and other violent deaths: a step towards identifying and addressing LGBT mortality disparities. *LGBT Health.* 2015 March; 2(1):84–87. doi: 10.1089/lgbt.2014.0083.

4 Mead, DR. Dana, RC. Carson, CA. The primary care approach to lesbian, gay, bisexual, transgender, and queer/questioning populations. *Consultant.* 2017; 57(2):1–4.

5 McClain Z, Peebles R. Body image and eating disorders among lesbian, gay, bisexual, and transgender youth. *Pediatr Clin North Am.* 2016 December; 63(6):1079–1090. doi: 10.1016/j.pcl.2016.07.008.

6 Austin SB, Ziyadeh N, Kahn JA, Camargo CA Jr., Colditz GA, Field AE. Sexual orientation, weight concerns, and eating-disordered behaviors in adolescent girls and boys. *J Am Acad Child Adolesc Psychiatry.* 2004 September; 43(9):1115–1123. PubMed PMID: 15322415.

7 Austin SB, Nelson LA, Birkett MA, Calzo JP, Everett B. Eating disorder symptoms and obesity at the intersections of gender, ethnicity, and sexual orientation in US high school students. *Am J Public Health.* 2013 February; 103(2):e16–22. doi: 10.2105/AJPH.2012.301150.

8 Diemer EW, Grant JD, Munn-Chernoff MA, Patterson DA, Duncan AE. Gender identity, sexual orientation, and eating-related pathology in a national sample of college students. *J Adolesc Health.* 2015 August; 57(2):144–149. doi: 10.1016/j.jadohealth.2015.03.003.

9 World Professional Association for Transgender Health (WPATH). Standards of Care, Version 7. Standards of care for the health of transsexual, transgender, and gender nonconforming people. https://s3.amazonaws.com/amo_hub_content/Association140/files/WPATH-Position- on-Medical-Necessity-12- 21-2016.pdf. Consultada el 13 de febrero de 2018.

10 Hembree WC, Cohen-Kettenis PT, Gooren L, Hannema SE, Meyer WJ, Murad MH, Rosenthal SM, Safer JD, Tangpricha V, T'Sjoen GG. Endocrine treatment of gender-dysphoric/gender-incongruent persons: an endocrine society clinical practice guideline. *J Clin Endocrinol Metab.* 2017 November 1; 102(11):3869–3903. doi: 10.1210/jc.2017-01658.

11 Nahata L, Quinn GP, Caltabellotta NM, Tishelman AC. Mental health concerns and insurance denials among transgender adolescents. *LGBT Health.* 2017 June; 4(3):188–193. doi: 10.1089/lgbt.2016.0151.

12 Feder S, Isserlin L, Seale E, Hammond N, Norris ML. Exploring the association between eating disorders and gender dysphoria in youth. *Eat Disord.* 2017 July–September; 25(4):310–317. doi: 10.1080/10640266.2017.1297112.

13 Diemer EW, White Hughto JM, Gordon AR, Guss C, Austin SB, Reisner SL. Beyond the binary: differences in eating disorder prevalence by gender identity in a transgender sample. *Transgend Health.* 2018 January 1; 3(1):17–23. doi: 10.1089/trgh.2017.0043.

14 Strandjord SE, Ng H, Rome ES. Effects of treating gender dysphoria and anorexia nervosa in a transgender adolescent: lessons learned. *Int J Eat Disord.* 2015 November; 48(7):942–945. doi: 10.1002/eat.22438.

15 Jones BA, Haycraft E, Murjan S, Arcelus J. Body dissatisfaction and disordered eating in trans people: a systematic review of the literature. *Int Rev Psychiatry.* 2016; 28(1):81–94. doi: 10.3109/09540261.2015.1089217.

16 Jones BA, Haycraft E, Bouman WP, Brewin N, Claes L, Arcelus J. Risk factors for eating disorder psychopathology within the treatment seeking transgender population: the role of cross-sex hormone treatment. *Eur Eat Disord Rev.* 2018 March; 26(2):120–128. doi: 10.1002/erv.2576.

17 Beaty L, Trees N, Mehler P. Recurrent persistent hypophosphatemia in a male-to-female transgender patient with anorexia nervosa: case report. *Int J Eat Disord.* 2017 May; 50(5):606–608. doi: 10.1002/eat.22707.

CAPÍTULO 19

SALUD SEXUAL Y REPRODUCTIVA DE LA MUJER

CASO: ANGELA

Angela es una mujer cisgénero del sur de Asia de 32 años que padeció anorexia nerviosa restrictiva durante dos años cuando era adolescente. Se siente recuperada desde hace años, aunque sigue siendo bastante estricta con sus normas alimentarias y de ejercicio, controla su peso a diario y vive en la parte baja de un rango de peso seguro. Sus períodos menstruales, regulares durante años con la píldora, aparecen ahora cada pocos meses sin la píldora, en momentos impredecibles.

Angela y su marido quieren tener hijos. Llevan seis meses intentándolo sin éxito, así que acuden al ginecólogo para plantearse una ayuda a la fertilidad. En la consulta, el médico se toma su tiempo para hacerle preguntas reflexivas. En el transcurso de la conversación, Angela revela que las relaciones sexuales siempre le han resultado dolorosas, aunque la lubricación la ayuda. El médico también pregunta por la alimentación, el ejercicio, el peso y los antecedentes de anorexia de Angela. La examina y solicita algunos análisis de laboratorio rutinarios.

CONTEXTO

Este capítulo revisa la relación entre los trastornos alimentarios, la fertilidad y el embarazo. Lamentablemente, muchos pacientes con trastornos alimentarios se han visto amenazados en algún momento por alguien que les ha dicho: "Si sigues así, nunca podrás tener hijos". En primer lugar, esta amenaza es cruel y científicamente inexacta. La feminista que hay en mí se eriza ante la tendencia a avergonzar, culpar y atemorizar a las mujeres dentro del sistema médico. En segundo lugar, a muchas de mis pacientes se lo dijeron cuando eran adolescentes y ni siquiera se planteaban su futura fertilidad. Sin embargo, el comentario perdura. En términos generales, dado que muchas mujeres que nunca han tenido un trastorno alimentario tienen problemas relacionados con la fertilidad, la recuperación total debería dar a las mujeres las mismas posibilidades de quedarse embarazadas que cualquier otra mujer.

Los datos sobre este tema surgen de dos fuentes principales: los centros de trastornos alimentarios y la población general. No es de sorprender que los estudios de los centros de trastornos alimentarios representen a pacientes con antecedentes de mayor agudeza o enfermedad más duradera que los estudios que se basan en la población general. Por lo tanto, algunas investigaciones muestran diferencias significativas en los resultados de fertilidad y embarazo en aquellas personas con trastornos alimentarios en comparación con los controles sanos, mientras que otras investigaciones muestran menos diferencias. En general, cuanto más grave o prolongado sea el trastorno alimentario y cuanto más afectada por él se encuentre la mujer en el momento de intentar quedarse embarazada o al mantener un embarazo, más significativas serán las complicaciones médicas, ginecológicas y obstétricas[1].

SEXO

Empecemos hablando de sexo. Como es de imaginar, las personas con una enfermedad mental que distorsiona radicalmente la imagen corporal pueden tener índices más altos de función sexual deficiente[2,3]. La mayoría de los estudios demuestran que, entre los pacientes con trastornos alimentarios, los que padecen anorexia nerviosa tienen los niveles más bajos de libido, son los que muestran una mayor evitación de las relaciones sexuales y los que sufren más ansiedad, en correlación con el IMC. En un estudio, las pacientes con bulimia nerviosa no presentaban una función sexual diferente en comparación con los controles, a menos que tuvieran una depresión significativa[4]. Otro estudio mostró que las mujeres con TA y cuerpos más grandes tienen una mayor disfunción sexual en comparación con las mujeres en cuerpos más grandes que no tienen TA[5].

Algunas personas se disocian durante las experiencias sexuales. La disociación es una reacción psicológica en la que una persona puede sentirse ausente, fuera del cuerpo e inconsciente con respecto a lo que está haciendo, con poco o ningún recuerdo de lo que ha ocurrido mientras estaba disociada. Un estudio demostró que las mujeres que se disocian y tienden a los atracones tienen una respuesta de estrés medible, con niveles elevados de cortisol en sangre, durante los estímulos sexuales[6].

El dolor durante el coito con penetración es bastante frecuente en las mujeres desnutridas. En primer lugar, los tejidos desnutridos se vuelven más frágiles, por lo que el coito puede dañar físicamente la vagina. En segundo lugar, un estado bajo de estrógenos también contribuirá a la sequedad y fragilidad vaginal, así como a la disminución de la lubricación. La disfunción del suelo pélvico, tratada en el capítulo 11, también puede exacerbar el dolor pélvico y las molestias vaginales. A veces, un tratamiento breve con crema vaginal de estrógenos es útil mientras se trabaja para recuperar el peso y antes de que se haya reanudado la producción de hormonas sexuales. En la mayoría de los casos, el uso de un lubricante de buena calidad durante el coito ayudará a reducir el dolor, al igual que la terapia del suelo pélvico. La comunicación abierta, la atención a los preliminares, la paciencia y la compasión son elementos clave para mantener o reanudar la actividad sexual.

¿CÓMO AFECTAN LOS TRASTORNOS ALIMENTARIOS A LA FERTILIDAD?

Para muchas mujeres, los ideales corporales poco realistas y la sobrevaloración social de la delgadez hacen que el embarazo y la maternidad temprana provoquen ansiedad con respecto a la imagen corporal. Abundan las fotos de famosas que "recuperaron su cuerpo" (o no, a saber lo que significa ese concepto) tras el embarazo. Por alguna razón, tener una barriga de embarazada se interpreta como una invitación a comentarios sobre el cuerpo e incluso a que la toquen completos desconocidos. Las mujeres participan con demasiada frecuencia en comentarios corporales críticos o los reciben porque sí en cualquier momento, y parece que el embarazo magnifica esta tendencia.

¿Qué sabemos sobre cómo afectan los trastornos alimentarios a la fertilidad? Un amplio estudio realizado en los Países Bajos evaluó a casi 9.000 mujeres que vivían en la ciudad de Rotterdam. Se trataba de un estudio poblacional, y no de uno surgido de un programa de trastornos alimentarios[7].

Las mujeres con bulimia nerviosa tenían más del doble de probabilidades de haberse sometido a un tratamiento de fertilidad que las mujeres sin trastorno psiquiátrico.

Un amplio estudio sueco de pacientes que habían estado ingresadas al menos una vez por un trastorno alimentario evaluó los resultados del embarazo durante quince años. Las pacientes con anorexia nerviosa tenían menos de la mitad de probabilidades de quedarse embarazadas durante el período de estudio que las pacientes de control sin antecedentes de trastornos alimentarios. En todos los trastornos alimentarios, las tasas de embarazo y parto fueron inferiores a las de los controles[8].

Otro estudio realizado en una clínica privada de infertilidad demostró que el 20% de las mujeres que acudían a la primera intervención cumplían los criterios de un trastorno alimentario actual o pasado. Ninguna de estas pacientes había revelado los antecedentes de trastornos alimentarios a su endocrinólogo reproductivo[9]. Estos datos demuestran que muchas mujeres padecen un trastorno alimentario activo que no se detecta ni se trata. Es posible que tengan dificultades para quedarse embarazadas porque el estrés psicológico y nutricional continuo contribuye a reducir la ovulación y la fertilidad.

La otra cara de la moneda de la clínica de fertilidad es el embarazo inesperado. Todas las pacientes con antecedentes de trastornos alimentarios del estudio de Rotterdam tuvieron una mayor incidencia de embarazos inesperados que las que no los tenían. Los índices más elevados se encontraron en las pacientes con anorexia nerviosa en el año anterior al embarazo, en las que el 55% de sus embarazos fueron una sorpresa. Otros estudios han confirmado que las mujeres con antecedentes de anorexia nerviosa pueden tener hasta el doble de embarazos inesperados que la población general. Como las pacientes con trastornos alimentarios no tienen períodos regulares, pueden pensar que están protegidas contra el embarazo. Esto es un error. Como mencioné en el capítulo 3, me gusta recordar a mis pacientes que el hecho de que una mujer no haya tenido el período en meses y esté sumida en las profundidades de las conductas de los trastornos alimentarios no es garantía de que no vaya a quedarse embarazada. Cualquier mujer que sea sexualmente activa en una relación heterosexual y que actualmente no desee un embarazo debería utilizar métodos anticonceptivos de forma sistemática.

Muchos médicos carecen de formación en este campo. El 84% de los médicos de clínicas de fertilidad australianas y neozelandesas coincidieron en que es importante realizar cribados para detectar trastornos alimentarios, pero solo el 35% lo hacía de forma rutinaria y solo el 9% confirmó que sus clínicas contaran con directrices prácticas para el tratamiento de los trastornos alimentarios. El 92% de los médicos entrevistados consideraba que necesitaba más formación y directrices clínicas para la gestión de los trastornos alimentarios, ya que menos del 40% creía que podía reconocer un trastorno alimentario[10]. En general, los ginecólogos creen que su formación en trastornos alimentarios es inadecuada[11].

¿CÓMO INFLUYEN LOS TRASTORNOS ALIMENTARIOS EN EL EMBARAZO?

Analicemos cómo afectan los trastornos alimentarios al embarazo y al parto. El estudio sueco mencionado anteriormente en pacientes ingresadas previamente por su trastorno alimentario demostró que los índices más altos de aborto inducido (es decir, no aborto espontáneo, sino interrupción del embarazo) se daban en las que padecían bulimia nerviosa. El 23% de los embarazos de pacientes con bulimia nerviosa acabaron en interrupción. Las tasas más elevadas de abortos espontáneos se registraron en las mujeres con trastorno de ansiedad bipolar. El 47% de las mujeres con TA sufrieron un aborto espontáneo, frente al 17% de las mujeres del grupo de control. El tratamiento de la infertilidad fue solicitado por el 7,2% de las pacientes con antecedentes de trastornos alimentarios, en comparación con 4,5% del grupo de control.

Se ha observado que las pacientes con TA tienen bebés con mayor peso al nacer que las pacientes sin trastornos alimentarios[12]. Esto puede complicar el parto. El riesgo de dar a luz a un bebé inusualmente pequeño al nacer, denominado retraso del crecimiento intrauterino (RCIU), está bien establecido en pacientes con anorexia nerviosa. Parece que este riesgo no existe cuando las pacientes ganan el peso adecuado durante el embarazo. Los partos gemelares son más frecuentes en pacientes con todos los tipos de trastornos alimentarios, lo que probablemente esté relacionado con la fertilidad asistida[7].

Otros resultados del parto muestran datos contradictorios. Por lo general, las pacientes que necesitan un mayor nivel de atención debido a su trastorno alimentario o que están enfermas durante el embarazo presentan más complicaciones, como, por ejemplo, una mayor tasa de cesáreas o partos prematuros.

¿CÓMO INFLUYE EL EMBARAZO EN LOS TRASTORNOS ALIMENTARIOS?

¿Y si le damos la vuelta a la pregunta y nos preguntamos cómo afecta el embarazo a los resultados de los trastornos alimentarios? El Norwegian Mother and Child Cohort Study fue el primer estudio poblacional a gran escala que evaluó el efecto periparto (es decir, antes y después del parto) en los trastornos alimentarios. Recopiló información sobre mujeres embarazadas de la sociedad. Se consideró que las pacientes padecían un trastorno alimentario si mostraban síntomas y conductas típicas al menos seis meses después de quedarse embarazadas. El estudio descubrió que, en comparación con las demás, las mujeres con un trastorno alimentario aumentaban más de peso durante el embarazo, se preocupaban más por su tamaño y su figura y tenían mayores tasas de depresión posparto.

La mayoría de las veces, los síntomas del trastorno alimentario mejoran drásticamente durante el embarazo, ya que las pacientes son capaces de resistirse a las conductas por el bien de sus bebés. Esto es una buena noticia, pero también puede inducir a las pacientes a pensar que su trastorno alimentario se ha resuelto y que pueden dejar la terapia y el control nutricional. De hecho, el estudio noruego demostró que 18 meses después del parto, solo el 50% de las pacientes con anorexia y el 39% de las pacientes con bulimia seguían recuperándose. A los 36 meses del parto, es decir, ya con un niño de tres años, el 41% de las pacientes anoréxicas y el 70% de las bulímicas habían recaído[13].

Otro gran estudio sueco evaluó a 5.200 mujeres que habían sido ingresadas alguna vez en su vida por anorexia nerviosa. Cabría esperar que estas pacientes padecieran trastornos alimentarios más graves que las de un estudio poblacional. El 63% de las mujeres que nunca se habían quedado embarazadas representaban el 86% de las muertes de la cohorte. De hecho, la maternidad redujo la mortalidad en más de un 60%. No es que el embarazo salve vidas. Más bien es un marcador fisiológico y emocional de un cierto nivel de recuperación[14].

RESOLUCIÓN DEL CASO: ANGELA

El nuevo médico de Angela la ve en el seguimiento. Sus niveles de estradiol son bajos. Una ecografía del útero muestra que también es pequeño. El médico explica que los rígidos patrones alimentarios de Angela, su ingesta calórica inadecuada, su régimen de ejercicio y su bajo peso corporal contribuyen a su infertilidad. Esencialmente, su cuerpo cree que se encuentra en un entorno hambriento y estresante. En consecuencia, ha interrumpido la producción de hormonas sexuales para ahorrar calorías y evitar el embarazo. El médico le explica que esta fisiología —la amenorrea secundaria debida al hipogonadismo hipotalámico— es la misma que habría experimentado durante sus años de anorexia nerviosa. El médico le aconseja suavizar las normas alimentarias, ganar algo de peso, reducir el ejercicio intenso y seguir intentando el embarazo de forma natural. También le aconseja que utilice un lubricante de buena calidad durante el coito para que resulte menos doloroso.

Angela está conmocionada. Realmente había pensado que llevaba una vida sana en previsión de un embarazo. Le parece bien seguir los consejos de su médico porque su máxima prioridad es formar una familia. Sin embargo, acude a un terapeuta para que la oriente y apoye en caso de que el proceso resulte más difícil de lo que había previsto. Al principio, comer más y descansar le resulta extraño, incómodo e incluso inseguro. Cuando la ropa empieza a quedarle ajustada, tiene verdaderos problemas. Su terapeuta la anima a comprar ropa de su talla y a seguir adelante.

En dos meses, las relaciones sexuales son menos dolorosas. Angela se siente mejor que en años. Se siente libre de las normas que —ahora se da cuenta— habían dominado su vida. Ha empezado a trabajar de forma productiva con su terapeuta y se da cuenta de que necesitaba este último capítulo de recuperación antes de quedarse embarazada. Piensa seguir viendo a su terapeuta, al menos durante los primeros meses de maternidad, y luego ver cómo van las cosas. Tres meses después, el test de embarazo da positivo.

NOTAS

1 Kimmel MC, Ferguson EH, Zerwas S, Bulik CM, Meltzer-Brody S. Obstetric and gynecologic problems associated with eating disorders. *Int J Eat Disord.* 2016 March; 49(3):260–275. doi: 10.1002/eat.22483.

2 Castellini G, Lelli L, Lo Sauro C, Fioravanti G, Vignozzi L, Maggi M, Faravelli C, Ricca V. Anorectic and bulimic patients suffer from relevant sexual dysfunctions. *J Sex Med.* 2012 October; 9(10):2590–2599. doi: 10.1111/j.1743-6109. 2012.02888.x.

3 Pinheiro AP, Raney TJ, Thornton LM, Fichter MM, Berrettini WH, Goldman D, Halmi KA, Kaplan AS, Strober M, Treasure J, Woodside DB, Kaye WH, Bulik CM. Sexual functioning in women with eating disorders. *Int J Eat Disord.* 2010 March; 43(2):123–129. doi: 10.1002/eat.20671.

4 Gonidakis F, Kravvariti V, Varsou E. Sexual function of women suffering from anorexia nervosa and bulimia nervosa. *J Sex Marital Ther.* 2015; 41(4):368–378. doi: 10.1080/0092623X.2014.915904.

5 Castellini G, Mannucci E, Mazzei C, Lo Sauro C, Faravelli C, Rotella CM, Maggi M, Ricca V. Sexual function in obese women with and without binge eating disorder. *J Sex Med.* 2010 December; 7(12):3969–3978. doi: 10.1111/j.1743-6109.2010.01990.x.

6 Castellini G, Lo Sauro C, Ricca V, Rellini AH. Body esteem as a common factor of a tendency toward binge eating and sexual dissatisfaction among women: the role of dissociation and stress response during sex. *J Sex Med.* 2017 August; 14(8):1036–1045. doi: 10.1016/j.jsxm.2017.06.001.

7 Micali N, dos-Santos-Silva I, De Stavola B, Steenweg-de Graaff J, Jaddoe V, Hofman A, Verhulst FC, Steegers E, Tiemeier H. Fertility treatment, twin births, and unplanned pregnancies in women with eating disorders: findings from a population-based birth cohort. *BJOG.* 2014 March; 121(4):408–416. doi: 10.1111/1471-0528.12503.

8 Linna MS, Raevuori A, Haukka J, Suvisaari JM, Suokas JT, Gissler M. Reproductive health outcomes in eating disorders. *Int J Eat Disord.* 2013 December; 46(8):826–833. doi: 10.1002/eat.22179.

9 Freizinger M, Franko DL, Dacey M, Okun B, Domar AD. The prevalence of eating disorders in infertile women. *Fertil Steril.* 2010 January; 93(1):72–78. doi: 10.1016/j.fertnstert.2008.09.055.

10 Rodino IS, Byrne SM, Sanders KA. Eating disorders in the context of preconception care: fertility specialists' knowledge, attitudes, and clinical practices. *Fertil Steril.* 2017 February; 107(2):494–501. doi: 10.1016/j.fertnstert.2016.10.036.

11 Leddy MA, Jones C, Morgan MA, Schulkin J. Eating disorders and obstetric-gynecologic care. *J Womens Health (Larchmt).* 2009 September; 18(9):1395–1401. doi: 10.1089/jwh.2008.1183.

12 Linna MS, Raevuori A, Haukka J, Suvisaari JM, Suokas JT, Gissler M. Pregnancy, obstetric, and perinatal health outcomes in eating disorders. *Am J Obstet Gynecol.* 2014 October; 211(4):392.e1–8. doi: 10.1016/j.ajog.2014.03.067.

13 Knoph C, Von Holle A, Zerwas S, Torgersen L, Tambs K, Stoltenberg C, Bulik CM, Reichborn-Kjennerud T. Course and predictors of maternal eating disorders in the postpartum period. *Int J Eat Disord.* 2013 May; 46(4):355–368. doi: 10.1002/eat.22088.

14 Papadopoulos FC, Karamanis G, Brandt L, Ekbom A, Ekselius L. Childbearing and mortality among women with anorexia nervosa. *Int J Eat Disord.* 2013 March; 46(2):164–170. doi: 10.1002/eat.22051.

CAPÍTULO 20

PACIENTES MAYORES

CASO: PATRICIA

Patricia es una mujer caucásica cisgénero de 53 años que desarrolló anorexia nerviosa restrictiva cuando tenía quince años. Vivió una experiencia terrible durante un único ingreso en lo que entonces se consideraba un programa de trastornos alimentarios. Consiguió pasar el instituto y la universidad llevando una vida bastante aislada y sujeta a normas. A los 20 años, se casó y empezó una carrera profesional. Durante un tiempo estuvo más sana. Tras un año de intentos, se quedó embarazada y su hijo nació cuando ella tenía 34 años. Entonces, volver a comer empezó a ser una lucha. Completó un segundo programa de tratamiento residencial cuando su hijo estaba en tercer curso. Fue mejor que el primer tratamiento, pero siguió siendo duro para ella. Mientras estaba en tratamiento, echaba de menos a su familia, se sentía avergonzada por ser una mujer que "todavía" tenía problemas con 40 años y experimentaba aislamiento social al estar rodeada de pacientes más jóvenes. Al final pudo mantener una recuperación decente durante un tiempo después de este episodio de tratamiento. A pesar de los años de terapia, Patricia siempre se centraba en las necesidades de los demás antes que en las suyas propias y le costaba descansar y recargar pilas. La lista de tareas pendientes siempre rondaba su cabeza.

Patricia y su marido se divorciaron cuando ella cumplió los 52 años, justo cuando su hijo terminaba el instituto. Enfrentada a la pérdida de las dos personas a las que había cuidado durante toda su vida adulta y preocupada por cómo mantenerse económicamente, Patricia volvió a sufrir anorexia. Sus amigas veían impotentes cómo se retraía y adelgazaba.

CASO: JOE

Joe es un hombre afroamericano cisgénero de 48 años que se ha sentido aislado gran parte de su vida debido a su corpulencia. De niño se burlaban de él por su tamaño, y un entrenador le recomendó por primera vez una dieta cuando tenía nueve años. Joe recuerda meterse en la cocina por la noche y devorar alimentos que se le antojaban después de un día de privaciones. Cada pocos años, Joe probaba algún nuevo plan de dieta y ejercicio. Lo seguía intensamente durante un mes más o menos, controlando obsesivamente su peso varias veces al día mientras disminuía, y luego acababa dolorido o exhausto. Cada vez que se le acababan las fuerzas, su peso aumentaba incluso por encima del que tenía antes de empezar el último plan de adelgazamiento.

Joe se levanta cada mañana decidido a perder peso y restringe la ingesta durante el día en el trabajo. Por la noche, está tan hambriento que se compra un montón de comida rápida después del trabajo y se la come antes de llegar a casa. Se siente aislado y avergonzado. No ha ido al médico desde la universidad porque sabe que le dará un sermón sobre su peso. Le preocupa la diabetes, se siente agotado todo el tiempo y se pregunta si tiene apnea del sueño. A pesar de sus temores sobre su salud, la vergüenza que Joe siente por su peso y sus experiencias negativas con los médicos le impiden buscar atención médica. Le gustaría tener más fuerza de voluntad.

CONTEXTO

Los trastornos alimentarios no son solo enfermedades que afectan a los adolescentes. Los estudios ponen de relieve la frecuencia con que los trastornos alimentarios se dan también en adultos de mediana y avanzada edad[1]. El Estudio sobre Género e Imagen Corporal confirmó la alta prevalencia del uso crónico de estrategias para perder peso, las dismorfias corporales y la estrecha relación entre el malestar emocional y la percepción del cuerpo en mujeres mayores de 50 años[2]. Una revisión exhaustiva de pacientes de más de 40 años demostró que la prevalencia de trastornos alimentarios en mujeres ronda el 3% y en varones es del 1-2%.

Los diagnósticos más comunes son TA y OSFED[3]. Es decir, lo más frecuente es que estos pacientes no vivan con cuerpos demacrados que hagan saltar las alarmas en la consulta del médico o para los propios pacientes. De hecho, la mayoría de estos pacientes mayores no están en tratamiento. Las transiciones vitales, como el divorcio, la marcha de los hijos de casa y la menopausia, se consideran desencadenantes importantes del empeoramiento de la gravedad del trastorno alimentario.

La mayoría de los adultos mayores con trastornos alimentarios han tenido algún tipo de patología alimentaria o corporal desde la adolescencia[4]. Por lo general, los estudios se han centrado en los aspectos psicológicos de los trastornos alimentarios en adultos mayores, y son menos los que analizan los resultados médicos. En general, se considera que las tasas de mortalidad a diez años son peores en los pacientes mayores de 40 años[5]. Según un estudio, los pacientes mayores de 50 años con anorexia nerviosa experimentan altos niveles de vergüenza, dificultades para acceder a los recursos y discriminación por parte de los médicos[6].

RESULTADOS MÉDICOS

Un estudio evaluó a pacientes con anorexia nerviosa grave ingresados en el hospital para su estabilización médica. Descubrió que el 46% de los pacientes tenía 30 años o más, y que casi un cuarto de los pacientes tenía más de 40 años, con una mediana de edad de 48 años. Esto no es lo que mucha gente imagina cuando piensa en la población que necesita el mayor nivel de atención del país por un trastorno alimentario. Los pacientes mayores de este estudio presentaban los mismos problemas médicos que los pacientes más jóvenes, y tuvieron resultados igualmente buenos e ingresos de duración similar durante su estabilización médica[7].

El tratamiento médico de los adultos mayores con trastornos alimentarios implica los mismos conceptos que has leído en este libro: un enfoque no presuntivo que comienza invitando a los pacientes a explicitar sus objetivos y valores individuales, un equipo multidisciplinario y un esfuerzo por mejorar los síntomas de los problemas médicos tanto medibles como no medibles. Cualquier persona de cualquier edad con un trastorno alimentario debe sentir que la recuperación total es posible. Recuerdo a los pacientes todo el tiempo que no pueden controlar los pensamientos y sentimientos de su trastorno alimentario, pero sí pueden controlar la manera en que responden a esos pensamientos y sentimientos. Puede llevar más tiempo, puede haber más desgaste en el cuerpo (que no se puede revertir por completo) y puede ser un trabajo realmente arduo, pero la recuperación es absolutamente posible.

Sin embargo, también debemos afrontar la realidad de que algunos pacientes mayores con trastornos alimentarios descubren que el cambio duradero está fuera de su alcance. Quieren sobrevivir y vivir sus vidas, pero la duración del trastorno alimentario, los eventos desafiantes de la vida o las enfermedades psiquiátricas comórbidas hacen que el trabajo de recuperación sostenida sea excepcionalmente difícil. Muchos de estos pacientes rechazan el tratamiento recomendado, lo que genera preocupación y angustia en su familia y equipo. El capítulo 22 analiza cuándo es apropiado prescribir un tratamiento en contra de la voluntad del paciente.

"INTENTAR RECUPERARSE"

Con mis pacientes mayores con anorexia nerviosa y con aquellos que han estado enfermos de su trastorno alimentario durante mucho tiempo, a menudo introduzco la idea de "intentar recuperarse". Incluso cuando estos pacientes se sienten motivados para hacer cambios, la mera idea de pensar en quiénes serían sin su trastorno alimentario puede resultarles abrumadora. Cada día, minuto a minuto, se libra una batalla en su interior. Si completan una comida, su yo anoréxico se siente decepcionado. Si restringen o utilizan conductas en torno a una comida, su yo orientado a la recuperación se siente decepcionado. La mayoría de mis pacientes son tan sensibles que causar decepción es una experiencia especialmente dolorosa. Sin embargo, como resultado de esta lucha interna constante dentro de ellos, se sienten decepcionados todo el tiempo, y es agotador. ¿Quién tiene la energía emocional para realizar un trabajo terapéutico productivo cuando toda su atención está puesta en la lucha entre la voz de la recuperación y la voz del trastorno alimentario?

Invito a estos pacientes a "intentar recuperarse". A veces, comprometerse plenamente con una vida recuperada mientras se está en las profundidades de un trastorno alimentario es casi inimaginable. Les hago esta petición:

> ¿Y si, en lugar de eso, accedes a *intentar* recuperarte durante, digamos, un período de seis meses? Elige una fecha dentro de seis meses que signifique algo para ti. Dile al trastorno alimentario que durante esos seis meses vas a intentar recuperarte y resiste ferozmente la voz del trastorno alimentario durante ese tiempo. Luego, cuando llegue la comida, cómetela, por supuesto. Y no te purgues. Y no te pases con el ejercicio. Porque estás intentando recuperarte.

Esto puede alejar la voz del trastorno alimentario el tiempo suficiente para lograr un progreso significativo.

Intentar la recuperación también podría denominarse "prueba de cuidados durante un período determinado", porque el paciente no tiene que comprometerse para siempre con lo que parece un proceso desalentador, sino solo durante un cierto período. Sin embargo, durante ese tiempo protegido, lo dan todo. No es el momento de dudar ni de resistirse. Al final de la prueba de tiempo limitado, el paciente evalúa si se siente mejor. Si es así, es una valiosa victoria. Si no, tiene la opción de volver a su trastorno alimentario. Al menos tomará una decisión fundamentada sabiendo cómo es realmente la vida en recuperación, en lugar de imaginar ansiosamente lo peor y luego ni siquiera intentarlo.

Sí, los seis meses seguirán siendo muy duros. Y sí, admito abiertamente que espero que, una vez alimentados, descansados y apoyados en una gran terapia durante cierto tiempo, se den cuenta de que la recuperación es un lugar mucho mejor que la enfermedad. Principalmente, una prueba de tiempo limitado puede parecer una forma menos intimidante de empezar. Se trata de una estrategia algo controvertida. He conocido a terapeutas que creen que no es lo bastante rigurosa o que es arriesgada. Pero lo cierto es que los pacientes a los que se lo recomiendo tienen dificultades para comprometerse y se sienten desesperanzados. Intentar recuperarse es, por tanto, un enfoque mucho mejor que rendirse desde el principio.

RESOLUCIÓN DEL CASO: PATRICIA

Las dos mejores amigas de Patricia deciden hablar con ella seriamente. Se reúnen en su casa una noche y le cuentan lo terriblemente preocupadas que están por su recaída en la anorexia. Patricia se sobresalta. Pensaba que estaba bien y que nadie se había dado cuenta. Trata de ignorarlas y se siente avergonzada por la atención que le prestan. Sin embargo, sus amigas no se dan por vencidas. Le dicen lo mucho que se preocupan por ella. Le recuerdan cuántos años hace que la conocen y señalan que su amiga divertida, inteligente y cariñosa lleva un tiempo ausente. Le recuerdan a Patricia que, aunque su hijo se haya ido a la universidad, sigue necesitando a su madre y tiene por delante muchos hitos en la vida en los que ella debe estar presente.

Las amigas de Patricia han traído algunos recursos. Encontraron en internet una lista de terapeutas y dietistas especializados en trastornos alimentarios de su comunidad y le pidieron que al menos se pusiera en contacto con ellos y tuviera una sesión inicial. Patricia está indecisa: por un lado, lo único que quiere es hundirse más en su trastorno y enfermar aún más para que su cuerpo no desentone con el dolor de su alma. Se siente tan abrumada que lo único que quiere es desaparecer. Por otro lado, el mensaje de sus amigas es convincente. Tras dudarlo un poco, concierta una primera cita con un terapeuta y un dietista.

RESOLUCIÓN DEL CASO: JOE

La hermana de Joe, que se ha recuperado de un trastorno alimentario, ha entrado en contacto por internet con un grupo body positive *que sigue el método HAES. Invita a Joe a la charla mensual del grupo, y él confiesa que se siente muy mal y que no sabe qué hacer. Su hermana repite lo que lleva años diciendo: cree que Joe tiene un trastorno alimentario y no falta de fuerza de voluntad. Joe siempre se había resistido a esa idea porque pensaba que los trastornos alimentarios solo afectaban a las mujeres. Sin embargo, se siente tan mal que le pregunta qué le recomienda.*

Su hermana ha estado esperando este momento. Le da el nombre de una médica que sigue la filosofía HAES y le insta a que empiece por ahí. Joe pide cita a regañadientes. La médica es amable, el mobiliario, el tensiómetro y la bata se adaptan a su cuerpo y la enfermera no comprueba su peso.

La doctora escucha atentamente la historia de Joe con la comida, así como sus preocupaciones médicas actuales. Llega a la conclusión de que Joe cumple los criterios para padecer TA. Le da detalles sobre HAES y le dice que si lo que está buscando es adelgazar, se ha equivocado de sitio. Invita a Joe a compartir sus objetivos y valores. A continuación, le explica que la recuperación se centrará en ayudarle a tomar decisiones basadas en valores y a avanzar hacia sus objetivos sin centrarse en el peso. Le anima a que empiece a trabajar con un terapeuta y un dietista con enfoque HAES, a lo que Joe accede con cierta reticencia.

Mientras tanto, su médico le asegura que, según sus análisis de sangre, no tiene diabetes, aunque su tensión arterial es alta. Empiezan a tratarlo. La doctora le remite a una evaluación de la apnea del sueño y le pide que no mencione el peso ni la pérdida de peso. Aunque esto no es una garantía, le dice a Joe que siempre intentará defenderle cuando esté en el sistema médico fuera de su clínica. Joe se siente apoyado, empoderado y esperanzado.

NOTAS

1 Mangweth-Matzek B, Hoek HW, Rupp CI, Lackner-Seifert K, Frey N, Whitworth AB, Pope HG, Kinzl J. Prevalence of eating disorders in middle-aged women. *Int J Eat Disord.* 2014 April; 47(3):320–324. doi: 10.1002/eat.22232.

2 Gagne DA, Von Holle A, Brownley KA, Runfola CD, Hofmeier S, Branch KE, Bulik CM. Eating disorder symptoms and weight and shape concerns in a large web-based convenience sample of women ages 50 and above: results of the Gender and Body Image (GABI) study. *Int J Eat Disord.* 2012 November; 45(7): 832–844. doi: 10.1002/eat.22030.

3 Mangweth-Matzek B, Hoek HW. Epidemiology and treatment of eating disorders in men and women of middle and older age. *Curr Opin Psychiatry.* 2017 November; 30(6):446–451. doi: 10.1097/YCO.0000000000000356.

4 Huas C, Caille A, Godart N, Foulon C, Pham-Scottez A, Divac S, Dechartres A, Lavoisy G, Guelfi JD, Rouillon F, Falissard B. Factors predictive of ten-year mortality in severe anorexia nervosa patients. *Acta Psychiatr Scand.* 2011 January; 123(1):62–70. doi: 10.1111/j.1600-0447.2010.01627.x.

5 Suokas JT, Suvisaari JM, Gissler M, Löfman R, Linna MS, Raevuori A, Haukka J. Mortality in eating disorders: a follow-up study of adult eating disorder patients treated in tertiary care, 1995–2010. *Psychiatry Res.* 2013 December 30; 210(3): 1101–1106. doi: 10.1016/j.psychres.2013.07.042.

6 Scholtz S, Hill LS, Lacey H. Eating disorders in older women: does late onset anorexia nervosa exist? *Int J Eat Disord.* 2010 July; 43(5):393–397. doi: 10.1002/eat.20704.

7 Gaudiani JL, Brinton JT, Sabel AL, Rylander M, Catanach B, Mehler PS. Medical outcomes for adults hospitalized with severe anorexia nervosa: an analysis by age group. *Int J Eat Disord.* 2016 April; 49(4):378–385. doi: 10.1002/eat.22437.

CAPÍTULO 21

TRASTORNO POR CONSUMO DE SUSTANCIAS

CASO: SHELLEY

Shelley es una mujer caucásica cisgénero de 32 años que ha luchado durante años contra el subtipo purgativo de la anorexia nerviosa y el abuso de sustancias. Sus padres la recuerdan como una niña luchadora y atrevida a la que le encantaba montar espectáculos para cualquiera que la viera. También recuerdan que en todo momento parecía estar en conflicto con uno o más de sus amigos. Popular y carismática, también era extremadamente sensible. Sus desconcertados padres veían con frecuencia a su tormentosa hija volver a casa después del colegio llorando a mares por una discusión o un insulto percibido de uno de sus amigos. Intentaban consolarla con éxito variable. Veían cómo Shelley intentaba calmarse y le costaba distinguir entre los grandes conflictos y los pequeños; todos le afectaban con la misma intensidad.

Shelley recuerda su infancia con mucho cariño, pero siempre tuvo la sensación de que sus padres no la comprendían y nunca la apoyaron como ella necesitaba. Empezó a beber y a fumar cigarrillos con sus amigos a los trece años, y a fumar marihuana a los catorce. Ese mismo año, y bajo los efectos de la marihuana, tuvo relaciones sexuales por primera vez estando. El trastorno alimentario de Shelley comenzó a los quince años, cuando empezó a hacer dieta con su grupo de amigas. Su determinación por ser la mejor en todo lo que hacía la llevó a restringirse más que las demás. Sin embargo, estaba tan hambrienta que empezó a darse atracones. Decidió que esto era inaceptable y pronto empezó a purgarse después de sus atracones. Pasó desapercibida y parecía una joven de éxito, popular, delgada y guapa durante todo el instituto.

En la universidad, Shelley solía restringir las calorías durante todo el día para poder salir de fiesta con las de la hermandad por la noche y no preocuparse por las calorías. Su disfrute de la universidad y el constante apoyo social comenzaron a estabilizar sus conductas de trastorno alimentario. Sin embargo, empezó a consumir cocaína con regularidad. No estaba preocupada porque sus notas eran buenas y consumía menos cocaína que muchos de sus compañeros.

Tras graduarse en la universidad, Shelley se vino abajo. De repente, sola y con la búsqueda de un trabajo por delante, se sintió aislada y abrumada ante la perspectiva de la vida adulta que le esperaba. Shelley respondió sumergiéndose en la restricción, la purga y el alcohol. Durante los años siguientes, sus padres la apoyaron en varios programas de tratamiento para el consumo de sustancias y los trastornos alimentarios. Sin embargo, nunca consiguió abstenerse del todo de las sustancias o de las conductas de su trastorno alimentario durante los programas. Con el paso del tiempo, fue abandonando el tratamiento en contra del consejo médico. Shelley se estabilizó un poco a finales de la veintena. La muerte de un amigo la sumió en una recaída para mitigar el dolor. Ahora bebe mucho, consume cocaína de forma intermitente, tiene bajo peso y ha ido varias veces a urgencias por desmayos y electrolitos anormales: Shelley se da cuenta de que necesita una ayuda más definitiva.

CONTEXTO

Los trastornos alimentarios y los trastornos por consumo de sustancias coexisten con una frecuencia notablemente alta. Hasta la mitad de los pacientes con trastornos alimentarios abusan de las drogas o el alcohol. En los pacientes con trastornos por consumo de sustancias, más del 35% también refieren un trastorno alimentario[1]. Sabemos que esta cifra es muy superior al 1-4% de trastornos alimentarios en la población general. En los adolescentes con trastornos de la conducta alimentaria, las tasas de uso y abuso de sustancias son entre un 20% y un 40% superiores a las de sus compañeros sin trastornos de la conducta alimentaria[2].

Un amplio estudio de mujeres con anorexia nerviosa subdividió a las pacientes en diferentes grupos de comportamiento, incluyendo un grupo con anorexia nerviosa restrictiva (RAN) y un grupo con antecedentes de anorexia nerviosa y bulimia nerviosa (ANBN) a lo largo de la vida. Entre toda la muestra, el 20% cumplía los criterios de antecedentes de abuso o dependencia del alcohol a lo largo de la vida. La prevalencia era mayor en el grupo ANBN, con un 35%, y menor en el grupo RAN, con un 13,7%.

El riesgo de abuso o dependencia de drogas era 6,25 veces mayor en el grupo ANBN, con una prevalencia del 32%, en comparación con el grupo RAN. El cannabis era la droga más consumida en general. Sin embargo, los pacientes con ANBN también eran 6,55 veces más propensos a consumir estimulantes, 5,89 veces más propensos a consumir cocaína y 4,72 veces más propensos a consumir sedantes que los pacientes con RAN. Los pacientes del grupo que se habían purgado alguna vez tenían 1,83 veces más probabilidades de abusar del alcohol y 3,79 veces más probabilidades de abusar de las drogas que los pacientes con restricción pura[3].

Otro estudio realizó un seguimiento de diez años a pacientes hospitalizados por anorexia nerviosa. Se descubrió que los pacientes que declaraban darse atracones mientras estaban por debajo de su peso tenían seis veces más probabilidades de padecer un trastorno por consumo de sustancias que los que practicaban la restricción pura. Este riesgo también se asoció a una mayor incidencia de trastorno por consumo de alcohol entre los familiares de primer grado[4]. Además, las mujeres con un trastorno alimentario, sobre todo si realizaban alguna conducta purgativa, eran más propensas a fumar cigarrillos y fumaban con más frecuencia para controlar el peso que el grupo de control[5].

Se dice que los pacientes que restringen las calorías o se purgan para evitar el aumento de peso por beber alcohol padecen "alcohorexia", un término informal que, sin embargo, capta el espíritu del problema. Un estudio demostró que las personas que padecen alcohorexia corren el riesgo de recibir en el futuro diagnósticos formales de trastornos alimentarios y por consumo de sustancias[6].

LA COMIDA NO ES UNA ADICCIÓN

¿Significa esto que debemos considerar los trastornos alimentarios como adicciones a la comida o al hambre y, por extensión, que estos pacientes simplemente corren un mayor riesgo de padecer otras adicciones? En absoluto. Rechazo firmemente la propuesta de que exista la adicción a la comida o al azúcar. La noción de adicción al azúcar es otro ejemplo de pseudociencia moderna. Un estudio revisó exhaustivamente la literatura y la neurociencia sobre la llamada «adicción a los alimentos procesados y al azúcar» en animales y humanos. Encontró pocas pruebas que apoyaran la adicción al azúcar en humanos. En los animales, los comportamientos similares a la adicción, como los atracones, solo se producían cuando tenían un acceso intermitente, y no rutinario, al azúcar[7].

Una vez más, la restricción es la causa de los atracones, no la palatabilidad de los alimentos. Si una persona se priva de una cantidad suficiente de alimentos o de un determinado tipo de alimentos (también conocido como "estar a dieta"), crea antojos y es más probable que se dé un atracón. Por el contrario, el consumo constante y moderado de alimentos no restringidos no pone en movimiento el péndulo de la privación y el atracón. Otro estudio replanteó el concepto de adicción a la comida como una "medicalización innecesaria" identificando que nuestro sistema básico de recompensa por comer o incluso por comer en exceso no debería ser patologizado como una enfermedad[8].

¿POR QUÉ COEXISTEN LOS TRASTORNOS ALIMENTARIOS Y EL ABUSO DE SUSTANCIAS?

¿Cuáles son las razones de esta elevada tasa de comorbilidad entre los trastornos alimentarios y el trastorno por consumo de sustancias? La mayoría coincide en que el modelo biopsicosocial es el que mejor se ajusta a este problema. Las características biológicas (como el riesgo hereditario de adicción o los rasgos temperamentales), los factores de personalidad (como la impulsividad, la búsqueda de novedades[9] y la desregulación del estado de ánimo), las enfermedades psicológicas comórbidas y las exposiciones ambientales desempeñan un papel importante[10]. Un estudio demostró —lo que quizás no sea sorprendente— que los pacientes con TA y trastornos del estado de ánimo, rasgos de trastorno de la personalidad y trastorno por consumo de sustancias comórbidos tenían síntomas más graves de trastorno alimentario[11].

El alcohol y las drogas pueden desempeñar tres funciones clave para los pacientes con trastornos alimentarios. Para empezar, satisfacen el afán de "pasarlo bien" de aquellas personas que buscan novedades. En segundo lugar, el consumo de sustancias puede servir como automedicación. Si un individuo está ansioso, deprimido, abrumado o tiene otros diagnósticos psiquiátricos, como el trastorno bipolar, que no han sido tratados adecuadamente con medicamentos, el alcohol y las drogas pueden proporcionar un alivio bienvenido, o al menos un escape. Por último, algunas sustancias tienen como efecto secundario la pérdida de peso. Desde las legales a las ilegales, el tabaco, la cafeína, la cocaína, la heroína y las anfetaminas pueden utilizarse para suprimir el apetito y el peso corporal. Dado que el alcohol y las drogas tienen propósitos claros para los pacientes, es importante recordar que el trabajo de sobriedad debe ofrecer formas de satisfacer o redirigir estas necesidades de otras maneras.

RESULTADOS Y TRATAMIENTO

A pesar del impacto que el trastorno por consumo de sustancias tiene sobre la salud y la vida, solo el 6% de las personas con trastorno por consumo de sustancias busca tratamiento. Más de la mitad de esta pequeña proporción no llega a completar el tratamiento[12]. En los pacientes con trastornos alimentarios, el abuso de sustancias produce peores resultados que en los que solo padecen trastornos alimentarios. Del mismo modo, las personas con trastorno por consumo de sustancias que también padecen un trastorno alimentario presentan un abuso de sustancias más grave y peores resultados funcionales. Estos diagnósticos comórbidos contribuyen a aumentar las complicaciones médicas, empeorar la psicopatología, prolongar el tiempo de recuperación y aumentar las tasas de recaída[13].

Uno de los retos a los que se enfrentan los pacientes con trastornos alimentarios comórbidos y trastorno por consumo de sustancias es la alta prevalencia de abandono temprano del tratamiento. Aunque las razones pueden ir desde la incapacidad de tolerar una vida sobria y alimentada hasta la frustración con los sistemas de atención que suelen ser inadecuados para gestionar ambas afecciones, los estudios han demostrado que los individuos con ambos diagnósticos tienen una tasa mucho más alta de abandono del tratamiento.

Un estudio de pacientes en un centro residencial de consumo de sustancias descubrió que alrededor del 7% de los pacientes probablemente sufrían un trastorno alimentario y alrededor del 65% de los pacientes probablemente sufrían un trastorno por consumo de alcohol. El 17% de los pacientes abandonaron el centro en contra de la recomendación médica. Un análisis de regresión controló la edad, los años de educación, los síntomas de depresión, el consumo de alcohol y el abuso de drogas.

Se descubrió que los síntomas del trastorno alimentario estaban significativamente relacionados con la decisión de abandonar el tratamiento en contra de la recomendación médica[14].

De forma similar, en un estudio de hombres adultos jóvenes en tratamiento residencial por consumo de sustancias que fueron evaluados por síntomas de atracones/purgas y atracones compulsivos, el rechazo al tratamiento se asoció con síntomas de trastornos alimentarios después de controlar otros múltiples factores. Los autores concluyeron que la impulsividad, la intolerancia a la angustia y los desafíos con la regulación emocional eran particularmente altos entre los hombres con síntomas de trastornos alimentarios[15].

El tratamiento de los pacientes con trastornos alimentarios comórbidos y trastornos por consumo de sustancias debe realizarse en centros que tengan experiencia en ambos. Por ejemplo, cuando los pacientes inician un tratamiento por consumo de sustancias, los síntomas del trastorno alimentario suelen descontrolarse al enfrentarse a la sobriedad. Muchos programas de abuso de sustancias carecen del personal y de los protocolos necesarios para ayudar a crear planes de comidas adecuados, observar a los pacientes en la mesa, controlar los baños para detectar purgas y apoyar terapéuticamente la recuperación del trastorno alimentario. Del mismo modo, muchos pacientes que ingresan al tratamiento diurno por síntomas de trastornos alimentarios descubren que su abuso de sustancias se intensifica. A medida que se elimina una estrategia de adormecimiento, el paciente puede sentirse inexorablemente atraído por la otra.

Mi experiencia clínica es que los buenos programas residenciales para trastornos alimentarios son probablemente lo más indicado para aquellos que padecen trastornos comórbidos por consumo de sustancias. Estos programas pueden nutrir y apoyar constantemente a los pacientes durante su trastorno de la alimentación y, como son residenciales, también suponen un oasis para la sobriedad. Sin embargo, si el abuso de drogas o alcohol de los pacientes es lo suficientemente grave, es posible que deban comenzar su tratamiento en un hospital para la desintoxicación. Lo ideal sería que esto ocurriera en un hospital con experiencia en trastornos alimentarios para no perder tiempo. Desintoxicar a alguien de la heroína o del alcohol durante una semana mientras sigue restringiendo la comida o purgándose en el hospital no lo prepara lo suficiente para ingresar en un programa residencial de salud mental.

RESOLUCIÓN DEL CASO: SHELLEY

La disposición de Shelley a cambiar lleva a sus padres a ponerse en contacto con un prestigioso programa residencial de trastornos alimentarios. Durante la admisión, el programa recomienda que Shelley comience su recuperación en un hospital especializado que pueda supervisar la desintoxicación del alcohol y comenzar la rehabilitación nutricional. Shelley ingresa en el hospital con un alto nivel de alcohol en sangre y señala que se cogió una "última borrachera" de camino al hospital. La primera semana de hospitalización es todo un reto. Su síndrome de abstinencia alcohólica es grave y requiere una vigilancia y un tratamiento médico intensivos. Es difícil conseguir que coma mientras deja el alcohol, y acepta una sonda nasoyeyunal para superar esta etapa.

Cuando sale del hospital, Shelley está totalmente desintoxicada del alcohol, ha ganado unos kilos y tolera un plan de comidas de rehabilitación nutricional de alto contenido calórico por vía oral. Se siente mucho mejor. De hecho, tanto es así que resulta difícil convencerla de que continúe con el programa residencial para trastornos alimentarios. Está convencida de que está "bien" y de que podrá mantenerse así en su casa. Solo con el apoyo intensivo de la familia y los esfuerzos del equipo del hospital acepta intentar ingresar en el programa para trastornos alimentarios.

Durante las siguientes ocho semanas en régimen residencial, con un cerebro nutrido y sobrio, Shelley hace progresos terapéuticos que siempre se le habían escapado en el pasado. Cuando llega el momento de pasar al tratamiento diurno, vuelve a resistirse porque se siente muy segura de poder arreglárselas sola. Una vez más, su familia y el equipo la convencen para que lo intente. En la primera semana, se emborracha con su compañera de piso en los apartamentos del programa. Esto le sirve de llamada de atención y redobla sus esfuerzos en el tratamiento. Cuando abandona el programa varios meses después, tras haber completado todos los niveles de atención disponibles, cuenta con un gran equipo, planea asistir a las reuniones de Alcohólicos Anónimos y sabe que no debe descartar el poder de su trastorno por consumo de sustancias ni de su trastorno alimentario.

NOTAS

1 The National Center on Addiction and Substance Abuse (CASA) at Columbia University, Food for Thought: Substance Abuse and Eating Disorders. 2003. The National Center on Addiction and Substance Abuse at Columbia University, New York.

2 Denoth F, Siciliano V, Iozzo P, Fortunato L, Molinaro S. The association between overweight and illegal drug consumption in adolescents: is there an underlying influen-

ce of the sociocultural environment? *PLoS One.* 2011; 6(11):e27358. doi: 10.1371/journal.pone.0027358.

3 Root TL, Pinheiro AP, Thornton L, Strober M, Fernández-Aranda F, Brandt H, Crawford S, Fichter MM, Halmi KA, Johnson C, Kaplan AS, Klump KL, La Via M, Mitchell J, Woodside DB, Rotondo A, Berrettini WH, Kaye WH, Bulik CM. Substance use disorders in women with anorexia nervosa. *Int J Eat Disord.* 2010 January; 43(1):14–21. doi: 10.1002/eat.20670.

4 Strober M, Freeman R, Bower S, Rigali J. Binge eating in anorexia nervosa predicts later onset of substance use disorder: A ten-year prospective, longitudinal follow-up of 95 adolescents. *J Youth Adol* 1996; 25(4):519–532.

5 Krug I, Treasure J, Anderluh M, Bellodi L, Cellini E, di Bernardo M, Granero R, Karwautz A, Nacmias B, Penelo E, Ricca V, Sorbi S, Tchanturia K, Wagner G, Collier D, Fernández-Aranda F. Present and lifetime comorbidity of tobacco, alcohol and drug use in eating disorders: a European multicenter study. *Drug Alcohol Depend.* 2008 September 1; 97(1–2):169–179. doi: 10.1016/j.drugalcdep.2008.04.015.

6 Hunt TK, Forbush KT. Is "drunkorexia" an eating disorder, substance use disorder, or both? *Eat Behav.* 2016 August; 22:40–45. doi: 10.1016/j.eatbeh.2016.03.034.

7 Westwater ML, Fletcher PC, Ziauddeen H. Sugar addiction: the state of the science. *Eur J Nutr.* 2016 November; 55(Suppl. 2):55–69. doi: 10.1007/s00394-016-1229-6.

8 Finlayson G. Food addiction and obesity: unnecessary medicalization of hedonic overeating. *Nat Rev Endocrinol.* 2017 August; 13(8):493–498. doi: 10.1038/nrendo.2017.61.

9 Krug I, Pinheiro AP, Bulik C, Jiménez-Murcia S, Granero R, Penelo E, Masuet C, Agüera Z, Fernández-Aranda F. Lifetime substance abuse, family history of alcohol abuse/dependence and novelty seeking in eating disorders: comparison study of eating disorder subgroups. *Psychiatry Clin Neurosci.* 2009 February; 63(1):82–87. doi: 10.1111/j.1440-1819.2008.01908.x.

10 Gregorowski C, Seedat S, Jordaan GP. A clinical approach to the assessment and management of co-morbid eating disorders and substance use disorders. *BMC Psychiatry.* 2013 November 7; 13:289. doi: 10.1186/1471-244X-13-289.

11 Becker DF, Grilo CM. Comorbidity of mood and substance use disorders in patients with binge-eating disorder: associations with personality disorder and eating disorder pathology. *J Psychosom Res.* 2015 August; 79(2):159–164. doi: 10.1016/j.jpsychores.2015.01.016.

12 Doumas DM, Blasey CM, Thacker CL. Attrition from alcohol and drug outpatient treatment: psychological distress and interpersonal problems as indicators. *Alcohol Treat Q.* 2005; 23(4):55–67.

13 Courbasson CM, Smith PD, Cleland PA. Substance use disorders, anorexia, bulimia, and concurrent disorders. *Can J Public Health.* 2005 March–April; 96(2):102–106. PubMed PMID: 15850027.

14 Elmquist J, Shorey RC, Anderson S, Stuart GL. Eating disorder symptoms and length of stay in residential treatment for substance use: a brief report. *J Dual Diagn.* 2015; 11(3–4):233–237. doi: 10.1080/15504263.2015.1104480.

15 Elmquist J, Shorey RC, Anderson SE, Temple JR, Stuart GL. The relationship between eating disorder symptoms and treatment rejection among young adult men in residential substance use treatment. *Subst Abuse.* 2016 May 22; 10:39–44. doi: 10.4137/SART.S33396.

CAPÍTULO 22

ATENCIÓN AL PACIENTE QUE RECHAZA EL TRATAMIENTO

DEL TRATAMIENTO OBLIGATORIO A LOS CUIDADOS PALIATIVOS

CASO: ELANA

Elana es una mujer caucásica cisgénero de 38 años con antecedentes de anorexia nerviosa restrictivo desde que tenía once años. Elana ha estado en innumerables programas de tratamiento de trastornos alimentarios a lo largo de los años; en todos los casos recuperaba totalmente su peso y volvía a recaer casi inmediatamente después del alta. A pesar de la gravedad de su enfermedad mental, terminó la universidad en seis años. Sin embargo, nunca ha podido conservar un trabajo.

Elana vive con sus padres y ha visto a sus hermanos casarse y tener hijos. Adora a sus sobrinos y se siente triste porque su trastorno alimentario le haya arrebatado la oportunidad de tener un cónyuge e hijos. El equipo de Elana (formado por un terapeuta, un dietista, un internista y un psiquiatra) ha estado con ella durante los últimos cinco años. Los ve con regularidad cuando no está en tratamiento, se dedican a ella y se comunican regularmente entre ellos.

Desde hace unos años, cada vez que Elana recae, enferma más rápido que nunca. Cuando sale de varios meses de tratamiento residencial, se siente como si se saliera de su propia piel por la angustia que le produce el proceso de recuperación de peso. Incluso se asombra de lo rápido que baja de peso después del tratamiento. Ha probado prácticamente todos los medicamentos *psicotrópicos e intervenciones, pero o bien no funcionaron o le produjeron efectos secundarios intolerables.*

Hace un año, los padres de Elana la amenazaron con repudiarla si no volvía a someterse a tratamiento e insistieron en que buscara tratamientos experimentales en estudios universitarios. Ninguno de estos estudios la aceptó debido a la cronicidad de su enfermedad y a sus comorbilidades. En aquel momento, Elana volvió a recibir tratamiento en un programa excelente por respeto a sus padres, pero, a pesar de ser "una buena paciente" y de haber recuperado todo su peso, no se sentía mejor. La voz nunca desapareció. Elana quiere mucho a su familia y vive para su perro. No quiere morir a causa de su trastorno alimentario y siempre ha dudado de que llegara a enfermar lo suficiente como para que esto ocurriera, a pesar de haber sido advertida de ello en innumerables ocasiones. Sin embargo, le resulta esencialmente imposible hacer lo necesario para vivir. La voz del trastorno alimentario siempre es ensordecedora en su cabeza. El principal deseo de Elana en este momento es permanecer en un centro ambulatorio porque cree que los niveles más altos de atención no funcionan y son costosos y siente una nostalgia insoportable cuando está fuera. Además, se empeña en no engordar.

El equipo de Elana hace todo lo posible por atender su petición. Después de haberla visto tantas veces incapaz de tolerar el restablecimiento total de su peso, la animan a encontrar un punto de reducción de daños en el que pueda vivir con un peso inferior al normal, pero no peligrosamente caquéctica. Ella está de acuerdo en que es una buena idea, pero su peso no cumple el rango acordado. Las llamadas entre los miembros del equipo se intensifican. Se preguntan cómo pueden mantenerla a salvo en la comunidad. Le hacen firmar formularios para constatar su rechazo al consejo médico cuando se niega a ir al hospital o a un programa de tratamiento. Se preguntan si tienen que dejarla marchar. Ella les ruega que la apoyen y que sigan ayudándola a encontrar un término medio tolerable, incluso cuando su ansiedad, rigidez e incómodos síntomas físicos aumentan con su desnutrición.

Los padres de Elana se sienten angustiados. Ven cómo su hermosa, inteligente y divertida hija se consume. La idea de que muera de anorexia nerviosa les resulta inaceptable, pero han visto que el tratamiento no ha funcionado. Ahora no saben qué hacer.

CONTEXTO

Muchos pacientes con trastornos alimentarios y sus familias se ven obligados a enfrentarse a situaciones difíciles en las que se rechaza el tratamiento necesario con consecuencias potencialmente mortales, normalmente debido a un alto grado de desnutrición o purgas. Los trastornos alimentarios se resisten al diagnóstico y al tratamiento por su propia naturaleza. Son egosintónicos, lo que significa que los trastornos están en armonía con el sentido del yo de la persona. Las personas con cáncer rara vez o nunca aceptan el diagnóstico como algo que refuerza su propósito y singularidad, que calma sus demonios y promete la salvación de todos los males. Sin embargo, esto es lo que muchas personas sienten con respecto a su trastorno alimentario. Un cerebro hambriento se vuelve especialmente resistente y rígido, por lo que es común sentirse desesperanzado con respecto a la recuperación. Entonces, ¿cómo sabemos cuándo forzar a alguien a seguir un tratamiento en contra de su voluntad y cómo sabemos cuándo ha llegado el momento de dejar de forzarlo y empezar a considerar que de hecho podría morir a causa de su enfermedad?

La resistencia al tratamiento puede abarcar cualquier cosa, desde rechazar un nivel más alto de atención hasta negarse a recuperarse al ritmo o peso deseados por el equipo ambulatorio, pasando por rechazar la atención por completo. Ambas opciones —tratar a alguien en contra de su voluntad o aceptar no hacerlo— deben considerarse con mucha seriedad. Nuestra sociedad cree firmemente en el derecho de autodeterminación. Es decir, no nos tomamos a la ligera la decisión de privar a los adultos de su derecho a actuar de forma independiente, y así debe ser. Por ejemplo, no obligamos a todos los adultos a tomar buenas decisiones médicas. Eso daría lugar a un estado totalitario. Permitimos a los pacientes rechazar la atención en contra del consejo médico siempre y cuando comprendan las consecuencias de su elección. Por tanto, privarles de ese derecho y obligarles a recibir tratamiento es un problema grave.

Por otro lado, la idea de que algunos pacientes no puedan mejorar de su trastorno alimentario es un tema emocional e incluso controvertido para muchos. Conceptos como "nunca rendirse" y "luchar hasta el final", ya sea en los trastornos alimentarios o en cualquier situación médica, surgen de las raíces personales, culturales, familiares y religiosas de las personas. Desde que estudié medicina, me ha interesado mucho la noción de los objetivos adecuados de la atención al final de la vida. Algunas de mis conversaciones más significativas y enriquecedoras como médica han tenido lugar en el contexto de la muerte inminente de un paciente. Para muchos, esto es impensable. Sin embargo, cualquiera que haya trabajado en cuidados paliativos sabe que puede haber algo infinitamente tierno, poderoso y privilegiado en ser testigo de los últimos días o incluso minutos de una persona.

Al igual que ocurre con el nacimiento o el matrimonio, en el momento de la muerte uno es consciente de que se está produciendo un momento inmenso e importante en la vida que afecta no solo al individuo, sino también a toda su familia.

Este capítulo se basa principalmente en la bibliografía de las personas con anorexia nerviosa y bajo peso. La razón principal para ello es que los pacientes con estos trastornos que rechazan la atención recomendada tienen un mecanismo obvio y próximo para que se produzca la muerte por inanición: paro cardíaco por una bajada de glucemia o potasio bajo debido a la purga, en el contexto de reservas mínimas de electrolitos en su cuerpo. Hay muchos pacientes con trastornos alimentarios graves y conductas de restricción y purga extremas que ocupan cuerpos más grandes. Como siempre, esta población de pacientes suele pasarse por alto. Es necesario prestar más atención a este tema. Y para todas las personas con enfermedades mentales, el riesgo de suicidio sigue siendo un mecanismo potencial de muerte que siempre debe evaluarse.

VISIÓN GENERAL DE LA ESTRATEGIA

El diagrama de flujo de la figura 22.1 resume mi proceso de pensamiento, basado en la bibliografía actual, cuando se trata de un paciente que rechaza el tratamiento. Este diagrama de flujo representa un resumen muy simplificado de los conceptos y términos que revisaré posteriormente.

MOTIVAR EL COMPROMISO VOLUNTARIO

Como siempre, merece la pena empezar invitando a los pacientes a que compartan sus valores y objetivos. Estos son algunos de los que más se repiten: "Volver a estudiar", "seguir con vida para mi hijo" y "ser competente en mi trabajo". Mi estrategia general es seguir trabajando para motivar la aceptación voluntaria del tratamiento por parte del paciente en cualquier nivel de atención que sea adecuado. Cuando se trata de trastornos alimentarios, estos pacientes necesitan profesionales que tengan verdadera experiencia en trastornos alimentarios. Estos expertos emplearán un enfoque de equipo multidisciplinario y altamente comunicativo. Cada uno aportará sus habilidades únicas para intentar motivar a un paciente que rechaza el tratamiento. La mayoría de nosotros albergamos un feroz y ardiente optimismo de que cualquiera puede recuperarse por completo de un trastorno alimentario.

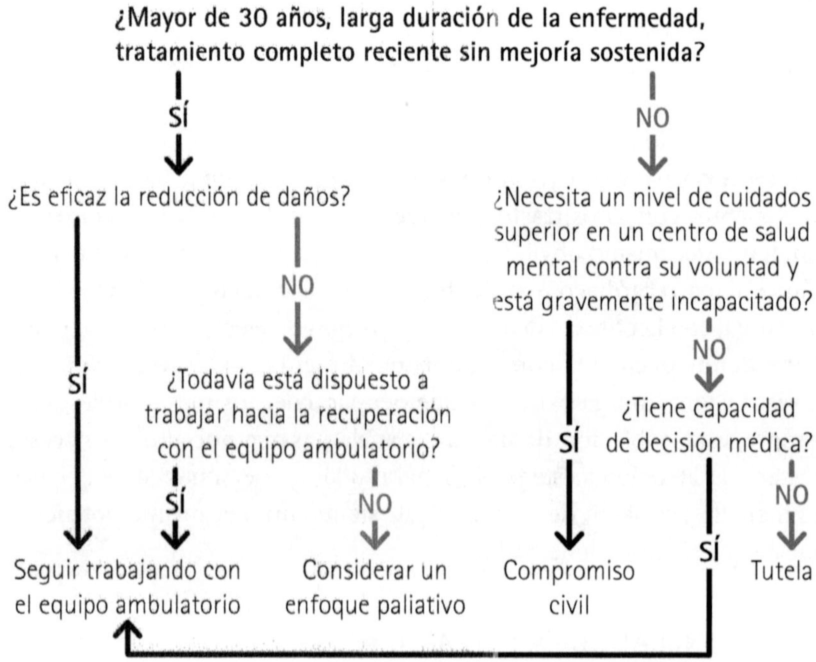

Figura 22.1. Diagrama de flujo del paciente que rechaza un tratamiento recomendado.

PACIENTES JÓVENES QUE RECHAZAN LA ASISTENCIA

Si los esfuerzos por motivar al paciente no funcionan y este continúa rechazando el tratamiento recomendado, las primeras preguntas que se deben hacer son si tiene más de 30 años, si ha estado enfermo durante mucho tiempo y si ha experimentado recientemente un tratamiento completo de alta calidad para su trastorno alimentario[1]. La idea subyacente a estos criterios es que una persona menor de 30 años aún puede madurar hacia un conjunto de valores más centrados en la recuperación y pasar de "lo único que quiero es no aumentar de peso" a "hay cosas más importantes en mi vida que seguir enfermo y desnutrido". La mayoría de los pacientes experimentan una mejoría significativa en sus distorsiones del trastorno alimentario tras el restablecimiento total del peso.

Los padres de jóvenes de hasta 18 años casi siempre pueden ignorar las protestas de sus hijos en entornos médicos y psiquiátricos. Muchos padres se enfrentan al aterrador reto de que su hijo de 17 años con un trastorno alimentario cumpla los 18 y acto seguido rechace el tratamiento, exija ir a la universidad e insista en que ya es adulto y ahora toca respetar su autonomía e independencia. Esto debe anticiparse y prepararse.

Un equipo de tratamiento unificado puede señalar respetuosamente que, si bien ir a la universidad o disfrutar de la independencia son factores importantes para el paciente, como suele ocurrir, un trastorno alimentario es uno de los obstáculos más probables para ambas cosas. Ningún paciente con un trastorno alimentario es realmente independiente, ya que está controlado por reglas arbitrarias y crueles sobre la comida y el ejercicio, así como por pensamientos rumiativos que desplazan todos los demás intereses y relaciones. Es probable que la enfermedad progresiva obligue a los jóvenes a abandonar sus estudios y altere sus objetivos académicos y deportivos.

LOS RECURSOS PARENTALES COMO HERRAMIENTA

Sin embargo, puede llegar un momento en que los padres tengan que hacer valer su influencia para exigir que sus hijos adultos acepten un tratamiento adecuado, ya sea ambulatorio o residencial. Eso puede significar negarse a seguir pagando la matrícula escolar o a sufragar el estilo de vida de su hijo. El mensaje puede ser de este tipo:

> Nada nos gustaría más que tener una relación contigo como adulto en la que demostraras que eres capaz de cuidar de ti mismo. Sin embargo, es inaceptable que insistas en seguir enfermo creyendo que puedes tener tanto tu trastorno alimentario como el privilegio de estudiar y una vida basada en nuestro apoyo económico. Nosotros también somos adultos. Y elegimos no permitir tu enfermedad.

Muchos padres me han expresado su preocupación de que esto le robe la motivación y la esperanza a su hijo. Puedo asegurarles que, independientemente de las manipulaciones que el trastorno alimentario esté empleando para mantener su relación abusiva con el niño, es mucho más probable que la recuperación se produzca si recibe el tratamiento adecuado que si se mantienen las recompensas y se deja que el cerebro permanezca hambriento durante semanas y meses. Muchos de mis pacientes de entre 30 y 40 años se hacen la reflexión de que les gustaría que sus padres hubieran insistido más en la recuperación en el pasado. En última instancia, interpretaron el hecho de que sus padres cedieran y les permitieran continuar con su vida como una señal de que no estaban lo bastante enfermos.

TUTELA

Si este tipo de influencia no es suficiente, o en situaciones en las que los padres o la pareja han agotado todas las influencias posibles sin lograr la aceptación del tratamiento, se pueden dar otros pasos. Algunos padres comienzan a buscar la tutela preventiva de su hijo de 17 años que padece un trastorno alimentario en anticipación a la mayoría de edad.

Las mismas políticas que protegen ampliamente la autonomía de los adultos en nuestra sociedad pueden resultar inmensamente frustrantes para los seres queridos de los pacientes con trastornos alimentarios que rechazan el tratamiento. Según el estado en el que se viva, puede resultar casi imposible obtener la tutela porque algunas leyes estatales favorecen la autonomía en detrimento de salvar vidas. Puede que ante el tribunal comparezca una joven adulta impecablemente arreglada, brillante y elocuente, de manera que les resulta difícil conceder la tutela a sus desesperados padres. La tutela es un proceso legal al que se suele recurrir cuando se ha demostrado que una persona no puede valerse por sí misma en aspectos fundamentales y carece de capacidad de decisión médica.

Una cuarta parte de las consultas psiquiátricas hospitalarias, realizadas por médicos o psicólogos, abordan la capacidad de decisión[2]. Hay cuatro preguntas clave que deben responderse en una evaluación de la capacidad. ¿Tiene el paciente capacidad para elegir? ¿Puede comprender la información? ¿Entiende las consecuencias de una elección? Y, por último, ¿es capaz de manejar la información racionalmente, comprendiendo los tratamientos propuestos, los riesgos, los beneficios y las alternativas?

Pongamos como ejemplo a una joven de 20 años hospitalizada por anorexia nerviosa grave y con un nivel muy bajo de glucosa en sangre que exige marcharse en contra del consejo médico cuando le ofrecen un zumo. El médico podría preguntarle: "¿Qué pasaría si te fueras ahora mismo?". Con su cerebro hipoglucémico y su negación de la anorexia, podría decir: "Nada. Estaré bien". El médico seguiría: "¿Qué alternativas hay a la hospitalización y a este zumo que estás rechazando?". La paciente podría responder irritada: "Volvería a mi vida". Se trata de una paciente que carece de capacidad debido a una causa médica, y no se le permitiría marcharse en contra del consejo médico. Se establecería un apoderado para firmar las decisiones médicas, y luego esto podría convertirse en tutela en el juzgado si persistiera el rechazo al tratamiento y la falta de capacidad de decisión.

INTERNAMIENTO CIVIL

En el estado de Colorado, donde se encuentra mi clínica, los tutores pueden exigir la atención en un entorno médico, pero no pueden exigir el ingreso en atención psiquiátrica hospitalaria en contra de los deseos del paciente. Colorado ha tendido a favorecer la salvación de vidas por encima de la autonomía, con algunas de las leyes de salud mental más estrictas del país para el fomento de la supervivencia del paciente. Han demostrado ser inmensamente útiles para salvar las vidas de los pacientes con trastornos alimentarios que reciben atención en este estado.

Entonces, si un tutor no puede exigir el ingreso en un centro de salud mental —algo que puede ser necesario cuando un paciente con un trastorno alimentario necesita un nivel de atención superior pero lo rechaza—, ¿cuál es la alternativa? El internamiento civil es la alternativa a la tutela. El internamiento civil significa que un juez ordena que un paciente se someta a un tratamiento obligatorio, superando incluso la autoridad de la tutela. En Colorado, solo un internamiento civil puede obligar a un paciente a ingresar en un centro de salud mental en contra de su voluntad.

A diferencia del proceso de tutela, que sigue un modelo médico que evalúa la capacidad de decisión, el proceso del internamiento civil suele discurrir por un itinerario de salud mental. En caso de enfermedad mental grave, se evalúa si el individuo presenta discapacidad grave y daño inminente. Si se cumplen unos criterios bastante estrictos, el paciente puede ser sometido a un internamiento por motivos de salud mental. Aunque casi ningún paciente acepta tranquilamente un internamiento civil, la mayoría de los pacientes que he atendido y que han necesitado uno han acabado agradeciendo a su equipo de tratamiento que abogara por una atención necesaria que el trastorno alimentario rechazaba rotundamente.

Existen algunas limitaciones importantes. En primer lugar, hay muchos estados que ni siquiera permiten el internamiento de pacientes con trastornos alimentarios. En segundo lugar, un internamiento solo es activo en el estado en el que fue emitido, y no todos los estados poseen un centro para trastornos alimentarios que pueda aceptar y contener a un paciente internado. Sin embargo, en los estados donde está permitido y donde existen recursos hospitalarios para brindar una atención excelente, como Colorado, el internamiento puede ser una opción que salve vidas.

Existen muchas zonas grises éticas en este tema. Está muy bien decir que alguien que necesita un buen tratamiento para el trastorno alimentario debe recibirlo, pero ¿qué sucede cuando no hay una fuente de ingresos? ¿Qué sucede si el paciente no tiene seguro o tiene un seguro gubernamental no aceptado por los programas y su familia no tiene recursos económicos? ¿O tiene un plan de seguro limitado sin prestaciones fuera de la red o sin cobertura residencial de salud mental? Cuando expongo la base empírica relacionada con los pacientes que rechazan el tratamiento, esbozando cuándo seguir adelante con el tratamiento obligatorio frente a apoyar un enfoque paliativo, me doy cuenta de que lo hago en un "mundo perfecto" de neutralidad de recursos que no existe en la vida real. Esto complica aún más un tema ya de por sí espinoso.

PACIENTES MAYORES QUE RECHAZAN EL TRATAMIENTO

Analicemos la población de pacientes mayores, que han estado enfermos durante mucho tiempo, que no han experimentado alivio de los síntomas psiquiátricos a pesar de haber completado recientemente un programa altamente especializado en trastornos alimentarios y de haber tomado medicamentos, que sienten que no se beneficiarán con el regreso a un nivel de atención superior a pesar de la progresión de la enfermedad y que ya no desean recuperarse por completo. El consenso clínico de los expertos sostiene que obligar a estos pacientes a seguir un tratamiento en contra de su voluntad es inútil[3].

Es poco probable que las exposiciones repetidas al tratamiento que no funcionó en el pasado reciente produzcan de repente un resultado diferente. La vida puede prolongarse brevemente durante el tratamiento obligatorio, pero esta población específica de pacientes recae rápidamente una vez finalizado el período de aplicación. Además, estos pacientes suelen sufrir mucho en el proceso del tratamiento obligatorio. Quiero dejar claro que cualquier paciente que desee recuperarse por completo, independientemente de su edad, del tiempo que lleve enfermo o de lo enfermo que esté en ese momento, debe ser apoyado y animado a hacerlo.

Existe abundante bibliografía sobre pacientes con trastornos alimentarios graves y duraderos (SEED) o, más concretamente, con anorexia nerviosa grave y duradera (SE-AN). Las definiciones varían, pero SE-AN generalmente se refiere a pacientes con siete o más años de enfermedad consecutiva. Este grupo diverso de pacientes oscila entre los 20 y los 62 años, y suele caracterizarse por la duración de su enfermedad[4,5]. En un estudio reciente sobre adultos con SE-AN, la menor edad, la menor duración de la enfermedad y una mejor adaptación social se asociaron a unos mejores resultados[6]. Hasta una quinta parte de los pacientes diagnosticados de anorexia nerviosa llegarán a vivir con SE-AN, ni totalmente recuperados ni plenamente dentro de su trastorno[7]. Dada la amplitud de pacientes que cumplen los criterios, no podemos utilizar la definición amplia de SE-AN para guiar las decisiones de tratamiento obligatorio o cuidados paliativos.

REDUCCIÓN DE DAÑOS

En el caso de pacientes mayores de 30 años que han completado recientemente el tratamiento pero recaen y rechazan volver a un nivel de atención superior, el equipo ambulatorio podría proceder a ofrecerles una estrategia de reducción de daños. Esto significa establecer objetivos de tratamiento inferiores a los de una recuperación completa, por ejemplo, un objetivo de reducción de peso. Lo ideal es que estos objetivos sean más apetecibles y menos abrumadores para el paciente, al tiempo que le permitan mantener una calidad de vida aceptable. Es más difícil conseguir una reducción del daño en las conductas de purga porque es casi imposible calibrar cuánto vómito o abuso de laxantes puede ser seguro en lo que respecta a los niveles de electrolitos. Lo que es “seguro” una semana puede causar un nivel peligrosamente bajo de potasio la semana siguiente.

Si un paciente puede asumir una estrategia de reducción de daños, puede seguir trabajando con su equipo de manera productiva. Siempre queda la posibilidad de que un ritmo muy lento de trabajo de recuperación genere un aumento de confianza y mejore la sintomatología del trastorno alimentario hasta el punto de que el paciente acepte una recuperación más completa con el tiempo.

CUIDADOS PALIATIVOS Y TERMINALES: DEFINICIÓN DE LOS TÉRMINOS

Para algunos pacientes, la estrategia de reducción de daños no funciona. No existe un nivel de enfermedad “inferior” en el que el trastorno alimentario se dé por satisfecho. Mucha gente piensa que los cuidados paliativos y los cuidados para enfermos terminales son lo mismo o que ambos equivalen a "rendirse". Esto es incorrecto. Los cuidados paliativos son una especialidad médica en sí mismos dedicada a aliviar los síntomas físicos y emocionales y a evitar tratamientos agresivos que probablemente no mejoren el pronóstico de la persona. La calidad de vida y el control de los síntomas son fundamentales.

Las personas pueden recibir cuidados paliativos junto con el tratamiento activo curso —ya sea para su cáncer, enfisema o trastorno alimentario— durante un largo período. De hecho, se ha demostrado que los cuidados paliativos prolongan la vida de los pacientes con cáncer, en comparación con los que solo reciben atención médica[8]. No es de extrañar que atender al bienestar integral de la persona —psicológico, espiritual y físico— produzca mejores resultados que centrarse únicamente en los aspectos médicos.

Los cuidados terminales se prestan al final de la vida, normalmente en las últimas semanas o meses, con el objetivo de aliviar los síntomas y fomentar el confort y la dignidad. Nunca se toman medidas para acelerar el proceso de la muerte. Sin embargo, los cuidados terminales también ayudan a evitar tratamientos que prolongarían el proceso, como los fluidos intravenosos en alguien que está en coma.

CUIDADOS PALIATIVOS EN LAS ENFERMEDADES MENTALES GRAVES Y PERSISTENTES

Las enfermedades mentales graves y persistentes son enfermedades psiquiátricas con múltiples comorbilidades, evolución crónica, recaídas frecuentes y tasas de mortalidad superiores a la media. Las directrices de la Academia Suiza de Ciencias Médicas señalan que un enfoque paliativo tiene como objetivo mejorar los síntomas y la discapacidad, mejorar la calidad de vida y reducir las tasas de suicidio. Puede ofrecerse junto con el tratamiento activo. Nombran específicamente tres enfermedades que pueden beneficiarse: la depresión refractaria a la terapia, la esquizofrenia grave y la anorexia nerviosa grave[9]. La psiquiatría paliativa es una especialidad propia que ofrece apoyo para afrontar y aceptar los síntomas mentales angustiosos. Afirma la vida, pero reconoce que este tipo de enfermedades pueden ser incurables. Un enfoque de equipo integra los aspectos físicos, psicológicos, sociales y espirituales de la atención al paciente, ofreciendo un sistema de apoyo a pacientes y familiares.

No existe un número mágico que califique a una persona para recibir cuidados paliativos: ni el número de veces que ha estado hospitalizada, ni la edad, ni los años que lleva con el trastorno, ni los medicamentos que ha probado, ni el pronóstico previsto. En última instancia, es la historia completa de cada paciente la que ayuda a orientar a los médicos. Los cuidados paliativos en la anorexia nerviosa pueden implicar específicamente una terapia de apoyo continuada y atención médica para mitigar los síntomas físicos y psicológicos. El equipo se compromete a no imponer un nivel superior de cuidados en contra de la voluntad del paciente. Pueden ayudar a los miembros de la familia a pasar de un papel de vigilancia y estrategia a un papel de aceptación y apoyo, pasando juntos el mayor tiempo posible.

CUIDADOS TERMINALES

Los cuidados paliativos pueden durar años. En el momento en que las complicaciones nutricionales de un paciente resulten tan graves que sea incapaz de cuidar de sí mismo de forma independiente, se puede pasar a los servicios de cuidados terminales. Según mi experiencia con los pacientes, puede ser muy difícil predecir cuándo alguien morirá a causa de un trastorno alimentario. Como hemos visto, los seres humanos somos extraordinariamente resistentes a la inanición. Si se desea, se puede llevar equipamiento médico al domicilio y los profesionales pueden ofrecer asistencia con el cuidado de la piel, las actividades de la vida diaria y el control de los síntomas, junto con el apoyo continuo de la familia.

A ningún paciente con un trastorno alimentario en esta fase se le debería preguntar: "¿Así que quieres morirte?". Sin embargo, esta pregunta sigue siendo demasiado habitual. Imagina a una mujer con cáncer de mama en estadio 4 que ha probado todos los tratamientos disponibles y cuyo cáncer ha reaparecido trágicamente. El cáncer provoca ahora síntomas intolerables. Los tratamientos experimentales disponibles no tienen garantías de éxito y pueden empeorar aún más los síntomas. Además, seguir con el tratamiento mantendría a la paciente fuera de su casa y alejada de su familia. Cuando una paciente así, tras amplias conversaciones con su equipo médico y sus seres queridos, decide no seguir adelante con los tratamientos experimentales y pasar sus últimos días en casa, a nadie se le ocurriría avergonzarla y rebajarla diciéndole: "¿Así que quieres morirte?".

El hecho de que a casi todos mis pacientes mayores con enfermedades crónicas que rechazan continuar el tratamiento se les haya hecho esta pregunta demuestra los prejuicios inherentes que aún tienen los médicos y la sociedad en general sobre los trastornos alimentarios y las enfermedades mentales. A los médicos se les ha enseñado que las enfermedades mentales no son una elección. Sin embargo, en esa pregunta frustrada, revelan que ellos también, en el fondo, creen que la solución es "solo comer". Colectivamente, debemos reconocer que el sufrimiento de la mente, en formas que no podemos medir, puede ser tan real y doloroso como el del cuerpo físico.

Una rama de la bibliografía sobre ética médica se niega a aceptar el concepto de futilidad en la anorexia nerviosa. Mi respuesta es que he trabajado con algunos de los pacientes más crónicamente enfermos y con mayor riesgo médico de los Estados Unidos, los he conocido de verdad y me he preocupado profundamente por ellos. Se trata de personas cuyo sufrimiento es tan inmenso debido a su trastorno alimentario y comorbilidades psiquiátricas, sin alivio de los tratamientos estándar e incluso experimentales, que es claramente inhumano exigirles que sigan sufriendo. Este tema no es teórico para mis pacientes; es real, personal y urgente.

Un amplio estudio sobre los resultados de los pacientes concluyó que no se les deberían ofrecer cuidados paliativos. Este estudio del Hospital General de Massachusetts comenzó en 1987 y realizó un seguimiento de los pacientes con trastornos alimentarios que habían ingresado por anorexia o bulimia. Evaluaron a los pacientes a los nueve años y luego 20-25 años después del alta. A los nueve años de seguimiento, el 31% de los pacientes con anorexia y el 68% de los pacientes con bulimia se habían recuperado. A los 22 años de seguimiento, el 63% de las pacientes con anorexia y el 68% de los que tenían bulimia se habían recuperado. Los autores señalaron que la mitad de los pacientes con anorexia que no se habían recuperado a los nueve años lo habían conseguido a los 22 años.

Mi respuesta es que esto deja un 36% de pacientes con anorexia nerviosa que no se han recuperado *tras 22 años* intentándolo. Es posible que algunos de ellos sigan buscando una recuperación activa y completa, lo cual es maravilloso y debería apoyarse plenamente. Pero aquellos que están sufriendo profundamente y cuyas familias están angustiadas, intentando averiguar qué hacer a continuación, merecen tener voz para elegir una atención menos agresiva si así lo desean.

RESOLUCIÓN DEL CASO: ELANA

Elana se reúne con su equipo y con sus padres. La conversación es larga y emotiva. Elana tiene claro que no quiere volver a un nivel de cuidados superior. Sus padres tienen claro que no pueden soportar verla morir mientras viva bajo su techo, y explican que sus hermanos se sienten cada vez más incómodos teniendo a un familiar tan visiblemente desnutrido cerca de sus hijos. Sin embargo, prometen que nunca volverán a enviarla a tratamiento contra su voluntad.

Ahora que no tiene la amenaza de un tratamiento forzoso sobre su cabeza, que le causa estrés y agobio, Elana acepta volver a intentar la reducción de daños. Acuerda con su equipo un cierto rango de peso que intentará alcanzar lenta pero constantemente. Sabe que el proceso será muy difícil, pero con el apoyo de su equipo, la promesa de su familia y su propio compromiso de no poner a sus padres en una situación que no puedan soportar, siente una esperanza renovada.

NOTAS

1 Lopez A, Yager J, Feinstein RE. Medical futility and psychiatry: palliative care and hospice care as a last resort in the treatment of refractory anorexia nervosa. *Int J Eat Disord.* 2010 May; 43(4):372–377. doi: 10.1002/eat.20701.

2 Leo RJ. Competency and the capacity to make treatment decisions: a primer for primary care physicians. *Prim Care Companion J Clin Psychiatry.* 1999 October; 1(5):131–141. PubMed PMID: 15014674.

3 Strober M. Managing the chronic, treatment-resistant patient with anorexia nervosa. *Int J Eat Disord.* 2004 November; 36(3):245–255. PubMed PMID: 15478130.

4 Bamford B, Barras C, Sly R, Stiles-Shields C, Touyz S, Le Grange D, Hay P, Crosby R, Lacey H. Eating disorder symptoms and quality of life: where should clinicians place their focus in severe and enduring anorexia nervosa? *Int J Eat Disord.* 2015 January; 48(1):133–138. doi: 10.1002/eat.22327.

5 Abd Elbaky GB, Hay PJ, le Grange D, Lacey H, Crosby RD, Touyz S. Pre-treatment predictors of attrition in a randomised controlled trial of psychological therapy for severe and enduring anorexia nervosa. *BMC Psychiatry.* 2014 March 7; 14:69. doi: 10.1186/1471-244X-14-69.

6 Le Grange D, Fitzsimmons-Craft EE, Crosby RD, Hay P, Lacey H, Bamford B, Stiles-Shields C, Touyz S. Predictors and moderators of outcome for severe and enduring anorexia nervosa. *Behav Res Ther.* 2014 May; 56:91–98. doi: 10.1016/j.brat.2014.03.006.

7 Touyz S., et al. (2016) *Managing severe and enduring anorexia nervosa.* New York, NY: Routledge.

8 Temel JS, Greer JA, Muzikansky A, Gallagher ER, Admane S, Jackson VA, Dahlin CM, Blinderman CD, Jacobsen J, Pirl WF, Billings JA, Lynch TJ. Early palliative care for patients with metastatic non-small-cell lung cancer. *N Engl J Med.* 2010 August 19; 363(8):733–742. doi: 10.1056/NEJMoa1000678.

9 Trachsel M, Wild V, Biller-Andorno N, Krones T. Compulsory treatment in chronic anorexia nervosa by all means? Searching for a middle ground between a curative and a palliative approach. *Am J Bioeth.* 2015; 15(7):55–56. doi: 10.1080/15265161.2015.1039730.

CONCLUSIÓN

¿CÓMO PODEMOS CONTRIBUIR POSITIVAMENTE?

En el contexto del trabajo o cuando a veces salgo a cenar y la gente averigua a qué me dedico, muchas veces me preguntan: "¿Hay algo que pueda hacer para proteger a mis hijos de los trastornos alimentarios?". La pregunta me la suele hacer una madre o un padre de un niño al que le quieren evitar futuros problemas, o de una adolescente a la que quieren ayudar a controlar la presión que ejercen las redes sociales. A veces la pregunta viene de alguien con un trastorno alimentario que quiere evitar crear otro eslabón en una cadena generacional de problemas de imagen corporal, o de alguien a quien le gustaría compartir esas ideas con su familia para crear cambios positivos en casa. Quiero acabar este libro ofreciendo mis reflexiones sobre este importante tema.

La realidad de los trastornos alimentarios es que son complejos y multifacéticos, y la prevención no puede reducirse a una simple fórmula. Aunque no hay garantías de que haciendo (o dejando de hacer) una sola cosa se pueda prevenir un trastorno alimentario, las siguientes sugerencias son un buen punto de partida, ya que, como mínimo, enseñan a dejar de contribuir a la "contaminación" social de la imagen corporal en un mundo ya de por sí "contaminado".

NO HABLES DE TU CUERPO

Mi primera recomendación es que dejes de hablar de tu cuerpo. Nada de comentarios, ni positivos ni negativos. Centrarse en la apariencia corporal —especialmente cuando se aplica un estrecho conjunto de ideales a conceptos como la belleza, la aceptación o la salud— no es científico, alimenta el estigma interiorizado de la talla y puede inducir vergüenza o insatisfacción con respecto al cuerpo. Tus hijos (sobre todo si son emocionalmente sensibles) te observan como pequeños halcones y no se les escapa una. No celebres si has adelgazado y no te quejes de ningún aspecto de tu figura o de tu talla. No critiques tu cuerpo cuando salgas a comprar ropa y no te niegues a meterte en la piscina porque te avergüence tu aspecto.

Tu hijo te quiere, y lo más probable es que también le guste tu cuerpo por el mero hecho de que es el tuyo. Si esta lógica no funciona o si entras en una dinámica en la que tu hijo te tranquiliza asegurándote que tu cuerpo está bien, puede que haya llegado la hora de recurrir terapia. Ningún niño debería cargar con la tarea hacer sentir aceptados a sus padres. Estar expuesto a la autocrítica de un progenitor enturbia la hermosa e inocente sabiduría del niño, ya que cada vez es más consciente de que si a su madre o a su padre no les gustan sus cuerpos, puede que el propio cuerpo del niño tampoco sea aceptable.

Por muchas de las razones que se exponen en este libro y por muchas otras que quedan fuera de su alcance, las mujeres en particular tienden a criticar abiertamente sus cuerpos. Es algo que se ha normalizado como tema social: cuánto has engordado durante las vacaciones, qué dieta vas a probar a continuación o lo bien que te encuentras después de una limpieza. Hasta cierto punto, la sociedad enseña a las mujeres a no mostrarse demasiado orgullosas de sí mismas, a no parecer demasiado seguras de sí mismas. Por eso, al recibir un cumplido, puede que respondan inmediatamente con un autodesprecio del tipo: "Es que estos vaqueros son muy favorecedores. Si me vieras en bañador...". Ya basta. ¿Cómo pretendemos criar a nuestros hijos para que crezcan seguros de sí mismos y de sus cuerpos si sus ídolos se critican a sí mismos? Responde al cumplido con una sonrisa y un simple "gracias". Predica con el ejemplo.

NO HABLES DEL CUERPO DE LOS DEMÁS

No hacer comentarios sobre el cuerpo de los demás es igualmente importante. Esto se aplica a los amigos, a los primos lejanos en las reuniones familiares, a la gente que sale en la tele y, por supuesto, a los hijos. De nada sirven los comentarios del tipo: "Hay que ver cómo ha engordado", "Ojalá yo estuviera así de flaca..." o "¡Estás estupenda!" (cuando en realidad se quiere decir: "¡Has adelgazado!"). La propia casa es el lugar en el que los niños empiezan a darse sentido a sí mismos. Su relación alegre y despreocupada con su cuerpo —cuando pasan corriendo medio desnudos delante de un aspersor en verano o juegan a disfrazarse— corre el riesgo de volverse más cohibida cuanto más aprenden que algunos cuerpos se consideran aceptables y deseables y otros no. No seas partícipe de esta caída en desgracia.

No es infrecuente que los padres, deseosos de fomentar la conciencia acerca de la salud pero filtrando ese deseo a través de sus propios prejuicios interiorizados sobre la talla, señalen a deportistas conocidos o a figuras de los medios de comunicación como modelos de aspecto saludable y en forma. La mayoría de nosotros nunca tendremos la apariencia corporal de esas personas porque somos simples mortales que no tenemos tiempo para cultivar esos cuerpos, aunque fuera genéticamente posible. Sin embargo, podemos ser fuertes y sanos (si esos son nuestros valores) sin tener un cuerpo que se parezca al suyo. Debemos desvincular conscientemente la salud de la apariencia. Está muy bien celebrar la fuerza o los logros de alguien, pero no hagas comentarios sobre su talla o su forma.

CREA UNA CULTURA ALIMENTARIA FAMILIAR

Introduce a tus hijos en la cultura alimentaria de tu familia. Hay infinitas formas de criar y alimentar a los hijos con éxito. Una de las grandes alegrías de la maternidad y de la paternidad es introducir a tu hijo en los valores de tu familia. Por ejemplo, en mi familia nos encanta estar al aire libre, la buena comida tradicional en ocasiones especiales, el teatro, los viajes, los juegos de mesa, la música y la lectura. Es un placer ver cómo mis hijas se involucran en estos valores y desarrollan sus propias opiniones y preferencias.

Una de mis tareas como madre es enseñar a mis hijas los valores alimentarios de nuestra familia, proporcionarles una educación nutricional que se ajuste a las estructuras de creencias de nuestra familia y, dada mi profesión, mantenerlas lo más a salvo posible de los problemas alimentarios. Por eso, en nuestra casa no hay alimentos "buenos" y "malos". Los niños son muy concretos. Para ellos, "malo" significa algo grave.

Mis hijas son quisquillosas, pero en aspectos totalmente distintos (a una le encanta la carne, el pescado, las legumbres y los carbohidratos, pero odia la mayoría de frutas y verduras, mientras que a la otra no hay fruta o verdura que no le guste, pero le pone algunas pegas a las proteínas). Sin embargo, sus paladares se van ampliando poco a poco. Ahora les gustan alimentos que hace unos años no les gustaban. Como familia, seguimos el mismo mensaje de "moderación con moderación" que empleo con mis pacientes. No hay alimentos prohibidos.

Siempre que es posible, comemos en familia. Salvo alguna que otra discusión sobre lo que hay de cenar (en la que acabo improvisando una quesadilla para alguna de mis hijas), comemos todos lo mismo. Cuando están satisfechas, dejan de comer. El "club del plato limpio" —exigir a los niños que se lo acaben todo pase lo que pase— desconecta a los niños de su intuición sobre la saciedad.

Es duro para los niños que uno de los padres no coma nunca con la familia, que coma algo completamente distinto o que no se apunte a un helado el fin de semana. Al comer juntos comidas equilibradas y practicar la moderación, sin hacer comentarios sobre la talla ni sobre la comida, las familias enseñan a sus hijos lecciones vitales sobre cómo respetar las señales intuitivas de hambre y saciedad.

HAZ EJERCICIO SIN VINCULARLO AL TAMAÑO O LA FORMA DEL CUERPO

Hasta donde me alcanza la memoria, siempre que mis hijas me han preguntado por qué quería salir a pasear o hacer ejercicio, les he contestado: "Para estar fuerte y poder jugar con vosotras". Evita relacionar el ejercicio con el aspecto corporal. Esto da a tus hijos permiso para ocupar sus diversos cuerpos sin juzgarlos, independientemente de si su ejercicio principal consiste en jugar o de si se convierten en deportistas serios a una edad temprana. Si comentas algo relacionado con sus cuerpos y el ejercicio, haz que el comentario sea funcional: "¡Pero si ya corres rapidísimo!", "Tu equilibrio ha mejorado un montón" o "Se nota que tienes mucha fuerza".

RESPONDE A LAS PREGUNTAS CON PREGUNTAS

Cuando tu hijo de cuatro años observa alegremente "¡Qué tripota tiene mami!" mientras te da un abrazo o tu hija de ocho años te pregunta "Mamá, ¿estoy gorda?" o "Papá, ¿estás gordo?", lo primero que tienes que hacer es respirar hondo. El cerebro adulto puede sacar todo tipo de conclusiones aprendidas durante años de pertenencia a una sociedad sesgada. Las respuestas habituales de los padres a estas preguntas son algo así: "¡Mi barriga no es tan grande!", o "Es grande porque tuve que cargar contigo", o "No, cariño, eres preciosa", o "Sí, pero estoy intentando adelgazar". Estas respuestas bienintencionadas hacen que los niños equiparen un mayor tamaño corporal o la gordura con negatividad, falta de belleza o algo vergonzoso que requiere comer de otra manera. Es muy posible que no pensaran ninguna de estas cosas antes, pero ahora sí. No te precipites a tranquilizar.

En lugar de eso, mantén un tono desenfadado y, en el primer caso, recuerda que un adulto parece mucho más grande que un niño. Independientemente del lugar que ocupe tu cuerpo en el espectro de tallas, colma a tu peque de besos y dale la razón: "¡Sí, la barriga de mamá es mucho más grande que la tuya!". En el segundo caso, haz algunas preguntas complementarias. "¿Qué significa para ti estar gorda? ¿Quién ha hablado de gordura? Cuéntame". Deja que tu hijo comparta lo que tiene en mente para que puedas responder a la pregunta sin imponer tus propios prejuicios.

En última instancia, estas interacciones ofrecen magníficas oportunidades para empezar a enseñar a tus hijos la diversidad corporal, en sintonía con su edad y nivel de madurez. Dependiendo de lo que diga tu hija sobre el motivo de la pregunta, puedes decirle: "El cuerpo de cada uno es diferente, y en esta familia nos encanta que cada uno sea único". Si la pregunta viene porque ha presenciado burlas en el cole, puedes responderle: "Siento que haya niños que se metan con alguien porque sea más grande. Eso es algo muy feo y muy poco amable. En nuestra familia no creemos en eso". Si la pregunta se refiere a temores sobre la salud o la seguridad personal, puedes responder:

> En nuestra familia sabemos que no se puede mirar a alguien y saber si está sano o no por el tamaño de su cuerpo. Hago lo que está en mi mano para jugar contigo y divertirnos juntos.

Solo tienes que pensar hasta qué punto las opiniones de tus propios padres sobre el peso y la talla siguen calando en ti hoy en día (para bien o para mal) para darte cuenta de que estos mensajes positivos pueden marcar realmente la diferencia.

"SOLO QUIERO QUE MIS HIJOS ESTÉN SANOS Y QUE NO SE BURLEN DE ELLOS"

Muchos padres, en su búsqueda de alimentos no modificados genéticamente, ecológicos, saludables, sin conservantes y de origen local, se guían por un deseo genuino de que sus hijos crezcan sanos y en forma y que sean aceptados socialmente. Hay otros, en particular, que experimentan una punzada de remordimiento cuando ven que la merienda de su hijo a base de Oreos y de galletitas saladas genera una reacción de nerviosismo en otro padre que le ha preparado a su peque gajos de naranja bio en envases totalmente exentos de productos químicos. Lo cierto es que la mayoría de los padres solo quieren hacer lo correcto por sus hijos.

Lo que muchos padres no tienen en cuenta es el coste invisible de unas normas alimentarias estrictas (que rozan lo ortoréxico) que siguen en nombre de la salud. Ese coste es una niebla perpetua de ansiedad alimentaria que se extiende por toda la casa. Una ansiedad que no es saludable para nadie, y mucho menos para los niños que se sitúan en el extremo más perfeccionista/cumplidor/intenso de la curva. Además, estas normas alimentarias suelen ser arbitrarias y pueden cambiar cada mes. Por ejemplo, hace un tiempo se empezó a decir que el aceite de coco tenía beneficios especiales, lo que llevó a algunas familias preocupadas por la salud a insistir en su uso por encima de los aceites de cocina tradicionales. Sin embargo, resulta que el aceite de coco tiene más del doble de grasas saturadas que la manteca de cerdo, y la American Heart Association recomendó recientemente no consumirlo[1]. Así que, si te encanta el aceite de coco, estupendo, consúmelo con moderación. Pero no lo consumas porque sea saludable. Las estrictas normas alimentarias familiares que podrían contribuir al desarrollo de un trastorno alimentario corren el riesgo de cambiar teóricos beneficios para la salud relacionados con la alimentación por una enfermedad mental potencialmente mortal que está demostrado que causa graves daños.

¿Qué pasa con los padres que piensan que su hijo debe adelgazar para estar sano? Esto se complica aún más a causa de los bienintencionados pediatras que han recomendado esa pérdida de peso. Múltiples estudios han demostrado que las dietas en adolescentes conducen a un mayor aumento de peso[2]. Los adolescentes que comen en secreto, posiblemente como reacción a estar a dieta, muestran más psicopatología relacionada con trastornos alimentarios y conductas de dieta, así como una alimentación descontrolada, que los que no comen en secreto[3]. Esto tiene sentido ahora que has leído este libro.

Hay niños de todas las formas y tamaños; atraviesan períodos de crecimiento y cambios corporales y progresan a través de la adolescencia hacia la edad adulta a su manera. Lo más probable es que hacer comentarios negativos sobre el cuerpo de tu hijo no fomente comportamientos saludables, sino más bien que siembre la semilla de la insatisfacción corporal. Y se ha descubierto que la insatisfacción corporal es el principal factor predictivo de la aparición temprana de trastornos alimentarios[4]. En lugar de querer que los cuerpos de tus hijos se ajusten a un ideal estrechamente definido, delgado y blanco, enséñales a celebrar quiénes son y a respetarse a sí mismos, independientemente de su tamaño y de su forma. Céntrate en la salud emocional, en el movimiento por placer y en las comidas equilibradas, no en el peso corporal.

"LO HE ESTADO HACIENDO TODO MAL. ¿CÓMO PUEDO CAMBIAR?"

Una de las acciones más influyentes que puede llevar a cabo una persona poderosa —y nadie es más poderoso para un niño que un padre— es admitir que ha estado haciendo algo mal y hablar de cómo piensa cambiar. Imagina que tienes un ser querido con un trastorno alimentario, que has sido víctima de la cultura de las dietas durante años (o que tu familia lo ha sido durante generaciones) o que acabas de leerte este libro, y eso te hace reflexionar sobre tu cultura doméstica en torno a los cuerpos y a la comida. Puede que te hayas dado cuenta de que ha habido conversaciones o hábitos que te gustaría cambiar de cara al futuro. ¿Y ahora qué?

Si tus hijos son muy pequeños, puedes hacer estos cambios ahora mismo, de manera que las conversaciones principales tendrán lugar con tu pareja (si la tienes), con la familia extensa o con los grupos de amigos. Puede contarles que no vas a volver a hablar de dietas ni de peso porque has aprendido que esos temas son tóxicos y, aunque algunas personas puedan tener este tipo de conversaciones con seguridad, nunca se sabe a quién pueden perjudicar.

Si tus hijos son mayores, lo justo es que mantengas una conversación abierta con ellos. ¿A qué niño no le encanta que sus padres se equivoquen? Puedes decirles algo así:

> Me he dado cuenta de que he hablado de mi cuerpo y del de los demás de una forma que no ha sido muy buena. Lo siento mucho. Realmente quiero empezar de nuevo y establecer un nuevo tono en esta casa. ¿Te parece si hablamos sobre cómo podemos cambiar esto?

Si tu pareja o tu familia insisten en seguir criticando o admirando cuerpos y hablando de comida de forma improductiva a pesar de los límites respetuosos pero claros que establezcas, lo único que puedes hacer es intentar mantenerte al margen y no participar. De este modo, tus hijos seguirán teniendo un remanso de seguridad en su propio cuerpo cuando estén a solas contigo, lo que les brindará oportunidades para procesar tu propia perspectiva sobre el tema y compararla con la de los demás de forma abierta, inquisitiva y reflexiva.

¿CÓMO DEBO ABORDAR A UNA AMISTAD QUE PARECE TENER UN PROBLEMA?

A menudo me preguntan cómo dirigirme a un amigo o conocido (o alguien del trabajo, o del gimnasio) que parece haber desarrollado un trastorno alimentario. Normalmente, esto se refiere a alguien que ha perdido mucho peso o que parece peligrosamente delgado. En general, debemos recordar que las suposiciones pueden ser engañosas. Mientras que alguien que hace ejercicio durante horas probablemente no tenga una afección médica que cause su visible desnutrición, otra persona podría tener cáncer u otra enfermedad crónica. Dicho esto, muchos pacientes han padecido más tiempo su trastorno alimentario porque nadie mencionó nada en su momento, lo que contribuyó a la idea errónea de que debían de estar "bien".

Es mejor reservar estas conversaciones para alguien que conozcas bien, no para un desconocido. En lugar de empezar a sacar conclusiones precipitadas, puedes elegir un momento seguro y privado y compartir tus observaciones:

> Me he fijado en que últimamente pareces haber perdido mucho peso, y ya nunca te veo comer con más gente. Te oigo hablar mucho sobre la comida, el cuerpo, la alimentación sana y la frecuencia con la que haces ejercicio. Me gustaría compartir contigo que estas observaciones me hacen temer que hayas desarrollado un trastorno alimentario.

Si la persona parece abierta a esta conversación, puedes asegurarle tu apoyo sincero y preguntarle si quiere ayuda para encontrar expertos que puedan ayudarle, como un terapeuta, un dietista o un médico. Si se cierra en banda y te asegura que está bien, al menos puedes intentar que pida cita con el médico, porque, según tu experiencia, las personas que están realmente "bien" no menosprecian las preocupaciones de un amigo ni persisten en ciertos comportamientos. Recuerda: tu papel no es curar a tu amigo, sino compartir tus observaciones y animarle a buscar ayuda especializada.

CREA UN REFUGIO SEGURO PARA TODOS LOS CUERPOS

En última instancia, no podemos proteger completamente a nuestros hijos de un mundo hostil a la diversidad corporal y que les bombardea con mensajes pseudocientíficos sobre nutrición. Recomiendo retrasar el acceso a las redes sociales tanto como sea posible, dada la representación de vidas superficiales y falsamente perfeccionadas y la cultura de la comparación que se fomenta en estas plataformas. Lo que sí podemos hacer con nuestros hijos, nuestros amigos y nuestros seres queridos es contribuir positivamente asegurándonos de que nuestros hogares sean un refugio seguro para todos los cuerpos. Entre las paredes de nuestras casas, todo aquel que entre podrá refugiarse del mundo exterior.

Podemos llevar esta contribución positiva también más allá de las paredes de nuestros hogares. En el trabajo, con los amigos, dondequiera que vayamos, podemos resistirnos a contribuir a una cultura de insatisfacción corporal y a unos estándares de belleza o salud estrechamente definidos. Lo ideal es que quienes necesiten procesar la angustia y buscar apoyo en torno a temas de nutrición e imagen corporal —aunque no padezcan un trastorno alimentario— acudan a un buen terapeuta, en lugar de emplear un lenguaje autodespreciativo en la vida cotidiana. También es importante utilizar una lente crítica a la hora de ver cómo se representan y se tratan los distintos cuerpos en la sociedad. Al hacerlo, podemos ayudar a nuestros hijos a cultivar sus propios hábitos de pensamiento crítico. Desde el punto de vista profesional, los médicos especialistas en trastornos alimentarios de todas las especialidades tienen la responsabilidad de brindar atención considerada y científicamente sólida a personas de todas las formas y tallas.

Sé amable y compasivo contigo. Modela las estrategias de afrontamiento afectuosas, vulnerables y reflexivas que esperas que la próxima generación utilice algún día cuando tenga que enfrentarse a la decepción, al fracaso o a la fatiga. Y no olvides nunca que si ahora mismo padeces un trastorno alimentario o alteraciones en tu conducta alimentaria, estás lo bastante enfermo como para buscar ayuda y trabajar para recuperarte.

NOTAS

1 Sacks FM, Lichtenstein AH, Wu JHY, Appel LJ, Creager MA, Kris-Etherton PM, Miller M, Rimm EB, Rudel LL, Robinson JG, Stone NJ, Van Horn LV; American Heart Association. Dietary fats and cardiovascular disease: a presidential advisory from the American Heart Association. *Circulation.* 2017 July 18; 136(3):e1–e23. doi: 10.1161/CIR.0000000000000510.

2 Goldschmidt AB, Wall MM, Choo TJ, Evans EW, Jelalian E, Larson N, Neumark-Sztainer D. Fifteen-year weight and disordered eating patterns among community-based adolescents. *Am J Prev Med.* 2018 January; 54(1):e21–e29. doi: 10.1016/j.amepre.2017.09.005.

3 Kass AE, Wilfley DE, Eddy KT, Boutelle KN, Zucker N, Peterson CB, Le Grange D, Celio-Doyle A, Goldschmidt AB. Secretive eating among youth with overweight or obesity. *Appetite.* 2017 July 1; 114:275–281. doi: 10.1016/j.appet.2017.03.042.

4 Rohde P, Stice E, Marti CN. Development and predictive effects of eating disorder risk factors during adolescence: implications for prevention efforts. *Int J Eat Disord.* 2015 March; 48(2):187–198. doi: 10.1002/eat.22270.

AGRADECIMIENTOS

Hay muchas personas a las que quiero dar las gracias. En primer lugar, quiero muchísimo a mi marido Bryan y a mis hijas, Sydney y Skye. Hacen que la vida sea muy divertida y me inspiran a mantener los límites para disfrutar de mi tiempo con ellos con atención plena y de todo corazón. Bryan, Sydney y Skye me apoyaron pacientemente durante los muchos meses que me acostaba temprano para poder madrugar y ponerme a escribir.

Las integrantes de mi equipo de la Clínica Gaudiani hacen que cada día sea una alegría, y las quiero mucho: Meghan Eliopulos revisó muchos borradores de este libro, y Sue Bennett también fue una de las editoras principales. Aimee Becker revisó con ojo experto el capítulo sobre género y minorías sexuales. Abby Brockman y Elissa Rosen completan el equipo.

Otras expertas revisoras a las que debo un gran agradecimiento por su dirección y orientación en capítulos específicos son Carmen Cool, Lisa DuBreuil, Kate McCrann, Kate Ackerman, Lindo Bacon, Beth Hartman McGilley y Margo Maine. Desiree Adaway y Ginger Broadus aportaron ideas inestimables.

Muchos amigos personales y profesionales me han regalado su apoyo, interés y entusiasmo a lo largo de los años. Doy las gracias a Roy Erlichman por su generoso y sabio asesoramiento cuando di el salto para crear mi propia clínica. Carolyn Costin me ayudó enormemente a iniciar el proceso de escritura del libro y con muchas preguntas posteriores. Steven Parisi ayudó a dar vida a un primer diseño de cubierta.

Durante años, Alyssa Jarvis ha mantenido todos los elementos vitales del hogar y la chimenea funcionando sin problemas y felizmente.

Mis queridas hermanas, Caroline y Alexandra Gaudiani, me inspiran y animan, me hacen reír y evitan que me tome demasiado en serio. Danica Griffith, Brook Griese y Julia Archambault son hermanas del alma y me recargan con su amor, su aliento y su sabiduría.

Mis padres, Candace y Vince Gaudiani, me han prestado todo el apoyo posible, por lo que les estoy inmensamente agradecida.

Aplaudo a la película *Wonder Woman* y a Gal Gadot por haberme inspirado para lanzar este proyecto cuando lo hice.

Y a mis pacientes: gracias por ser los mejores maestros. Prometo seguir escuchando y aprendiendo.

ÍNDICE POR PALABRAS

Los números de página en **negrita** indican las tablas y los que están en *cursiva*, las figuras.